Fundamentos e Práticas em
FONOAUDIOLOGIA

Fundamentos e Práticas em
FONOAUDIOLOGIA

Volume 2

Andréa de Melo Cesar
Fonoaudióloga Graduada pelo Unicentro Izabela Hendrix
Especialista em Motricidade Orofacial pelo CEFAC
Especialista em Psicopedagogia pela Universidade FUMEC
Atualização em Neuropsicologia e Neurociências na
Prática Clínica pela UFMG
Fonoaudióloga do NASF – Prefeitura Municipal de Belo Horizonte
Fonoaudióloga e Psicopedagoga Clínica

Simone Siqueira Maksud
Fonoaudióloga Graduada pelo Unicentro Izabela Hendrix
Especialista em Motricidade Orofacial pelo CEFAC
Fonoaudióloga do Núcleo de Apoio Psicopedagógico Infantojuvenil –
Prefeitura de Ribeirão das Neves
Fonoaudióloga do NASF – Prefeitura Municipal de Belo Horizonte

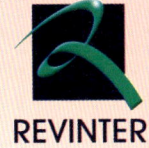

REVINTER

Fundamentos e Práticas em Fonoaudiologia
Volume 2
Copyright © 2016 by Livraria e Editora Revinter Ltda.

ISBN 978-85-372-0660-7

Todos os direitos reservados.
É expressamente proibida a reprodução
deste livro, no seu todo ou em parte,
por quaisquer meios, sem o consentimento,
por escrito, da Editora.

Contato com as autoras:
ANDRÉA DE MELO CESAR
andreamcesar@gmail.com

SIMONE SIQUEIRA MAKSUD
smaksud@gmail.com

CIP-BRASIL. CATALOGAÇÃO NA PUBLICAÇÃO
SINDICATO NACIONAL DOS EDITORES DE LIVROS, RJ

C414f
v.2

    Cesar, Andréa de Melo
    Fundamentos e práticas em fonoaudiologia / Andréa de Melo Cesar, Simone Siqueira Maksud. – 1. ed. – Rio de Janeiro: Revinter, 2016.
      il.

    Inclui bibliografia e índice
    ISBN 978-85-372-0660-7

      1. Fonoaudiologia. 2. Fonoaudiologia – Prática. I. Maksud, Simone Siqueira. II. Título.

15-26293   CDD: 616.855
                            CDU: 616.89-008.434

A responsabilidade civil e criminal, perante terceiros e perante a Editora Revinter, sobre o conteúdo total desta obra, incluindo as ilustrações e autorizações/créditos correspondentes, é do(s) autor(es) da mesma.

Livraria e Editora REVINTER Ltda.
Rua do Matoso, 170 – Tijuca
20270-135 – Rio de Janeiro – RJ
Tel.: (21) 2563-9700 – Fax: (21) 2563-9701
livraria@revinter.com.br – www.revinter.com.br

Agradecimentos

Agradecemos a Deus e a todos os colaboradores, por terem concedido, generosamente, seu tempo e partilhado seus conhecimentos e experiências, convertendo-os em benefícios e em engrandecimento à Fonoaudiologia.

Nossa gratidão estende-se, também, aos amigos e familiares, pelo apoio e incentivo na organização deste livro.

Apresentação

A necessidade e busca do profissional por conhecimento teórico aliado à prática terapêutica no âmbito de uma Fonoaudiologia atual foram a gênese da organização de *Fundamentos e Práticas em Fonoaudiologia*, suscitando a edição deste Volume II.

O propósito deste novo volume, assim como no primeiro, já na segunda edição revisada e atualizada, é levar o leitor a percorrer temas valiosos e atuais dentro das áreas de atuação do fonoaudiólogo, complementando, de forma bastante enriquecedora e interdisciplinar, seus conhecimentos.

O livro reúne capítulos escritos por especialistas, mestres e doutores nos temas propostos. O convite aos profissionais não se limitou, então, à experiência acadêmica, mas, essencialmente, ao conhecimento teórico e à experiência do dia a dia clínico de cada um deles. São colaboradores que expõem, de forma clara e objetiva, conteúdos teóricos somados à atuação prática, tornando a leitura prazerosa e próxima à realidade da Fonoaudiologia praticada na atualidade.

Acreditamos e esperamos que os conhecimentos aqui compartilhados possam ser um canal de estudos, pesquisas e discussões e idealizamos que esta obra seja um contínuo de uma possível série sobre temas que contribuirão para o crescimento e a divulgação da nossa escolha profissional.

Andréa Cesar
Simone Maksud

Colaboradores

Adriana Tessitore
Graduação em Fonoaudiologia pela
Pontifícia Universidade Católica de Campinas (PUC)
Mestrado em Ciências Médicas pela
Universidade Estadual de Campinas (Unicamp)
Doutorado em Ciências Médicas pela
Universidade Estadual de Campinas (Unicamp)
Especialização em Motricidade Orofacial
Professora em Cursos de Pós-Graduação em Motricidade Orofacial
Fonoaudióloga Clínica

Aline de Oliveira Pimenta
Fisioterapeuta Especialista em Ortopedia e Esportes,
Reeducação Postural e Consciência Corporal
Certificação Internacional no Método Pilates pela
Escola de Osteopatia de Madri
Instrutor Pleno no Método Musculação Terapêutica,
Método *Therapy Tex*®
Pós-Graduada em Acupuntura

Ana Maria Maaz Alvarez
Doutorado em Ciências pela
Faculdade de Medicina da Universidade de São Paulo (FMUSP)
Especialização em Linguagem pelo Conselho Federal de Fonoaudiologia
Professora da Disciplina de Comunicação do
Instituto de Ensino e Pesquisa de São Paulo

Andréa Cavalcante dos Santos
Fonoaudióloga Clínica
Mestrado em Saúde Coletiva pela Universidade de Fortaleza (UNIFOR)
Coordenadora Geral da Subcomissão de Fonoaudiologia da
Comissão de Especialidades Associadas (COESAS – SBCBM)
Membro Integrante da Equipe do Núcleo do Obeso do Ceará

Colaboradores

Andréa de Melo Cesar
Graduação em Fonoaudiologia pelo
Unicentro Metodista Izabela Hendrix
Especialização em Motricidade Orofacial pelo CEFAC Saúde e Educação
Especialização em Psicopedagogia pela Universidade FUMEC
Aprimoramento em Neuropsicologia pela
Universidade Federal de Minas Gerais (UFMG)
Fonoaudióloga do Núcleo de Apoio à Saúde da Família (NASF) da
Prefeitura Municipal de Belo Horizonte (PBH)
Fonoaudióloga e Psicopedagoga Clínica

Andreia Cleide
Graduação em Enfermagem e Obstetrícia pela PUC Minas
Especialização em Saúde da Família BH Vida pela UFMG
Tutora do Curso de Especialização da Saúde da Família –
Nescon – Ágora – Módulo Saúde da Criança
Enfermeira do Programa de Saúde da Família da
Prefeitura Municipal de Belo Horizonte (PBH)

Anelise Junqueira Bohnen
Doutorado pela Universidade Federal do Rio Grande do Sul
Mestrado em Fonoaudiologia pelo *Ithaca College* – EUA
Especialização em Gagueira pela *Stuttering Foundation of America* e
Northwestern University
Presidente do Instituto Brasileiro de Fluência (IBF)
Coordenadora do Comitê de Fluência da
Sociedade Brasileira de Fonoaudiologia
Fonoaudióloga Clínica

Beatriz Helena Vieira Maranghetti Ferriolli
Graduação em Fonoaudiologia pela
Pontifícia Universidade Católica de Campinas
Graduação em Letras pela Universidade de Ribeirão Preto
Mestrado em Ciências pela Faculdade de Filosofia,
Ciências e Letras da Universidade de São Paulo (USP)
Doutorado em Ciências pela Faculdade de Filosofia,
Ciências e Letras da Universidade de São Paulo (USP)
Pós-Doutorado pelo Departamento de Clínica Médica da
Faculdade de Medicina de Ribeirão Preto (USP)
Fonoaudióloga Clínica e Psicanalista

Bruno Tavares de Lima Guimarães
Graduação em Fonoaudiologia pela Universidade Estácio de Sá – RJ
Especialização em Saúde do Idoso pela
Universidade Estadual do Ceará (UEC)

Colaboradores

Camila Alexandra Vilaça Ramos
Graduação em Fonoaudiologia pela
Universidade Federal de Minas Gerais (UFMG)
Mestranda em Engenharia Mecânica pela
Universidade Federal de Minas Gerais (UFMG)
Especialização em Distúrbios de Aprendizagem e Comunicação
Preceptora da Residência Multiprofissional em Neonatologia do
Hospital Sofia Feldman
Docente em Cursos de Especialização na Área de Fonoaudiologia

Camila Dantas Martins
Graduação em Fonoaudiologia pela
Universidade Federal de Minas Gerais (UFMG)
Especialização em Motricidade Orofacial pelo
Conselho Federal de Fonoaudiologia (CFFa)
Mestrado em Ciências da Saúde pela
Universidade Federal de Minas Gerais (UFMG)
Fonoaudióloga do Núcleo de Apoio à Saúde da Família (NASF) da
Prefeitura Municipal de Belo Horizonte (PBH)
Docente em Cursos de Especialização na Área de Fonoaudiologia
Fonoaudióloga Clínica

Carolina Ferriolli
Psicóloga Clínica
Pós-Graduação em Gestão Estratégica de Pessoas pelo SENAC –
São José do Rio Preto
Autora do Blog PENSE FIT

Claudia Regina Viduedo
Graduação em Fonoaudiologia pelo
Centro Universitário Lusíada (UNILUS)
Especialização em Motricidade Orofacial

Deborah Gampel
Fonoaudióloga Clínica
Mestrado em Gerontologia pela
Pontifícia Universidade Católica de São Paulo (PUC-SP)
Especialização em Voz pelo Conselho Federal de Fonoaudiologia (CFFa)
Aperfeiçoamento em Distúrbios da Comunicação pela
Pontifícia Universidade Católica de São Paulo (PUC-SP)

Fernanda Ferreira da Silva
Graduação em Fonoaudiologia pela
Faculdade de Estudos Administrativos de Minas Gerais (FEAD-MG)
Especialização em Voz pelo Centro de Estudos da Voz (CEV)
Fonoaudióloga Clínica do Espaço da Voz

Colaboradores

Giédre Berretin-Felix
Graduação em Fonoaudiologia pela Faculdade de Odontologia de Bauru (FOB)
Mestrado em Odontologia pela FOP/Unicamp
Doutorado em Fisiopatologia em Clínica Médica pela
Universidade Estadual Paulista (UNESP)
Pós-Doutorado em Distúrbios da Deglutição pela Universidade da Flórida
Livre-Docente pela Universidade de São Paulo (USP)
Professora-Associada da Faculdade de Odontologia de Bauru (FOB/USP)

Ignês Maia Ribeiro
Graduação em Fonoaudiologia pela
Pontifícia Universidade Católica de São Paulo (PUC-SP)
Mestrado em Distúrbios da Comunicação pela
Pontifícia Universidade Católica de São Paulo (PUC-SP)
Especialização em Linguagem
Diretora Educacional do Instituto Brasileiro de Fluência (IBF)
Professora do CEFAC – Saúde e Educação

Irene Queiroz Marchesan
Graduação em Fonoaudiologia pela
Pontifícia Universidade Católica de São Paulo (PUC-SP)
Especialização em Motricidade Orofacial pelo
Conselho Federal de Fonoaudiologia (CFFa)
Mestrado em Distúrbios da Comunicação Humana pela
Pontifícia Universidade Católica de São Paulo (PUC-SP)
Doutorado em Educação pela Universidade Estadual de Campinas (Unicamp)

Isabela Martino Menezes Resende
Otorrinolaringologista com Especialização em Otologia pela
Santa Casa de Belo Horizonte
Médica-Otorrinolaringologista da PBH – CEM Nordeste
Coordenadora de Gestão da Qualidade da Equipe de Otorrinolaringologia
do Hospital Mater Dei – BH

Janaína Pimenta
Especialização em Voz pelo Conselho Federal de Fonoaudiologia (CFFa)
Mestrado em Fonoaudiologia
Certificação Internacional no Método Lee Silverman e no
Método de Kinesioterapia
Vocal Coach de Cantores Profissionais
Diretora do Espaço da Voz

Jane Correa
Graduação em Psicologia pela Universidade do Estado do Rio de Janeiro
Doutorado em Psicologia pela Universidade de Oxford
Mestrado em Psicologia Cognitiva pela Fundação Getúlio Vargas (FGV)
Professora dos Cursos de Graduação e Pós-Graduação em
Psicologia do Instituto de Psicologia da UFRJ
Coordenadora do Projeto Oficinas de Leitura e Escrita do
Instituto de Psicologia da UFRJ

Colaboradores

Joyce Gorle
Graduação em Medicina pela UFMG
Residência em Pediatria na Fundação Hospitalar Benjamim Guimarães
Especialização em Saúde da Família BH Vida pela UFMG
Pediatra da Prefeitura Municipal de Belo Horizonte (PBH)
Preceptora da Residência da Pediatria do
Hospital das Clínicas de Belo Horizonte – Módulo Atenção Básica
Facilitadora do PEP de Pediatria (Programa de Atenção Continuada) – PBH
Facilitadora do AIDPI (Assistência Integral das Doenças Prevalentes na Infância) – PBH

Juliana Maciel
Graduação em Fisioterapia pela
Faculdade de Ciências Médicas de Minas Gerais
Mestrado em Administração Pública pela Fundação João Pinheiro
Fisioterapeuta do Núcleo de Apoio à Saúde da Família (NASF) –
Prefeitura Municipal de Belo Horizonte (PBH)
Docente da Pontifícia Universidade Católica de Minas Gerais (PUC Minas)

Karina Carlesso Pagliarin
Graduação em Fonoaudiologia pela
Universidade Federal de Santa Maria (UFSM)
Doutorado em Psicologia (Cognição Humana) pela
Pontifícia Universidade Católica do Rio Grande do Sul (PUCRS)
Mestrado em Distúrbios da Comunicação Humana pela
Universidade Federal de Santa Maria (UFSM)
Pós-Doutoranda em Distúrbios da Comunicação Humana pela
Universidade Federal de Santa Maria (UFSM)

Maria Cristina de Almeida Freitas Cardoso
Graduação em Fonoaudiologia pela Universidade do Sagrado Coração – Bauru, SP
Doutorado em Gerontologia Biomédica pela
Pontifícia Universidade Católica do Rio Grande do Sul (PUCRS)
Mestrado em Distúrbios da Comunicação Humana pela
Universidade Federal de Santa Maria (UFSM)
Professora Adjunta II do Departamento de Fonoaudiologia da
Universidade Federal de Ciências da Saúde de Porto Alegre (UFCSPA)

Maria do Socorro Moura de Araújo Guimarães
Fisioterapeuta Formada pela Universidade de Fortaleza (UNIFOR)
Pós-Graduanda em Epidemiologia pela Universidade Federal do Ceará (UFC)
Mestranda em Saúde Coletiva pela Universidade de Fortaleza (UNIFOR)

Maura Lígia Sanchez
Mestrado em Ciências Otorrinolaringológicas pela
Escola Paulista de Medicina (EPM-UNIFESP)
Coordenadora e Professora da Disciplina de Processamento Auditivo no
CEFAC Saúde e Educação
Fonoaudióloga Clínica

Paula Nunes Toledo
Pós-Doutorado pelo Departamento de Fisioterapia, Fonoaudiologia e
Terapia Ocupacional da Faculdade de Medicina da USP (FMUSP)
Doutorado em Ciências pela Faculdade de Medicina da USP (FMUSP)
Especialização em Motricidade Orofacial
Docente das Faculdades Metropolitanas Unidas e de
Cursos *Lato-Sensu* no Brasil e em Portugal

Rachel Ferreira Loiola
Graduação em Fonoaudiologia pelo
Unicentro Metodista Izabela Hendrix
Mestrado em Linguística pela
Universidade Federal de Minas Gerais (UFMG)
Doutorado em Linguística pela
Universidade Federal de Minas Gerais (UFMG)
Docente do Centro Universitário Metodista Izabela Hendrix
Consultora de Imagem

Renata Mousinho
Doutorado e Mestrado em Linguística pela
Universidade Federal do Rio de Janeiro (UFRJ)
Especialização em Psicomotricidade pelo
Institut Supérieur de Rééducation Psychomotrice – Paris
Professora do Departamento de Fonoaudiologia da
Faculdade de Medicina da Universidade Federal do Rio de Janeiro (UFRJ)
Coordenadora do Projeto ELO: Escrita, Leitura e Oralidade da
Universidade Federal do Rio de Janeiro (UFRJ)

Roberta Lopes de Castro Martinelli
Graduação em Fonoaudiologia pela
Pontifícia Universidade Católica de Campinas
Especialização em Motricidade Orofacial pelo
Conselho Federal de Fonoaudiologia (CFFa)
Mestrado em Ciências pela
Faculdade de Odontologia de Bauru (FOB/USP)
Doutoranda em Fonoaudiologia pela
Faculdade de Odontologia de Bauru (FOB/USP)
Docente do CEFAC Saúde e Educação e do IEPAP (Portugal)

Sandemar Fernandes Silva
Graduação em Psicologia pela PUC Minas
Especialização em Dependência Química pela PUC Minas
Psicólogo Clínico
Supervisor Técnico do Programa "Posso Ajudar" Amigos da Saúde da
Secretaria Municipal de Saúde (SMSA) da
Prefeitura Municipal de Belo Horizonte (PBH)

Colaboradores

Simone Siqueira Maksud
Graduação em Fonoaudiologia pelo
Unicentro Metodista Izabela Hendrix
Especialização em Motricidade Orofacial pelo Centro de
Especialização em Fonoaudiologia (CEFAC – Saúde Educação)
Fonoaudióloga do Núcleo de Apoio Psicopedagógico Infantojuvenil
(NAPPI) da Prefeitura Municipal de Ribeirão das Neves – MG
Fonoaudióloga do Núcleo de Apoio à Saúde da Família (NASF) da
Prefeitura Municipal de Belo Horizonte (PBH)

Tatiana Vargas de Castro Perilo
Graduação em Fonoaudiologia pela
Universidade Federal de Minas Gerais (UFMG)
Mestrado em Engenharia Mecânica pela
Universidade Federal de Minas Gerais (UFMG)
Doutorado em Engenharia Mecânica pela
Universidade Federal de Minas Gerais (UFMG)
Especialização em Motricidade Orofacial pelo
Conselho Federal de Fonoaudiologia (CFFa)
Docente do Unicentro Metodista Izabela Hendrix e em
Cursos de Especialização na Área de Fonoaudiologia

Sumário

Pranchas em *Cores*, xix

1. Interface entre Fonoaudiologia e Neuropsicologia na Avaliação Infantil... 1
   Karina Carlesso Pagliarin

2. Identificação Precoce de Crianças com Risco para Aprendizado Escolar... 11
   Renata Mousinho ▪ Jane Correa

3. Qualidade de Vida na Infância e Mau Desempenho Escolar 39
   Andréa de Melo Cesar ▪ Sandemar Fernandes Silva

4. Atuação da Fonoaudiologia no TDAH......................... 53
   Maura Lígia Sanchez ▪ Ana Maria Maaz Alvarez

5. Atualidades sobre a Gagueira 67
   Anelise Junqueira Bohnen ▪ Ignês Maia Ribeiro

6. Teste da Linguinha... 87
   Roberta Lopes de Castro Martinelli ▪ Irene Queiroz Marchesan
   Giédre Berretin-Felix

7. Bandagem Elástica Funcional – Aplicação em Casos Pediátricos.. 99
   Camila Dantas Martins ▪ Camila Alexandra Vilaça Ramos
   Tatiana Vargas de Castro Perilo

8 Obesidade Infantil – Uma Interlocução entre a
Fonoaudiologia e a Psicanálise 107
Beatriz Helena Vieira Maranghetti Ferriolli ▪ Carolina Ferriolli

9 Cirurgia Bariátrica e Metabólica – Um Campo em
Ascensão para a Atuação Fonoaudiológica 135
Andréa Cavalcante dos Santos

10 Ronco e Apneia – Tratamento Fonoaudiológico 149
Adriana Tessitore

11 Fonoaudiologia e Gerontologia 165
Deborah Gampel

12 Exames Complementares em Disfagia 193
Maria Cristina de Almeida Freitas Cardoso

13 Porque Usar Eletroestimulação em Disfagia Orofaríngea –
Uma Análise Fisiológica 207
Bruno Tavares de Lima Guimarães
Maria do Socorro Moura de Araújo Guimarães

14 Fonoaudiologia Aplicada à Estética Facial 237
Paula Nunes Toledo ▪ Claudia Regina Viduedo

15 Avaliação do Cantor – A Biomecânica do Canto 255
Janaína Pimenta ▪ Fernanda Ferreira da Silva ▪ Aline de Oliveira Pimenta

16 Gestão Clínica – Saúde Ampliada e Compartilhada 271
Andréa de Melo Cesar ▪ Andreia Cleide ▪ Joyce Gorle ▪ Juliana Maciel
Isabela Martino Menezes Resende ▪ Simone Siqueira Maksud

17 Consultoria de Imagem para Profissionais de Saúde 285
Rachel Ferreira Loiola

Índice Remissivo 299

Pranchas em *Cores*

PROTOCOLO DE AVALIAÇÃO DO FRÊNULO DA LÍNGUA COM ESCORES PARA BEBÊS
Martinelli, 2013

EXAME CLÍNICO (sugere-se filmagem para posterior análise)

PARTE I – AVALIAÇÃO ANATOMOFUNCIONAL

1. Postura de lábios em repouso

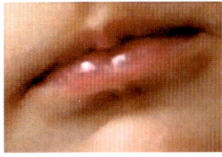 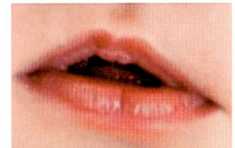 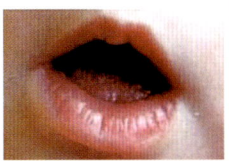

( ) lábios fechados (0)   ( ) lábios entreabertos (1)   ( ) lábios abertos (1)

2. Tendência do posicionamento da língua durante o choro

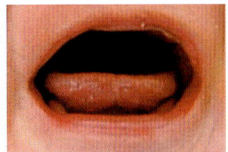 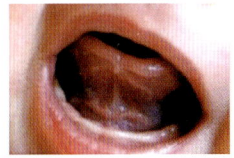

( ) língua na linha média (0)   ( ) língua elevada (0)

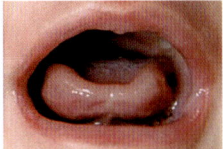 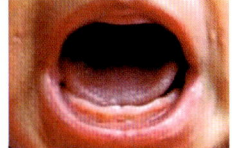

( ) língua na linha média com elevação das laterais (2)   ( ) língua baixa (2)

3. Forma da ponta da língua quando elevada durante o choro

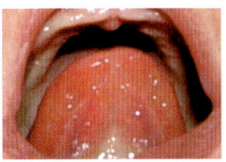 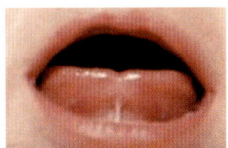 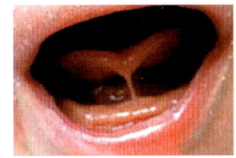

( ) arredondada (0)   ( ) ligeira fenda no ápice (2)   ( ) formato de coração (3)

Total da avaliação anatomofuncional (itens 1, 2 e 3): Melhor resultado = 0   Pior resultado = 6
Quando a soma dos itens 1, 2 e 3 da avaliação anatomofuncional for igual ou maior que 4, pode-se considerar a interferência do frênulo nos movimentos da língua.

Anexo 6-1.

PROTOCOLO DE AVALIAÇÃO DO FRÊNULO DA LÍNGUA COM ESCORES PARA BEBÊS
Martinelli, 2013

4. Frênulo da língua

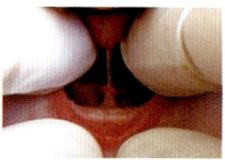 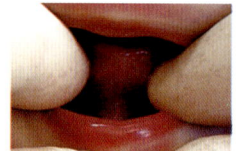 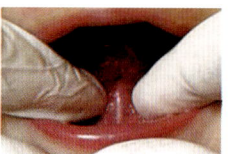

( ) é possível visualizar   ( ) não é possível visualizar   ( ) visualizado com manobra*

4.1. Espessura do frênulo

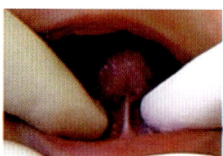 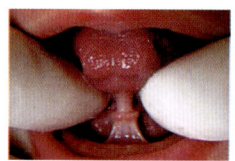

( ) delgado (0)   ( ) espesso (2)

4.2. Fixação do frênulo na face sublingual (ventral) da língua

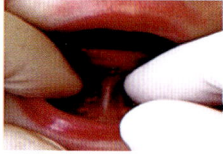 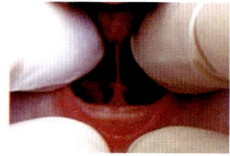 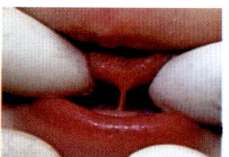

( ) no terço médio (0)   ( ) entre o terço médio e o ápice (2)   ( ) no ápice (3)

4.3. Fixação do frênulo no assoalho da boca

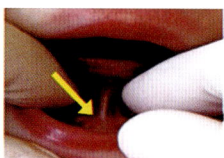 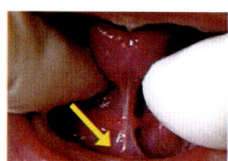

( ) visível a partir das carúnculas sublinguais (0)   ( ) visível a partir da crista alveolar inferior (1)

* Manobra de elevação e posteriorização da língua.
Se não observável, fazer o acompanhamento.

Total da avaliação anatomofuncional (item 4): Melhor resultado = 0   Pior resultado = 6
Quando a soma do item 4 da avaliação anatomofuncional for igual ou maior que 3, pode-se considerar a interferência do frênulo nos movimentos da língua.

Total da avaliação anatomofuncional (itens 1, 2, 3 e 4): Melhor resultado = 0
Pior resultado = 12
Quando a soma dos itens 1, 2, 3 e 4 da avaliação for igual ou maior que 7, pode-se considerar a interferência do frênulo nos movimentos da língua.

Anexo 6-1. *(Cont.)*

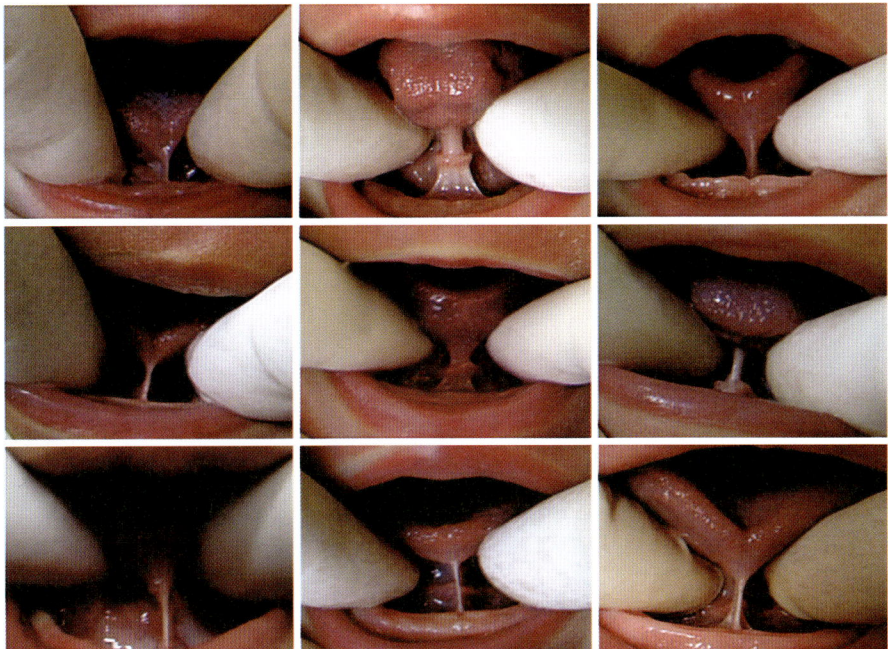

Fig. 6-1.

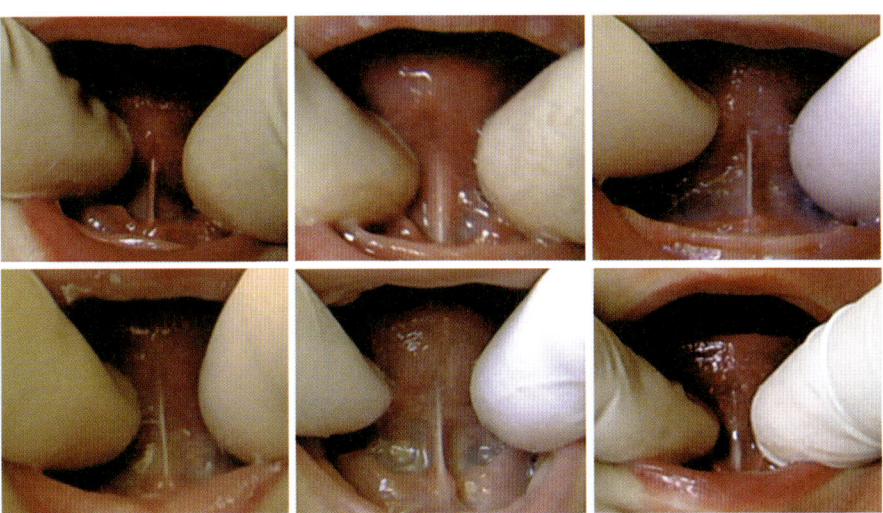

Fig. 6-2.

**Pré-frenotomia lingual
Lábios abertos**

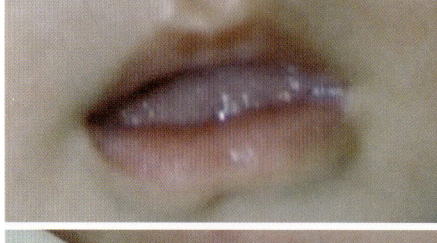

**Pós-frenotomia lingual
Lábios fechados**

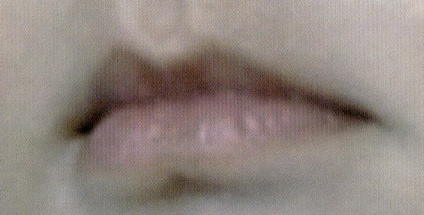

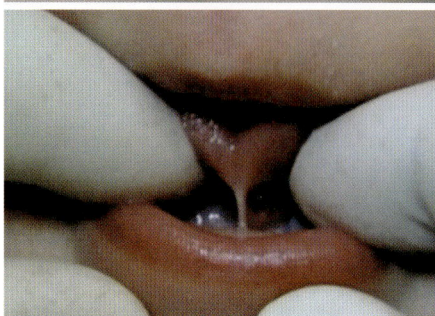

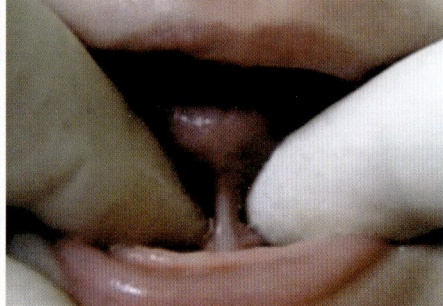

Fig. 6-3.

**Pré-frenotomia lingual
Elevação das laterais da língua**

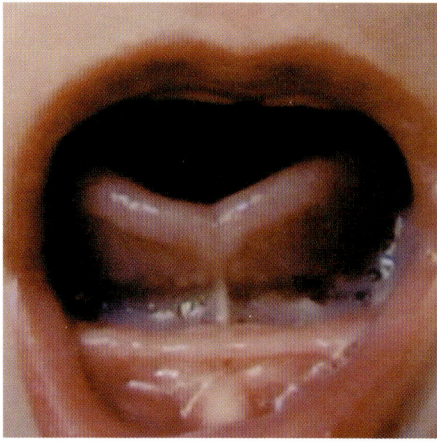

**Pós-frenotomia lingual
Língua elevada**

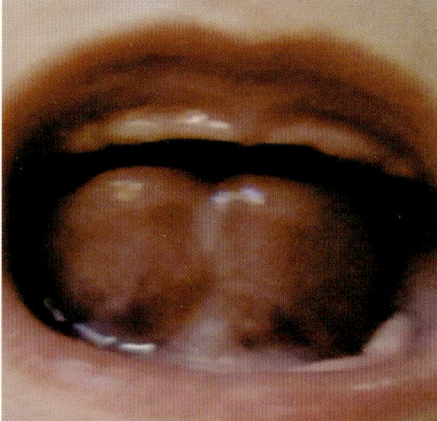

Fig. 6-4.

Pré-frenotomia lingual
Língua baixa

Pós-frenotomia lingual
Língua elevada

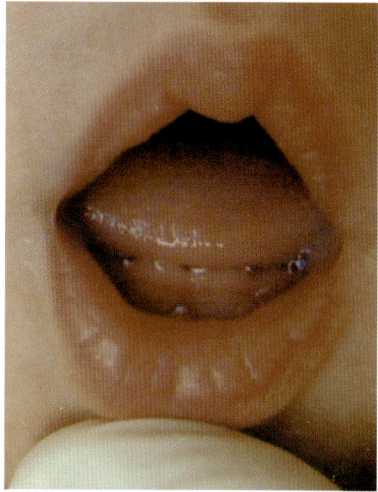
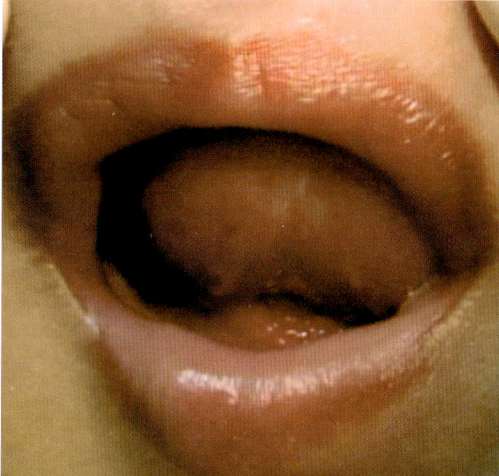

Fig. 6-5.

Pré-frenotomia lingual
Fixação entre o terço médio e o ápice da língua e visível a partir da crista alveolar inferior

Pós-frenotomia lingual
Fixação no terço médio da língua e visível a partir das carúnculas sublinguais

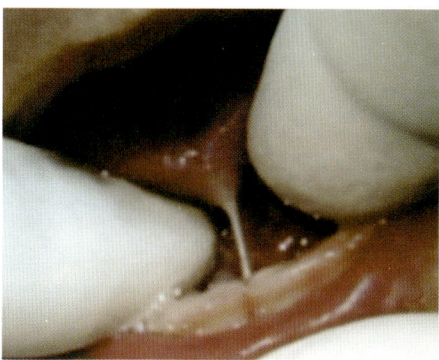
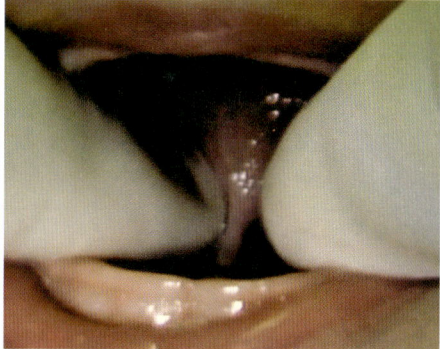

Fig. 6-6.

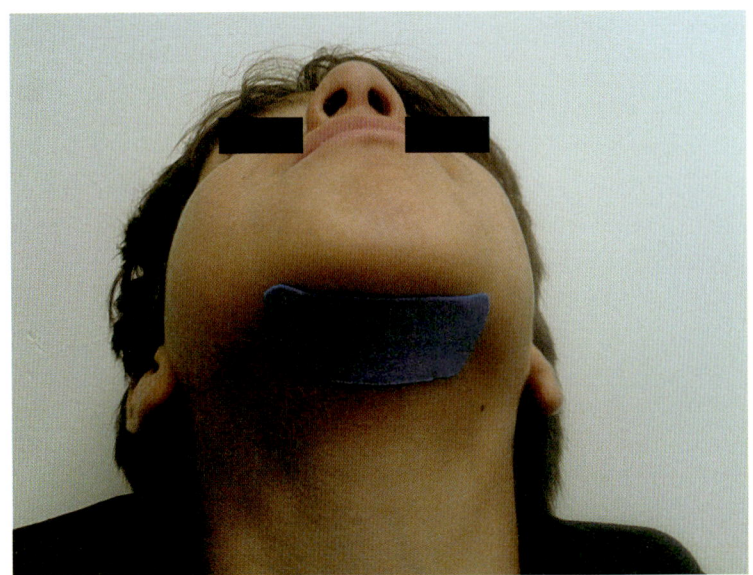

Fig. 7-1.

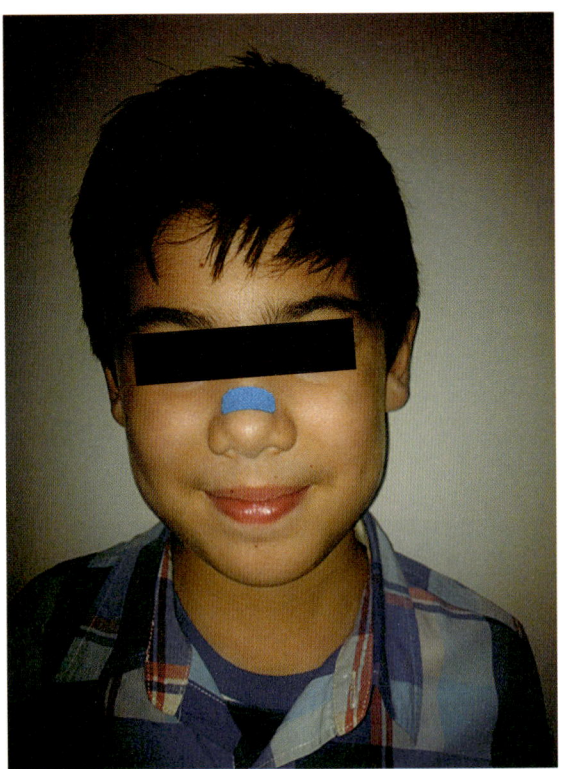

Fig. 7-2.

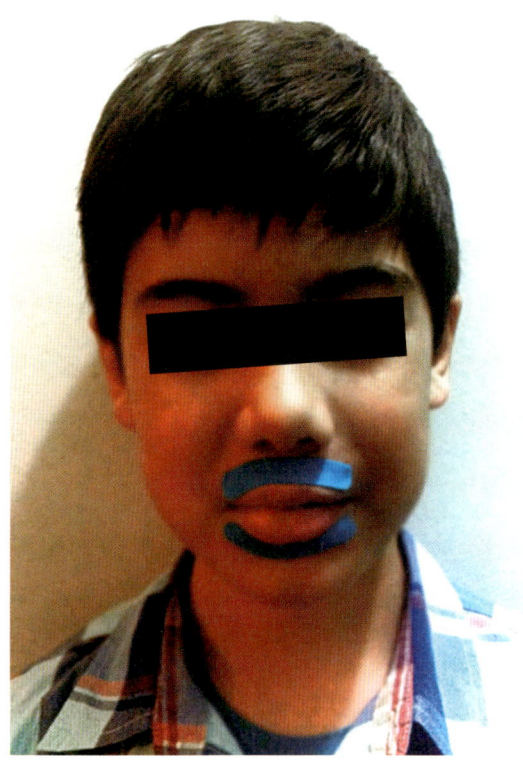

Fig. 7-3.

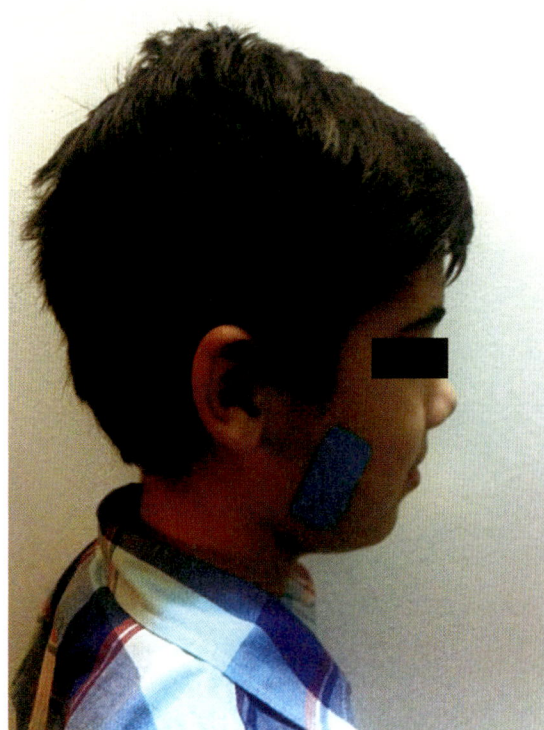

Fig. 7-4.

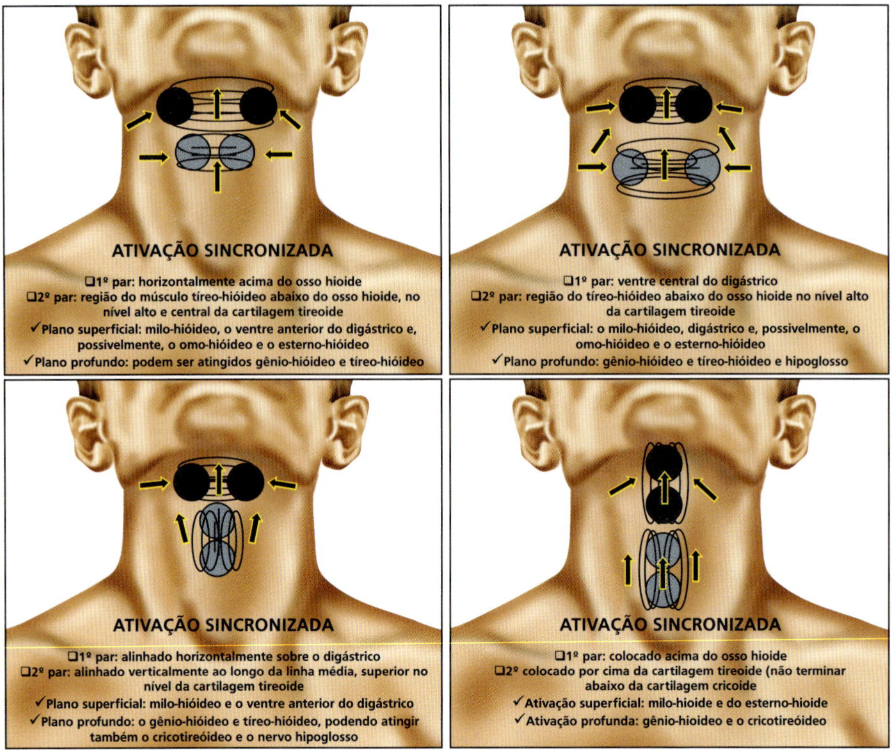

Fig. 13-6.

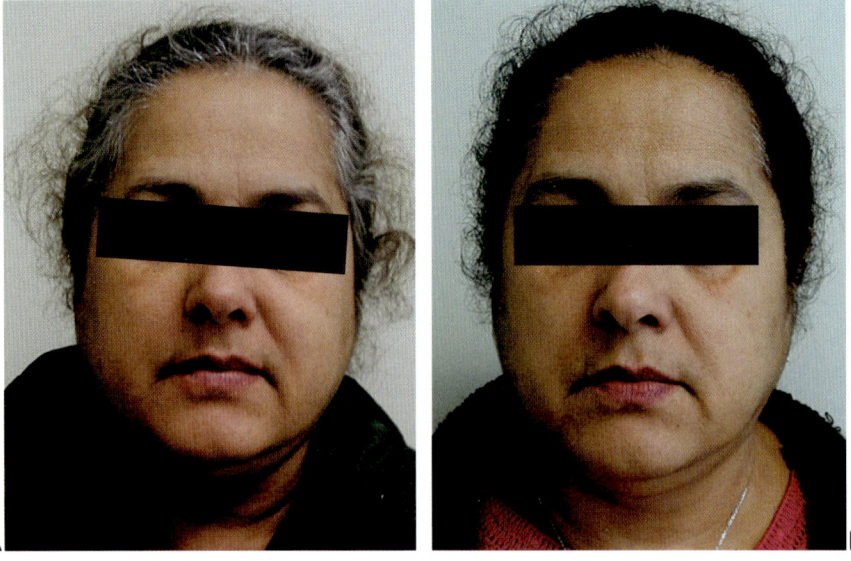

Fig. 14-1.

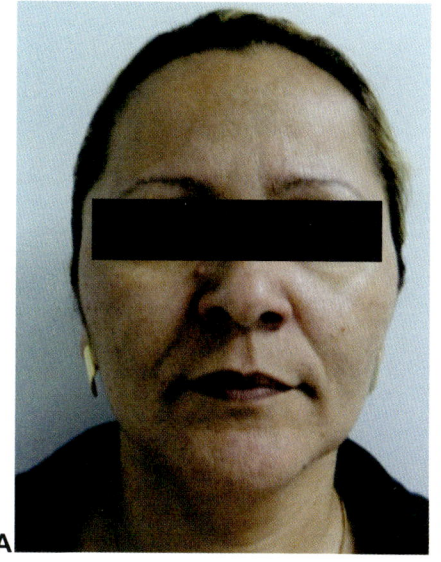 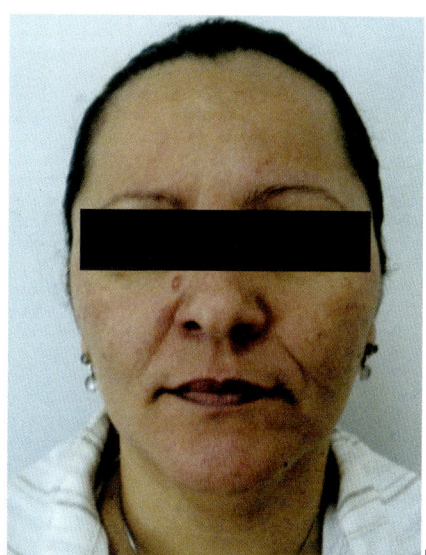

Fig. 14-2.

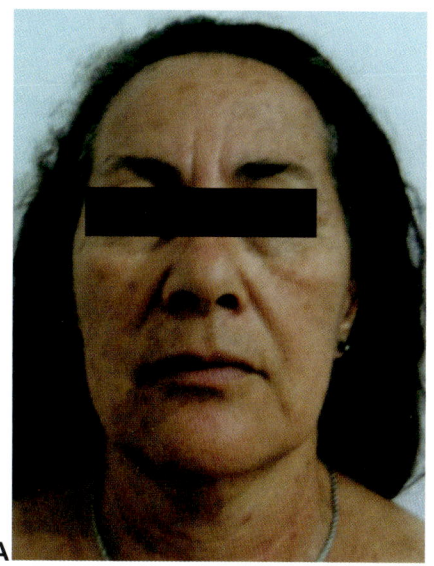 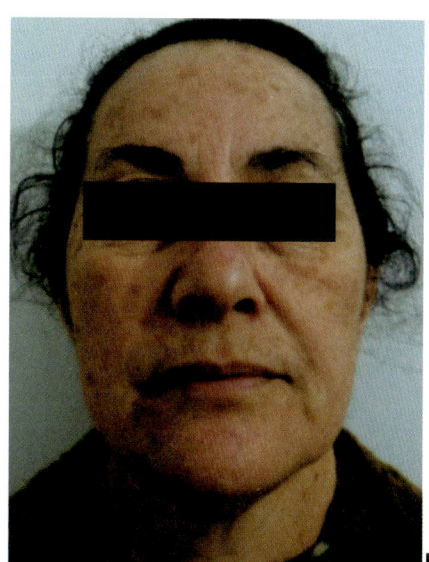

Fig. 14-3.

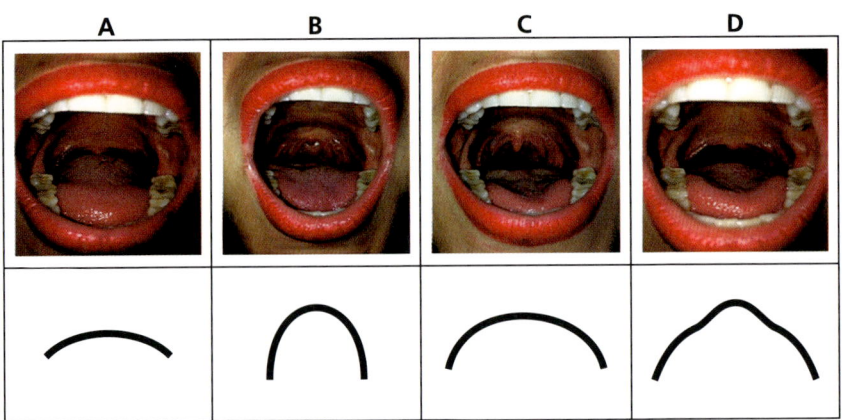

Fig. 15-1.

Fundamentos e Práticas em
FONOAUDIOLOGIA

CAPÍTULO 1
Interface entre Fonoaudiologia e Neuropsicologia na Avaliação Infantil

Karina Carlesso Pagliarin

INTRODUÇÃO

A Neuropsicologia é o estudo científico da relação entre função cerebral e comportamento, ou seja, das funções cognitivas e suas bases biológicas.[1,2] É uma área de conhecimento interdisciplinar que apreende contribuições de muitas disciplinas e profissões que se ocupam do estudo dos distúrbios cognitivo-linguísticos, dentre os quais se destaca a Fonoaudiologia.

A Neuropsicologia estuda diversos domínios cognitivos: orientação, atenção, percepção, memória, cálculo, funções executivas, praxias, linguagem e comunicação.[2,3] Muitos desses domínios são objetos de estudo da Fonoaudiologia, principalmente a linguagem/comunicação que, além de ser o construto mais estudado, permeia a maioria das habilidades cognitivas na maneira como elas são acessadas na avaliação.

No desenvolvimento de uma narrativa oral pela criança, por exemplo, vários processos cognitivos estão envolvidos, como as funções executivas (automonitoramento, organização, planejamento, tomada de decisão, iniciação, inibição, flexibilidade, por exemplo), a memória (implícita e explícita, de trabalho), a atenção, as praxias orofaciais, além de habilidades linguísticas e comunicativas, para que exista clareza no discurso, tornando-o compreensível ao interlocutor. Desta forma, a linguagem não pode ser vista isoladamente, mas como fruto da integração das diversas funções cognitivas. Assim, a interface entre Fonoaudiologia e Neuropsicologia torna-se relevante, pois os conhecimentos advindos de ambas as áreas se complementam e podem ser usados além da mera descrição dos distúrbios/alterações.[4]

AVALIAÇÃO NEUROPSICOLÓGICA DA CRIANÇA NA CLÍNICA FONOAUDIOLÓGICA

A avaliação da criança é um processo bastante complexo, pois depende de fatores genético, psicossociais, maturação cognitiva, idade e escolaridade. Neste contexto, o fonoaudiólogo necessita interpretar mecanismos subjacentes a partir de uma teoria. Assim, a abordagem teórica da Neuropsicologia pode ser útil no processo avaliativo.[4] A Neuropsicologia infantil analisa cada etapa do desenvolvimento típico e as situações nas quais ocorrem déficits estruturais ou funcionais do sistema nervoso central.[5] Desta maneira, a avaliação corresponde ao método de investigação das funções cerebrais a partir de seu produto comportamental.[6]

Na criança, os distúrbios de linguagem e comunicação podem ter diferentes causas, como traumatismo cranioencefálico, acidente vascular encefálico, tumor, distúrbios mentais e do desenvolvimento.[7] No entanto, uma avaliação adequada não deve considerar apenas o quadro diagnóstico de base, mas a heterogeneidade do desenvolvimento neurológico, analisando tanto as habilidades deficitárias como as habilidades preservadas.[8]

O processo avaliativo fundamentado na abordagem neuropsicológica abrange uma série de procedimentos, como entrevistas, questionários, escalas, observações em contexto clínico e situações ecológicas, tarefas experimentais e/ou testes padronizados.[9] Os testes padronizados são as ferramentas de avaliação mais utilizadas pelos neuropsicólogos, pois consistem em normas de aplicação, pontuação e interpretação, normas de desempenho e apresentam parâmetros psicométricos bem definidos.[10]

Embora ainda sejam poucos os instrumentos e as tarefas normatizados, validados e precisos para a população na área da Fonoaudiologia, observa-se uma crescente busca por tais ferramentas que servirão como suporte para o diagnóstico.[11-15]

A seleção de um instrumento padronizado para a avaliação requer cuidado e observação das propriedades psicométricas e psicolinguísticas para o estabelecimento de prognóstico e para o planejamento terapêutico, na medida em que muitas vezes os resultados gerados guiarão hipóteses clínicas diagnósticas.[8] É importante salientar que existem instrumentos específicos, isto é, que se propõem a examinar determinada função, como baterias de avaliação da linguagem ou de avaliação das funções executivas; e instrumentos completos, que têm por objetivo traçar o perfil cognitivo de diferentes domínios cognitivos em uma mesma ferramenta. A seguir serão apresentados alguns instrumentos disponíveis e em estudo para a clínica fonoaudiológica destinados à população infantil.

INSTRUMENTOS E TAREFAS ESPECÍFICOS PARA AVALIAÇÃO DA LINGUAGEM ORAL E ESCRITA

O entendimento do funcionamento da linguagem da criança requer a avaliação dos componentes linguísticos e/ou comunicativos necessários à compreensão e expressão verbal e/ou escrita. Para tanto, o fonoaudiólogo deve ter conhecimento de quais os processos linguísticos a criança está apta a responder conforme seu nível de desenvolvimento e analisar os processos cognitivos subjacentes a essa habilidade.

Para a avaliação da linguagem oral, existem alguns instrumentos/tarefas normatizados e padronizados para a população brasileira, alguns deles estão disponíveis na versão lápis-papel e outros são informatizados.

- *Teste de nomeação de figuras:*[16] é composto por 60 figuras para o indivíduo nomear. Pode ser aplicado em crianças e adolescentes entre 3 e 14 anos.
- *Teste de vocabulário por imagens peabody (TVIP):*[17] avalia o vocabulário receptivo de crianças entre 2 anos e 6 meses até 18 anos.
- *Teste de discriminação fonológica:*[18] avalia a habilidade de discriminar palavras que diferem em apenas um fonema. Pode ser aplicado em crianças entre 3 e 6 anos de idade.
- *Teste de repetição de palavras e pseudopalavras:*[19] avalia a memória de curto prazo fonológica por meio da repetição de palavras e pseudopalavras. Pode ser aplicado em crianças e adolescentes de 3 a 14 anos.

Para a avaliação da consciência fonológica (a capacidade da criança de manipular os sons da fala) existem diferentes instrumentos:

- *Consciência fonológica – instrumento de avaliação sequencial (CONFIAS).*[20] pode ser aplicado em crianças não alfabetizadas e em processos de aprendizagem, a partir de 4 anos.
- *Prova de consciência fonológica por produção oral:* [21] aplicado em crianças e adolescentes de 3 a 14 anos. O tempo médio de aplicação é de 20 minutos.

- *Prova de consciência fonológica por produção escolha de figuras*:[22] pode ser aplicado em crianças e adolescentes de 6 a 10 anos. O tempo médio de aplicação varia entre 30 e 40 minutos.
- *Tarefa discurso narrativo infantil*:[14] avalia memória, atenção auditiva, compreensão e produção orais. A tarefa é composta por cinco fases: reconto parcial, reconto integral, fornecimento de título, questões de compreensão do texto e observação do processamento da inferência (entendimento da moral da história). Pode ser aplicado em crianças de 6 a 12 anos. O tempo médio de aplicação é de 15 minutos.
- *Bateria informatizada da linguagem oral (BILO)*:[23] instrumento informatizado que avalia a compreensão da linguagem oral a partir de sete provas referentes à avaliação morfossintática, sequência lógica e compreensão de frases, parágrafos e textos. Aplicado em crianças na fase pré-escolar e séries iniciais do Ensino Fundamental. O tempo médio de aplicação é de 40 minutos.
- *Instrumento de avaliação fonológica (INFONO)*:[15] instrumento informatizado destinado a avaliar as alterações da fala por meio da repetição, nomeação e fala espontânea. Aplicado em crianças de 3 a 8 anos e 11 meses. O tempo médio de aplicação é de 20 minutos.
- *Discriminação auditiva para fala (DAF)*:[24] avalia, de forma lúdica e informatizada, a discriminação auditiva para a fala por intermédio de pares mínimos que oponham os fonemas em sua menor unidade constitutiva: os traços distintivos. Para isto, o teste apresenta a parte fonológica, que avalia a discriminação fonêmica e silábica por meio de tarefas de discriminação auditiva e identificação de desenhos com estímulos de pares mínimos. Também possui a parte fonética, que avalia a habilidade de discriminação fonética e silábica a partir de tarefas de discriminação auditiva com estímulos de pseudopalavras. Pode ser aplicado em crianças de 4 a 8 anos.

Com relação à avaliação da linguagem escrita estão disponíveis e em fase de elaboração os seguintes instrumentos:

- *Teste de competência de leitura de palavras e pseudopalavras (TCLPP)*:[25] avalia a habilidade de reconhecimento de palavras e as estratégias de leitura (logográfica, alfabética e ortográfica). Pode ser aplicado em crianças entre 6 e 7 anos. O tempo médio de aplicação é de 20 minutos.
- *Teste contrastivo de compreensão auditiva e de leitura*:[26] avalia a compreensão de sentenças escritas (leitura silenciosa) e a compreensão das mesmas

sentenças apresentadas oralmente. Aplicado em crianças com idades entre 6 e 11 anos. A duração média de aplicação é de 20 minutos.
- *Prova de escrita sob ditado – versão reduzida:*[27] avalia aspectos ortográficos da escrita, em termos de estratégias utilizadas pela criança. Pode ser aplicado em crianças do Ensino Fundamental com idades entre 6 e 11 anos. A duração de aplicação varia entre 20 e 30 minutos.
- *Ditado balanceado:*[28] avalia a escrita a partir de três categorias: conversor fonema-grafema, regras contextuais simples e irregularidades da língua. Pode ser aplicado em crianças e adolescentes.
- *Prova de avaliação dos processos de leitura (PROLEC):*[29] avalia a capacidade e as estratégias de leitura a partir de quatro blocos: identificação de letras, processos léxicos, sintáticos e semânticos. Aplicável em crianças do 2º ao 5º ano.
- *Instrumento de compreensão de leitura textual:* avalia a compreensão leitora e as habilidades de compreensão inferencial a partir do reconto (evocação livre) e questões de múltipla escolha sobre um texto lido silenciosamente pela criança. Existem dois textos: um destinado à avaliação de crianças de 7 a 9 anos ou 2º ao 4º ano do Ensino Fundamental (texto "A coisa"[30]) e outro (texto "O coelho e o cachorro" [31]) para crianças entre 9 e 12 anos de idade ou 4º ao 7º ano do Ensino Fundamental. O tempo médio de aplicação é de 12 minutos.
- *Leitura de palavras e pseudopalavras (LPI):*[32,33] avalia a habilidade de leitura oral (reconhecimento de palavras e pseudopalavras), a fim de investigar as rotas de leitura realizadas pela criança. Aplicado em crianças de 6 a 12 anos de idade ou 1º ao 7º ano do Ensino Fundamental.
- *Avaliação de dificuldades na aprendizagem da escrita (ADAPE):*[34] avalia a escrita ortográfica da Língua Portuguesa. Consiste em um ditado com 114 palavras, sendo 60 palavras complexas (encontro consonantal, dígrafo, sílaba composta e sílaba complexa) e 54 palavras com sílabas comuns. Aplicado em alunos do Ensino Fundamental.
- *Teste de desempenho escolar (TDE):*[35] avalia de forma ampla as capacidades fundamentais para o desempenho escolar: leitura (reconhecimento de palavras isoladas do contexto), escrita (do nome próprio e de palavras contextualizadas, apresentadas sob a forma de ditado) e aritmética (solução oral de problemas e cálculo de operações aritméticas por escrito). Avalia escolares de 1º ao 5º ano do Ensino Fundamental. O teste encontra-se em fase de atualização com previsão de publicação para 2015.[36]

- *Teste informatizado e dinâmico de escrita (TIDE)*.[37,38] instrumento informatizado que avalia o potencial de aprendizagem relacionado com a produção de textos escritos narrativos. É um instrumento voltado à avaliação dinâmica ou assistida e conta com pré-teste, módulo e pós-teste. Aplicado em alunos do Ensino Fundamental. O tempo médio de aplicação é de 50 minutos. Este instrumento está em fase de busca de evidências de validação.

INSTRUMENTOS COMPLETOS

As baterias de avaliação neuropsicológica têm como objetivo fornecer um perfil do funcionamento de processos cognitivos preservados e deficitários, de forma a orientar e guiar o processo terapêutico. No entanto, ainda são poucos os instrumentos completos para a avaliação de diferentes domínios cognitivos na clínica infantil. Dos instrumentos citados a seguir, um é destinado a adolescentes e adultos e dois, para crianças, apresentam-se em fase de publicação:

- *Avaliação neuropsicológica breve (NEUPSILIN)*.[39] é uma bateria composta por 32 tarefas que avaliam oito funções cognitivas: orientação temporoespacial, atenção, percepção, memória, aritmética, linguagem, praxias e funções executivas (resolução de problemas simples e fluência verbal). Utilizado para a avaliação de adolescentes e adultos (12-90 anos de idade). Tempo de aplicação: 30-40 minutos.
- *NEPSY*.[40] é uma bateria de 27 subtestes neuropsicológicos que avalia cinco domínios cognitivos: atenção/funções executivas, aprendizagem e memória, linguagem, sensório-motor e processamento visuoespacial. Aplicado em crianças entre 3 e 12 anos de idade. Tempo de aplicação: 2 ou 3 sessões de até 60 minutos, dependendo da idade da criança.
- *Avaliação neuropsicológica breve infantil (NEUPSILIN-INF)*.[41] avalia oito funções neuropsicológicas em crianças entre 6 e 12 anos: orientação (temporal e espacial), atenção (visual e auditiva), percepção (visual e de emoções em faces), memória (episódico-semântica visuoverbal, episódico-semântica verbal, memória semântica e memória de trabalho), habilidades aritméticas, linguagem (oral e escrita), praxias construtivas e funções executivas. Tempo de aplicação: 40-60 minutos, dependendo da faixa etária.

Além dos testes padronizados (formais) é importante, também, a aplicação de tarefas ecológicas, como observação da brincadeira e avaliação da linguagem espontânea da criança, para a análise da compreensão e expressão linguística, principalmente em crianças pré-escolares em que a observação comportamental em contextos semiestruturados é mais indicada.

Em suma, a avaliação fonoaudiológica infantil com base na Neuropsicologia busca identificar déficits ou dificuldades não só na linguagem em si, mas nas habilidades cognitivas que auxiliam o seu desenvolvimento/aquisição. Além disso, permite examinar os efeitos dos déficits na capacidade de processar determinadas informações em domínios cognitivo-linguísticos específicos. A partir dos dados coletados na avaliação, o fonoaudiólogo planejará programas de intervenção, a fim de promover o desenvolvimento das funções deficitárias e/ou atenuar o impacto das dificuldades no processo desenvolvimental.

CONSIDERAÇÕES FINAIS

A Neuropsicologia vem contribuindo com a Fonoaudiologia principalmente no processo avaliativo, no qual se percebe cada vez mais o interesse de pesquisadores e clínicos em instrumentos com propriedades psicométricas bem definidas. Tais instrumentos permitirão aos seus usuários e examinadores maior confiança nos resultados obtidos e ajudarão no delineamento de programas de intervenção. Assim, a escolha dos instrumentos utilizados para a avaliação da criança assume grande importância, seja em um contexto clínico, escolar, hospitalar ou de pesquisa. Além disso, permitirá monitorar *(follow-ups)* e avaliar a eficácia da intervenção. No entanto, os estudos relacionados com a Neuropsicologia em seu âmbito geral com a Fonoaudiologia ainda são incipientes nacionalmente. É importante que pesquisadores fonoaudiólogos se apropriem do conceito de Neuropsicologia e, assim, construam um diálogo com as demais áreas do conhecimento, a fim de aprimorarem a prática neuropsicológica.

REFERÊNCIAS BIBLIOGRÁFICAS

1. Rodrigues N. Neuropsicologia: uma disciplina científica. In: Rodrigues N, Mansur LL. (Eds.). *Temas em neuropsicologia*. São Paulo: Tec Art, 1993. p. 1-18.
2. Lezak MD. *Neuropsychological assessment*. New York: Oxford University, 2012.
3. Smith EE, Kosslyn SM. *Cognitive psychology: mind and brain*. Upper Saddle River: Pearson/Prentice Hall, 2007.
4. Salles JF, Mansur LL. Fonoaudiologia e neuropsicologia: ciências interdisciplinares e inter-relacionadas. *Comun – Rev Sist Cons Fed Reg Fonoaudiol* 2011;(48):33.
5. Wright I, Sharples PM. Neuropsychological assessment in the neurology setting. In: Reed J, Warner-Rogers J. (Eds.). *Child neuropsychology: concepts theory and practice*. Oxford: Wiley Blackwell, 2008. p. 377-89.
6. Mäder MJ. Avaliação neuropsicológica: da pesquisa à prática clínica com adultos. In: Cruz RM, Alchieri JC, Sarda JR. *Avaliação e medidas psicológicas*. São Paulo: Casa do Psicólogo, 2002. p. 47-68.
7. Sander A, Raymer A, Wertheimer J et al. Perceived roles of neuropsychologists and speech-language pathologists in rehabilitation. *Clin Neuropsychol* 2006;20(3):583-89.
8. Fonseca RP, Zimmermann N, Oliveira CR et al. Métodos em avaliação neuropsicológica: pressupostos gerais, neurocognitivos, neuropsicolinguísticos e psicométricos no uso e desenvolvimento de instrumentos. In: Fukushima SS. (Ed.). *Métodos em psicobiologia, neurociêcias e comportamento*. São Paulo: ANPEPP, 2012.
9. Strauss E, Sherman EMS, Spreen O. *A compendium of neuropsychological tests*. 3rd ed. New York: Oxford University, 2006.
10. Barr WB. Historical development of the neuropsychological test battery. In: Morgan JE, Ricker JH. (Eds.). *Textbook of clinical neuropsychology*. New York: Taylor & Francis, 2009.
11. Fonseca RP, Parente MAMP, Côté H et al. *Bateria Montreal de avaliação da comunicação – Bateria MAC*. São Paulo: Pró-Fono, 2008.
12. Casarin FS, Fonseca RP, Parente MAMP et al. *Bateria Montreal de avaliação da comunicação - versão abreviada - Bateria MAC Breve*. São Paulo: Pró-Fono, 2014.
13. Pagliarin KC, Ortiz KZ, Parente MAMP et al. Montreal-Toulouse language assessment battery for aphasia: validity and reliability evidence. *Neuro Rehab* 2014;34:463-71.
14. Prando ML, Casarin FS, Scherer LC et al. Adaptação de uma tarefa de discurso narrativo infantil e dados quanto ao tipo de escola. *Psicol Rev* 2013;44:439-52.
15. Ceron MI, Keske-Soares M. *INFONO: Instrumento de Avaliação Fonológica*. No prelo.
16. Seabra AG, Trevisan BT, Capovilla FC. Teste Infantil de Nomeação. In: Seabra AG, Dias NM. (Eds.). *Avaliação neuropsicológica cognitiva: linguagem oral*. São Paulo: Memnon, 2012. p. 54-86, vol. 2.
17. Capovilla FC, Capovilla AGS. Desenvolvimento linguístico da criança dos dois aos seis anos: tradução e estandardização do Peabody Picture Vocabulary Test de Dunn & Dunn, e da Language Development Survey de Rescorla. *Ciênc Cogn: Teor Pesqui Aplic* 1997;1(1):353-80.

18. Seabra AG, Capovilla FC. Teste de discriminação fonológica. In: Seabra AG, Dias NM. (Eds.). *Avaliação neuropsicológica cognitiva: linguagem oral*. São Paulo: Memnon, 2012a. p. 31-42, vol. 2.
19. Seabra AG. Teste de repetição de palavras e pseudopalavras. In: Seabra AG, Dias NM. (Eds.). *Avaliação neuropsicológica cognitiva: linguagem oral*. São Paulo: Memnon, 2012. p. 97-99, vol. 2.
20. Moojen SMP, Lamprecht R, Santos R et al. *CONFIAS Consciência Fonológica: Instrumento de Avaliação Sequencial*. São Paulo: Casa do Psicólogo, 2003.
21. Seabra AG, Capovilla FC. Prova de Consciência Fonológica por produção oral. In: Seabra AG, Dias NM. (Eds.). *Avaliação neuropsicológica cognitiva: linguagem oral*. São Paulo: Memnon, 2012b. p. 117-22, vol. 2.
22. Capovilla FC, Seabra AG. Prova de consciência fonológica por produção e escolha de figuras. In: Seabra AG, Dias NM. (Eds.). *Avaliação neuropsicológica cognitiva: Linguagem oral*. São Paulo: Memnon, 2012. p. 132-65, vol. 2.
23. Joly MCRA. *Teste de compreensão da linguagem oral*. No prelo.
24. Santos-Carvalho B, Mota H. *DAF – Discriminação auditiva para fala*. No prelo.
25. Seabra AG, Capovilla FC. *TCLPP – Teste de competência de leitura de palavras e pseudopalavras*. São Paulo: Memnon, 2010.
26. Capovilla FC, Seabra AG. Teste contrastivo de compreensão auditiva e de leitura. In: Seabra AG, Dias NM, Capovilla FC. (Eds.). *Avaliação neuropsicológica cognitiva: Leitura, escrita e aritmética*. São Paulo: Memnon, 2013. p. 22-44, vol. 3.
27. Seabra AG, Capovilla FC. Prova de escrita sob ditado – Versão reduzida. In: Seabra AG, Dias NM, Capovilla FC. (Eds.). *Avaliação neuropsicológica cognitiva: leitura, escrita e aritmética*. São Paulo: Memnon, 2013. p. 61-4, vol. 3.
28. Moojen SMP. *A escrita ortográfica na escola e na clínica: teoria, avaliação e tratamento*. São Paulo: Casa do Psicólogo, 2011.
29. Capellini SA, Oliveira AM, Cuetos F. *PROLEC – Provas de avaliação dos processos de leitura*. Itatiba: Casa do Psicólogo, 2010.
30. Salles JF, Parente MAMP. Compreensão textual em alunos de segunda e terceira séries: uma abordagem cognitiva. *Estud Psicol* 2004;9(1):71-80.
31. Corso HV, Sperb TM, Salles JF. Desenvolvimento de instrumento de compreensão leitora a partir de reconto e questionário. *Neuropsicol Latinoam* 2012;4(1):22-28.
32. Salles JF, Parente, MAMP. Avaliação da leitura e escrita de palavras em crianças de 2ª série: abordagem neuropsicológica cognitiva. *Psicol Reflex Crit* 2007;20:218-26.
33. Salles JF, Piccolo LR, Zamo R et al. Normas de desempenho em tarefa de leitura de palavras/pseudopalavras isoladas (LPI) para crianças de 1º a 7º ano. *Estud Pesqui Psicol* 2013;13:1-10.
34. Sisto FF. Dificuldade de aprendizagem em escrita: um instrumento de avaliação (ADAPE). In: Sisto FF, Boruchovitch E, Fini LDT. (Eds.). *Dificuldades de aprendizagem no contexto psicopedagógico*. Petrópolis: Vozes, 2001. p. 190-213.
35. Stein LM. *TDE – Teste de desempenho escolar: manual para aplicação e interpretação*. São Paulo: Casa do Psicólogo, 1994.

36. Knijnik LF, Giacomoni CH, Zanon C *et al.* Avaliação dos subtestes de leitura e escrita do Teste de Desempenho Escolar através da teoria de resposta ao item. *Psicol Reflex Crit* 2014;27(3):481-90.
37. Agostinho A. Estudo exploratório do teste informatizado e dinâmico de escrita em alunos do ensino fundamental II [dissertação]. Itatiba: Universidade São Francisco, 2013.
38. Gurgel LG, D'Azevedo L, Joly MCRA *et al.* Computerized dynamic writing test tide: planned research to evidence validity for classical psychometrics theory and item response theory. *Test Int* 2013;7-8.
39. Fonseca RP, Salles JF, Parente MAMP. *Instrumento de avaliação neuropsicológica breve NEUPSILIN.* São Paulo: Vetor, 2009.
40. Argollo N, Bueno OFA, Shaver B *et al.* Adaptação transcultural da bateria nepsy – avaliação neuropsicológica do desenvolvimento: estudo-piloto. *Aval Psicol* 2009;8(1):59-75.
41. Salles JF, Fonseca RP, Miranda MC *et al. Instrumento de avaliação neuropsicolinguística breve infantil NEUPSILIN-Inf.* São Paulo: Vetor. No prelo.

CAPÍTULO 2
Identificação Precoce de Crianças com Risco para Aprendizado Escolar

Renata Mousinho ▪ Jane Correa

INTRODUÇÃO

A leitura é uma atividade sociocultural, cuja origem e realização dependem da existência de sociedades letradas. As práticas culturais que envolvem a leitura são múltiplas, variando:

A) No valor que lhe é atribuído.
B) Na frequência com que é requerida.
C) No grau de habilidade e de autonomia que exigem do leitor.
D) Nos suportes materiais em que o texto escrito é veiculado.
E) Na condição material (socioeconômica) exigida dos indivíduos para que possam participar de tais atividades.
F) No capital cultural para que tais atividades façam sentido.

Desta forma, o valor e o significado da leitura, como a motivação para ler, são construídas socialmente nas práticas de letramento. A participação da criança nestas práticas depende, em muito, de sua situação socioeconômica e do capital cultural de sua família. A escola cumpre um papel importante no desenvolvimento das habilidades de leitura do leitor, como de sua autonomia, da motivação e do gosto pela leitura.[1-3] Além deste papel, à escola pública cabe a função de universalizar o conhecimento e auxiliar na promoção de acesso de práticas de letramento das crianças com recursos socioeconômicos limitados.

Um dos principais desafios da escola é promover o aprendizado da leitura e o desenvolvimento das habilidades de leitura nos aprendizes. Desta forma, a leitura pode se tornar dispositivo para o desenvolvimento sóciocognitivo-emocional das crianças como instrumento para a promoção social e exercício da cidadania.

Diante desta realidade, nos perguntamos: como ficam as crianças que têm dificuldade de leitura?

TUDO É LINGUAGEM: DO DISCURSO ORAL AO DISCURSO ESCRITO

O pressuposto básico é de que a LINGUAGEM é uma só. Portanto, língua oral e língua escrita fazem parte de um contínuo. O uso da língua, quer escrito, quer falado, em situação comunicativa, é realizado sob a forma de textos.[4] Desta maneira, o contínuo estabelecido na relação entre a fala e a escrita tem como correlato o contínuo entre os diversos gêneros de texto.[5] Estabelece-se, portanto, uma relação dinâmica entre fala e escrita, o que faz com que as oposições dicotômicas na comparação entre a fala e a escrita sejam revistas. À fala atribuía-se a espontaneidade e a informalidade, enquanto à escrita, o planejamento e a formalidade. Ora, um depoimento oral não pode ser tido como espontâneo ou informal, ou uma mensagem enviada do celular para um amigo, como uma escrita formal.

Os pares formalidade-informalidade e espontaneidade-planejamento apresentam-se como extremidades de um contínuo, a partir dos quais diversos gêneros de textos podem ser descritos, quer sejam estes de produção oral ou escrita. À oralidade atribuía-se um aspecto interativo cujo exemplo, por excelência, seria a conversação e o diálogo. A comunicação escrita em tempo real, mediada por computador e dispositivos móveis, exemplifica o caráter interativo da escrita.

De maneira geral, podemos dizer da relação entre oralidade e escrita, que a escrita é mais sujeita a regras prescritivas do que a língua oral, o que implica em mudanças mais lentas em sua estrutura e uso. Mais importante, no entanto, é entendermos que "a oralidade e a escrita passam a ser vistas como duas formas de significar, e a maneira já conhecida torna-se o ponto de referência para a compreensão da maneira ainda desconhecida".[6]

O esquema elaborado por Kato[7] mostra a relação entre fala e escrita. Em negrito, propusemos uma descrição básica da transição entre as fases, e, por fim, na última linha, reflexões sobre as características linguísticas visíveis em cada uma das etapas.

Fala 1	→	Escrita 1	→	Escrita 2	→	Fala 2
Necessidade de apoio na oralidade nas fases iniciais do letramento		Independência relativa da língua oral/escrita no decorrer do processo				Influência parcial que a escrita vai passar a ter no modo de a pessoa falar
Maior experiência linguística da criança até então, que é a verbal, serve de base para sua nova forma, a língua escrita		Escrita alicerçada na oralidade, usando como apoio o tipo de discurso, bem como a forma como as palavras são pronunciadas		Contato com a leitura permite apropriação de características específicas da escrita, tipo de vocabulário, regras ortográficas, estilo textual		Experiência com o mundo da leitura, ampliação de vocabulário e de estruturar textos, faz com que a língua oral tenha modelos mais elaborados

A escrita não é simplesmente um código, cuja finalidade seria converter para o meio gráfico a informação veiculada na fala, e sim um sistema simbólico por meio do qual o conteúdo da fala é reconstruído, sendo reorganizado segundo a natureza própria desta modalidade da língua. A escrita é, por este motivo, com relação à fala, um sistema simbólico de segunda ordem.[8] E mais do que isso: uma modalidade influencia a outra, evidenciando que língua oral e língua escrita não estabelecem uma relação unidirecional, e sim de retroalimentação.[7,9-11]

OS NÍVEIS LINGUÍSTICOS

A experiência que a criança traz para a escola na produção e compreensão de textos orais será fundamental na construção de textos escritos.[12] As práticas discursivas orais tornam o texto escrito significativo ao sujeito. São necessárias operações de retextualização da fala para a escrita,[13] sendo elas: introdução de pontuação (prosódia), retirada de repetições desnecessárias, introdução de parágrafos e pontuação, reconstrução de estruturas fragmentadas – estrutura sintática, substituições lexicais, organização de sequência argumentativa, condensação de ideias.

São muitos os trabalhos que evidenciam que crianças com dificuldades na linguagem oral sentem seus reflexos no processo de aprendizagem formal,[14,15] por isso a importância de conhecer bem o processo de aquisição de linguagem, os níveis linguísticos, bem como os sinais de risco para a aprendizagem durante o desenvolvimento.

Habilidades Linguísticas Globais

Cada um dos níveis linguísticos, que juntos funcionam como uma grande engrenagem, parece ter um papel, seja na construção do discurso oral, seja na construção do discurso escrito. Visando a compreendê-los de forma didática, eles serão dispostos a seguir, conceituando-os de forma bastante simplificada e correlacionando-os com aspectos da aprendizagem formal.

A divisão dos níveis linguísticos pode variar em razão da corrente linguística. No entanto, a opção para este capítulo se deu buscando as nomenclaturas, junções ou separações entre níveis que mais favorecem a compreensão na relação entre linguagem oral e os processos de leitura e escrita.

Nível Fonético-Fonológico

O que é?[16-18] O objeto da Fonética é a forma como os sons são concretamente produzidos pelos falantes, enquanto Fonologia diz respeito ao inventário mental dos sons.

Quais são as manifestações de dificuldades que envolvem a relação língua oral/língua escrita?[19]

Problemas Fonológicos poderiam estar refletidos em um atraso inicial na produção da fala, na dificuldade em recuperar a representação fonética de palavras, na habilidade inferior de entender e/ou produzir configurações fonêmicas complexas, dificuldade em identificar palavras faladas, parcialmente mascaradas por ruído. Esse nível isolado pode estar mais relacionado com os Transtornos Específicos de leitura e escrita, especialmente ao se tratar de Habilidades Fonológicas, o que será discutido mais adiante em Habilidades Fonológicas.

Nível Morfossintático

O que é?[20,21] Os níveis Morfológico e Sintático podem ser tratados separadamente por várias correntes. Tradicionalmente, a Morfologia faria a análise abaixo do nível da palavra (sufixos, raízes etc.), enquanto a sintaxe trataria um nível acima das palavras (locuções, frases etc.). Entretanto, os níveis se cruzam frequentemente, e vários morfemas e seus usos só podem ser aplicados e entendidos em um contexto de frase. Daí o termo morfossintaxe ser aplicado.

Quais são as possíveis manifestações de dificuldades que envolvem a relação língua oral/língua escrita?[19,22-24]

Problemas Morfossintáticos podem ser observados por meio de omissão, inversão e substituição nas repetições de sentenças, no domínio diminuído nas flexões morfológicas para tempo verbal e pluralidade, ou ainda na menor utilização de conjunções coesivas e nas flexões sintáticas (comparativos e superlativos, por exemplo: mais bom, mais ruim, como erros mais frequentes). Existe forte correlação em uma língua transparente, como o português, entre morfologia e os processos de leitura e escrita. O baixo reconhecimento de morfemas, por exemplo, pode prejudicar a fluência de leitura e o domínio ortográfico. Cabe destacar que existem variações socioculturais que não caracterizam déficits, ou seja, se uma pessoa fala sem aplicar concordância de número e escreve da mesma forma, ela está usando sua experiência linguística de base, o português não padrão. No entanto, concordâncias realizadas na linguagem oral e não reproduzidas na escrita podem ser reflexo de dificuldades específicas neste segundo contexto, o da escrita.

Nível Semântico Lexical

O que é?[25-28] Semântica, de forma bastante sintética e simplista, é o estudo do significado e isso pode se dar em vários níveis diferentes (morfema, palavra, frase, discurso). A Semântica Lexical está mais relacionada com o nível da palavra e a relação entre elas. Ela pode ser encarada como a grande área que estuda o significado cognitivo, que engloba a relação entre a língua e os construtos mentais, relacionados com o conhecimento semântico do falante. O léxico trata do vocabulário de uma língua, pessoa ou comunidade. Semântica, neste nível, pode ser compreendida como a estruturação do vocabulário, bem como o acesso ao mesmo.

Quais são as possíveis manifestações de dificuldades que envolvem a relação língua oral/língua escrita?[19,22]

Problemas Semânticos no nível lexical (ou da palavra) podem ser manifestados pela extensão limitada de vocabulário ou dificuldade no acesso a ele, com latência para atingir a palavra-alvo, uso excessivo de termos inespecíficos (Exemplo: coisa, negócio...) ou substituições por categoria ou forma, falando (parafasias), lendo (paralexias) ou escrevendo (paragrafias);

associações mal desenvolvidas entre palavras e categorização de classes podem reduzir o nível de compreensão e a memória para a informação, em textos orais e escritos, visto que o pensamento categórico desorganizado também dificulta o discurso oral e a redação.

Nível Semântico-Pragmático

O que é?[29,30] No uso linguístico, esses níveis não só caminham lado a lado como também se entrelaçam. A Teoria Sociocognitiva da linguagem defende que o sinal linguístico, com outros sinais, orienta (e não determina) o processo de significação no contexto em que está sendo utilizado, o que faz com que semântica e pragmática não possam ser entendidas separadamente. Por esta razão, achamos importante destacar o nível semântico-pragmático, tendo em vista seu papel na interpretação e produção de textos, sejam orais ou escritos.

Quais são as possíveis manifestações de dificuldades que envolvem a relação língua oral/língua escrita?[19,22]

A linguagem figurada é especialmente difícil e envolve processos mentais que dependem dessas relações. Projeções entre domínios fazem parte do processo usado para interpretar metonímias, que têm uma função referencial, pois nos permitem usar uma entidade (em um domínio) para representar outra (em outro domínio).[31] Para ilustrar, se dissemos: "Eu li um Drummond", rapidamente podemos fazer a relação entre autor e obra, e entender que o material lido foi um texto do Drummond. Já as metáforas requerem um processo chamado de Mesclagem,[31] que une informações de campos aparentemente diferentes, e que deverão ser interpretados em um novo contexto. Exemplificando, para entender a expressão "Amor Forte", devemos relacionar "amor" a uma relação entre pessoas e "forte" a algo que não se destrói facilmente, para, então, podermos compreender seu significado final. Explicar apenas um dos campos, como "É algo musculoso", é não entrar no campo metafórico. Já piadas e estruturas do tipo "Se eu fosse...", que nos obrigam a mudar de perspectiva, suscitam a noção de Mudança de Enquadre,[32] que é um processo de operação de reanálise semântica que reorganiza a informação existente em um novo contexto.

Nível Pragmático

O que é?[33-35] Conhecimento pragmático envolve a percepção das regras que governam o uso da linguagem em contextos sociais. É o uso social da língua. Envolve as práticas sociais nas quais a linguagem está imersa e que a constituem.

Quais são as possíveis manifestações de dificuldades que envolvem a relação língua oral/língua escrita?[19,22]

Como a interação escritor/leitor se dá de uma forma totalmente diferente entre linguagem oral (em tempo real) e linguagem escrita (devemos imaginar o que o interlocutor quis dizer ou como ele vai entender o que produzimos), as variações de perfis com dificuldades específicas na pragmática é bem grande. Em comum, podemos dizer que a leitura de contexto é indispensável. Podemos observar, naqueles sujeitos com problemas no nível pragmático da linguagem, pouca adequação da mensagem ao contexto ou estilo de texto; pouca ou nenhuma solicitação de esclarecimentos na ausência de compreensão. Acrescentam-se, também, falhas sociointeracionais na tomada de turno, na adequação de tópico, na pouca percepção de pistas de contextualização ou de leitura de enquadre.

Habilidades Fonológicas

Nessa relação entre língua escrita e língua oral, dentre os diversos níveis linguísticos, destaca-se o nível fonológico,[36] já que o português é um sistema alfabético-ortográfico de escrita. A associação entre os aspectos auditivos, visuais e articulatórios facilita a elaboração do conceito de fonema e a compreensão da relação sistemática entre unidades escritas e faladas. Quanto mais árduo for para a criança relacionar letras e sons, mais imprecisa e lenta será sua leitura, mais difícil será também relacionar o texto escrito ao seu conhecimento de mundo. Quanto mais árduo for para a criança relacionar sons e letras, mais difícil será para ela compor seus textos escritos e expressar, por meio deles, suas ideias e sentimentos.[37] Por esta razão, as habilidades fonológicas, ou metafonológicas, que exigem uma reflexão explícita sobre a fonologia, serão mais detalhadamente estudadas nesta seção.[38]

Consciência Fonológica

O que é? Consciência fonológica é o conhecimento das subunidades das palavras e a capacidade para a manipulação das mesmas.[39,40] Os aspectos estudados abrangem noções de reconhecimento de rimas (versificação), aliterações (identificação de segmentos iniciais), segmentação (análise), síntese (habilidade de integração dos fonemas ou sílabas em palavras), manipulação (inserir ou retirar segmentos fonêmicos ou silábicos), transposição (modificar a disposição de segmentos, sejam silábicos ou fonêmicos). Tem sido amplamente defendido que a consciência da existência de algumas unidades, especialmente em nível silábico e de rima (versificação), facilita a aprendizagem da língua escrita, enquanto esta última facilita a aquisição da consciência fonêmica.[41,42]

Qual a relação com a leitura? Leitores habilidosos são também aqueles com melhores desempenhos em tarefas de consciência fonológica.[43,44] Dificuldades em análise fonológica estão relacionadas com as dificuldades específicas de aprendizagem da linguagem escrita incluindo a dislexia em particular.[43,44] Compreender o sistema alfabético requer: 1) ter a consciência de que é possível segmentar a língua falada em unidades distintas; 2) ter a consciência de que essas mesmas unidades repetem-se em diferentes palavras faladas; 3) ter a consciência do conhecimento das regras de correspondência entre grafemas e fonemas.[45] Destaca-se que os dois primeiros fatores são habilidades da consciência fonológica, e que o terceiro fator necessita das habilidades da consciência fonológica de forma que a criança possa estabelecer a correspondência sonora e gráfica da língua. O nível de resposta baixo em testes de Consciência Fonológica frequentemente está relacionado com a Dislexia e outros Transtornos de leitura.[36]

Quais poderiam ser os sinais precoces de dificuldades nessa área? Crianças com sinais de dificuldades em Consciência Fonológica tendem a demorar mais para identificar rimas em músicas e brincadeiras, a perceber as palavras que começam iguais, a associar atividades motoras aos segmentos das palavras, como quicar a bola ou pular a cada pedaço do seu nome.

Memória de Trabalho

O que é? A memória de trabalho é um sistema de Memória de Curto Prazo, que está envolvido no processamento temporário e na estocagem de informações. Caracteriza-se por ter a capacidade limitada. É composta de uma alça fonológica, encarregada de armazenar brevemente as informações em um código fonológico[46] de um rascunho visoespacial, responsável pela manutenção das informações visuais e espaciais, e de um sistema executivo central, que é o seu gerenciador atencional, além do retentor episódico.[47]

Qual a relação com a leitura? A alça fonológica assegura a estocagem da informação fonológica a curto termo, e inclui um processo de repetição subvocal que permite a recodificação da informação fonológica (como uma imagem ou palavra escrita) e a manutenção da ativação das representações fonológicas no sistema de estocagem.[48] Isso justifica a importância desta habilidade no processo de leitura. A memória de trabalho também é necessária à compreensão de leitura.[49] A compreensão leitora implica a construção de um modelo mental por meio da integração das ideias apresentadas no texto. Para que isto ocorra, é necessário o recurso à memória de trabalho, de forma que seja possível a estocagem temporária da informação já lida, para que possa ser integrada àquela que está sendo lida, como também ao conhecimento de mundo do leitor, este armazenado na memória de longo prazo. Todo este processo ocorre de forma dinâmica e requisita bastante os recursos da memória de trabalho.

Fortes são as correlações demonstradas em estudos entre déficits da memória de trabalho e déficits de leitura, evidenciando o papel desta habilidade para as tarefas básicas de leitura.[49-53] Uma suposição para a origem desses prejuízos seria o resultado de algum problema, provavelmente do executivo central, que afetaria a transferência de informações para a alça fonológica.[54] Uma sugestão na mesma linha seria que a alteração da memória fonológica de trabalho resultaria em uma falta ou uma alteração da representação.[55]

Quais poderiam ser os sinais precoces de dificuldades nessa área? Mais especificamente falando de Memória de Trabalho Fonológica, poderíamos descrever dificuldades para memorizar letras de músicas infantis, para pronunciar palavras com mais sílabas, para identificar sequências sonoras (verbais e não verbais), para manter brincadeiras do tipo "Eu fui à feira e comprei....", ou telefone sem fio; para recuperar material verbal, como sequências de números, palavras e até mesmo palavras em sentenças.

Acesso Lexical

O que é? Falamos de acesso lexical ao discutirmos o nível semântico-lexical. Para esta seção, falaremos mais particularmente da nomeação automatizada rápida *(Rapid Automatized Naming – RAN)*. Trata-se da velocidade para acessar e recuperar atividades verbais na nomeação contínua de estímulos visuais. O tempo medido é o de latência da resposta verbal, isto é, quanto tempo o indivíduo necessita para, a partir do processamento visual, resgatar as informações fonológicas da memória de longo prazo, necessárias à nomeação de símbolo gráfico.[56] Simplificando, poderíamos imaginar como informações gráficas poderiam se transformar em informações verbais, em dada sequência e velocidade, o que é exigido na decodificação da leitura.

Qual a relação com a leitura? A nomeação rápida pode ser entendida como parte da velocidade de processamento da informação. Os pesquisadores envolvidos em estudos na área são unânimes em afirmar que a nomeação rápida possui relação com a precisão, e a velocidade de leitura com a compreensão leitora.[57] Existem origens comuns para a nomeação rápida e o automatismo da leitura, apoiando a ideia de que ambos estão associados ao processamento fonológico.[58] A capacidade prejudicada para estabilizar representações fonológicas, acessá-las e recuperá-las seria a causa de dificuldades para ler e nomear.[59] Alguns autores focam-se, especificamente, nas tarefas alfanuméricas,[50] enquanto outros relatam que tal correlação se estende a todos os tipos de estímulos.[60] Uma significativa relação entre a dificuldade de leitura e a velocidade de resposta a estímulos visuais é referenciada na literatura.[56,61] Déficits na nomeação automatizada rápida são apresentados por crianças com dificuldade de leitura, já que estas tendem a apresentar um processo lento de decodificação de letras em palavras, prejudicando o desenvolvimento de representações ortográficas.[62]

Quais poderiam ser os sinais precoces de dificuldades nessa área? Inicialmente, dificuldades para lembrar os nomes dos objetos, omitindo, usando termos genéricos (coisa, negócio) ou, ainda, empregando uma palavra similar no lugar que se assemelhe à palavra-alvo pela categoria ou forma (parafasia semântica ou morfológica). Posteriormente, problemas para transformar informações visuais em verbais, especialmente em sequência.

DESENVOLVIMENTO DA LEITURA E DA ESCRITA

Existem muitas divergências quanto ao modo de encarar o processo de aprendizagem da leitura e da escrita. Mas há autores que propuseram teorias que expõem etapas sucessivas do processo em uma perspectiva desenvolvimentista, independentemente da abordagem de alfabetização. Para tentar compreender melhor, procede-se, a seguir, à discussão sobre a relação leitura e escrita, a uma breve exposição do percurso do homem até a escrita alfabética e, posteriormente, resume-se a visão de quatro autores oriundos de correntes diferentes, como sociointeracionismo, construtivismo e psicologia cognitiva.

A proposta de apresentar diferentes modelos explicativos visa levar o leitor a um maior conhecimento sobre o assunto. Não queremos dizer que fazem parte de um mesmo constructo, mas oferecer subsídios para a reflexão, tomando pontos de vista diversos. Como se trata de uma síntese que será apresentada, e os respectivos trabalhos são amplamente estudados, sugerimos estudos complementares por intermédio das respectivas bibliografias.

A Escrita na Humanidade

Analogias entre o desenvolvimento da escrita na humanidade com aquele que acontece com a criança tem sido usado em um esforço de busca de compreensão dos aspectos envolvidos no processo. Em uma síntese, os tipos de escrita mais estudados em nosso desenvolvimento histórico são:

- *Escrita pictográfica:* ainda na pré-história, desenhos representavam realisticamente fatos do dia a dia de uma comunidade,[7,36,63] como registrado em pinturas rupestres de mais de 20.000 anos, na Espanha. Era a necessidade de expressão das ideias de forma visual e duradoura que emergia, que não era possível na linguagem oral. Nesta etapa, o desenho representava concretamente o próprio objeto, podendo ser compreendido por todos.
- *Escrita logográfica ou ideográfica:* o pictograma ficava limitado ao concreto, mas era preciso representar não só o objeto fidedigno, mas, também, conceitos a ele associados. Assim surgiu a escrita logográfica (ou ideográfica), que já começava a ser arbitrária, ou seja, precisava ser ensinada/aprendida. Houve, então, uma bifurcação na evolução deste sistema de escrita: enquanto de um lado a notação se baseava no aspecto visual das imagens puramente, de outro mostrava uma evolução na direção das escritas silábicas, com relação entre a imagem e o som (fonetização), construído com desenhos que não se referiam ao objeto representado, mas aos seus nomes.
- *Escrita silábica:* a partir dessa última experiência de fonetização, o homem passou a utilizar-se de alfabetos de base silábica. O sistema silábico desvinculou-se totalmente do desenho e passou a utilizar sinais totalmente arbitrários, demonstrando a necessidade de usar valores sonoros convencionais estáveis (sequência, orientação), em que, de uma forma geral, cada símbolo representa uma sílaba. Atualmente, essa ainda é a base do sistema de escrita de alguns povos.
- *Escrita alfabética:* já a escrita alfabética, utilizada pela maioria dos povos ocidentais nos dias de hoje, evoluiu da fase silábica pela reflexão e pela tomada de consciência das propriedades da linguagem, sinal de economia do número de símbolos a ser memorizado. Este é o sistema mais

usual nas línguas ocidentais, incluindo o português do Brasil, que se utiliza da escrita alfabético-ortográfica.

Em se tratando de aprendizagem de leitura e escrita, são vários os pesquisadores que estudaram o assunto, baseando-se em seus diferentes pressupostos teóricos.

Luria[64]

A partir de pressupostos sociointeracionistas, buscou indícios que mostrassem a linguagem escrita também em sua função cognitiva, especialmente seu papel para a memória. Em seu experimento com crianças em idade pré-escolar (por isso, chamou de "pré-história da escrita"), repetia frases diferentes e solicitava seu registro, de modo que o mesmo pudesse auxiliar a lembrá-las posteriormente. A partir daí, foi possível determinar três etapas:

- *Rabiscos mecânicos:* a criança apenas imita a escrita do adulto, na tentativa de reproduzi-la em seus aspectos perceptivos (formato das letras, linearidade, ...), pouco auxiliar à memória.
- *Marcas topográficas:* a criança utiliza uma distribuição espacial no papel, buscando marcas que de alguma forma representem a frase dita (marcas maiores para frases maiores, marcas menores para frases menores, por exemplo), atingindo parcialmente a meta de facilitação da memória.
- *Fase pictográfica:* a criança se utiliza de desenhos representando as frases, o que lhe possibilita recuperar mais facilmente as informações. Não houve continuidade da investigação para fases posteriores, sendo, contudo, ressaltada a importância do desenho no percurso da criança em direção à língua escrita.

Emília Ferreiro[65]

Seguindo um posicionamento construtivista, em pesquisa desenvolvida inicialmente com Ana Teberosky, a autora fez uma analogia da aquisição da escrita pela criança com o desenvolvimento da escrita na humanidade. Foram destacadas diversas fases, que chamou de hipóteses, neste processo:

- *Hipótese pré-silábica:* a criança descobre que a escrita substitui o objeto e tenta utilizar as letras da sociedade e imitar a ordenação linear. É também a etapa do Realismo Nominal, em que objetos pequenos têm nomes pequenos e objetos grandes têm nomes grandes. Neste momento, são construídas duas hipóteses que vão acompanhá-la ao longo do processo:

deve haver um número mínimo de letras para se escrever alguma coisa (hipótese quantitativa); deve haver uma variedade de caracteres para que "sirva para ler" (hipótese qualitativa).
- *Hipótese silábica:* a quantidade de letras vai corresponder à quantidade de partes que se reconhece na emissão oral da palavra, no caso as sílabas. No entanto, a criança passa a ter uma grande fonte de conflito cognitivo: a contradição entre o número de sílabas que ela deve grafar e a quantidade mínima de letras e a variação entre as mesmas (hipóteses quantitativas e qualitativas), para que a escrita possa ser lida. Esses conflitos vão desestabilizando essa hipótese e levando às próximas.
- *Hipótese silábico-alfabética:* é uma fase de transição. Com o conflito gerado na etapa anterior, a criança procura acrescentar letras ao esquema silábico, descobrindo que a sílaba é reanalisável em elementos menores. Surge um novo fator de desequilíbrio: como duplicar letras para cada sílaba, se existem algumas sílabas de uma só letra?
- *Hipótese alfabética:* quando a criança compreende o sistema alfabético da escrita, em que há correlação entre os sons da fala e a sua notação gráfica, ela atinge a Hipótese Alfabética e finalmente resolve as hipóteses que a moveram até aqui.

Uta Frith[66]

Como representante da psicologia cognitiva, descreveu três fases para o desenvolvimento da leitura e da escrita, as quais identificou como estratégias:
- *Estratégia logográfica:* há um reconhecimento global e instantâneo da palavra de acordo com suas características gráficas: o comprimento das palavras, a letra inicial ou alguma outra letra ou combinação entre elas. É frequente no início desse estágio a identificação de palavras a partir dos referenciais externos, como logotipos de propagandas. É como a identificação de fotografias, não há nem leitura nem escrita de fato.
- *Estratégia alfabética:* a criança torna-se sensível à ordenação das letras e deve ser capaz de segmentar a palavra em fonemas, o que demanda consciência fonológica. Ela é capaz de aplicar as regras de conversão grafema-fonema e, posteriormente, agrupar os sons para atingir o significado. A escrita neste estágio é fundamentada na oralidade, aplicando as regras de correspondência fonema-grafema (decodificação sequencial – leitura e escrita de palavras regulares), e também utilizando as primeiras regras gramaticais geradas pelo contexto fonológico, como **m**

antes de **p** e **b** (decodificação hierárquica – leitura e escrita de palavras do tipo regra).
- *Estratégia ortográfica:* permite um acesso visual direto à palavra, o que pressupõe a presença de um léxico visual, o que faz com que chegue mais rápido ao sistema semântico, que vai favorecer a interpretação. Este estágio caracteriza-se pela leitura corrente, sendo a leitura silenciosa ainda mais fluente, pois se utiliza pouco da decodificação fonológica, que dá lugar ao acesso lexical direto (global ou por analogias). Permite que se escreva corretamente palavras irregulares que façam parte do léxico mental daquele sujeito.

Linnea Ehri[67,68]

Descreveu, tendo como referência a psicologia cognitiva, quatro fases para explicar o desenvolvimento das habilidades de leitura e escrita, usando como critério o domínio e a consolidação do princípio alfabético:

- *Fase pré-alfabética:* a criança é pré-leitora, pois as associações estabelecidas para o reconhecimento da escrita no ambiente são de natureza visual, não sendo estabelecida qualquer relação entre letra e som. Ela pode reconhecer rótulos e símbolos familiares, pois a escrita em seu cotidiano é reconhecida por meio de pistas contextuais.
- *Fase parcialmente alfabética:* a criança adquire algumas habilidades básicas da escrita alfabética, como a identificação das formas e dos nomes das letras, assim como os seus sons correspondentes. Porém, este conhecimento é parcial, o que faz com que a criança, ao tentar ler, tente adivinhar a palavra a partir das pistas fornecidas pelas letras que conhece.
- *Fase alfabética:* a criança domina plenamente o princípio alfabético. Nesta fase, a criança lê e escreve como se a correspondência entre letra e som fosse absolutamente regular (escreve "masa", para massa).
- *Fase alfabética consolidada:* os padrões ortográficos são finalmente empregados para a leitura e para a escrita.

LEITURA – SUBSÍDIOS PARA A COMPREENSÃO DO PROCESSO

Para que a aprendizagem da leitura decorra tranquilamente, é necessário o desenvolvimento de diversas habilidades linguístico-cognitivas. Para compreender, é importante, por exemplo, produzir significado por meio do interjogo entre o escrito, o conhecimento de mundo do leitor e a realização de inferências, habilidades que devem estar presentes também na língua oral. Mas não é só. A compreensão leitora depende da velocidade com que se lê (evitando um padrão de leitura muito segmentado que sobrecarregue a memória de trabalho), assim como da qualidade da leitura em termos de exatidão ou precisão (ler as palavras corretamente, sem adivinhações ou substituições).

Para melhor compreender essas relações, lançaremos mão do quadro a seguir,[69] que ilustra a integração entre as habilidades de nível básico *(low level)* e as habilidades de alto nível *(high level)*. As habilidades de nível básico estão relacionadas com a materialidade linguística do texto, ou seja, ao domínio do sistema de escrita, envolvendo, por exemplo, a decodificação e o reconhecimento de palavras. Tais habilidades são exclusivas da língua escrita. As habilidades de alto nível são realizadas em nível textual (discursivo) e abrangem, dentre diferentes noções e habilidades, conhecimento de mundo, inferência, abstrações e generalizações. As habilidades de alto nível estão também presentes na linguagem oral, não sendo um componente específico da linguagem escrita. Importante lembrar que todas estas habilidades vão-se tornando cada vez mais complexas em razão da escolaridade, da experiência de leitura e do desenvolvimento das habilidades linguístico-cognitivas de forma geral (Fig. 2-1).

Essas habilidades são de suma importância para o desenvolvimento da leitura e da escrita e, dependendo da fase do processo em que a criança se encontre, a necessidade de uma delas pode se revelar mais ou menos relevante. Nos primeiros anos do Ensino Fundamental, em decorrência do aprendizado inicial do sistema de escrita, as habilidades de decodificação, de precisão e de velocidade de leitura são as melhores preditoras para o sucesso das crianças em compreensão de texto. Nesta etapa da escolaridade, os textos são curtos e relativamente pouco complexos. Com o progresso da escolaridade e com mais experiência de leitura, tais habilidades deixam de ter o mesmo valor preditivo para o desempenho da criança, posto que já são realizadas de forma automatizada. Com o avanço na escolaridade, os textos aumentam em tamanho, variedade e complexidade. Daí em diante, são as habilidades de alto nível as melhores preditoras da compreensão leitora.[70,71]

Em termos psicológicos, a leitura é uma habilidade cognitiva complexa, implicando a integração de diversos saberes e competências por parte do leitor. O modelo simples de leitura oferece, de maneira pragmática, uma

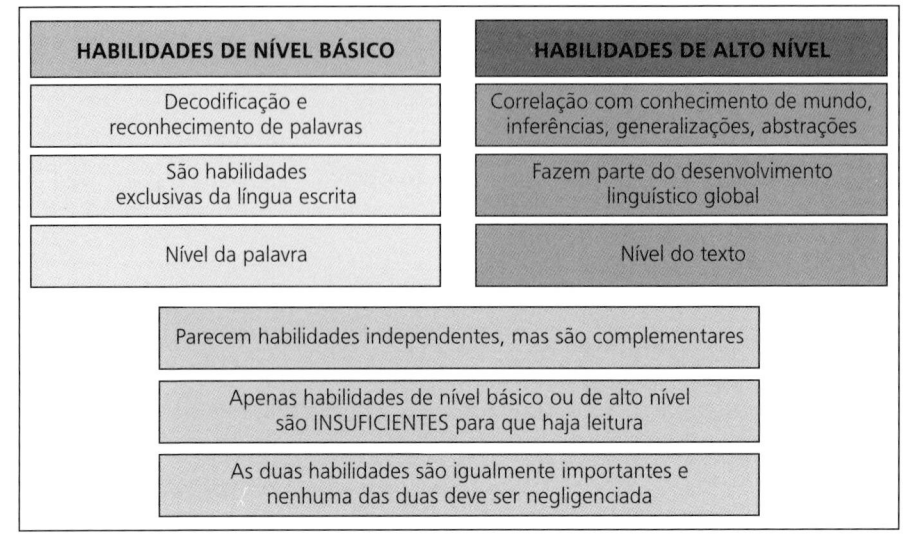

HABILIDADES DE NÍVEL BÁSICO	HABILIDADES DE ALTO NÍVEL
Decodificação e reconhecimento de palavras	Correlação com conhecimento de mundo, inferências, generalizações, abstrações
São habilidades exclusivas da língua escrita	Fazem parte do desenvolvimento linguístico global
Nível da palavra	Nível do texto
Parecem habilidades independentes, mas são complementares	
Apenas habilidades de nível básico ou de alto nível são INSUFICIENTES para que haja leitura	
As duas habilidades são igualmente importantes e nenhuma das duas deve ser negligenciada	

Fig. 2-1. Relação entre habilidades de nível básico e alto nível para a leitura.[69]

forma eficiente de iniciar a avaliação da habilidade de leitura de crianças, quer para fins de pesquisa, quer para a prática.

Nos anos iniciais da apropriação do sistema de escrita, observa-se uma contribuição bastante expressiva da habilidade de decodificação para a compreensão leitora da criança. A palavra decodificação, em seu sentido mais usual, significa a mudança de um código a outro. Entretanto, a habilidade de decodificar é empregada também na literatura com um sentido mais complexo do que este, significando as operações de conversão grafofonêmicas necessárias para interpretar o significado de uma palavra ou sentença em um determinado sistema linguístico entendido como um sistema simbólico.

No Modelo Simples de Leitura,[72] as habilidades de decodificação e de compreensão estão relacionadas de forma multiplicativa.

$$L = D \times C$$

Esta fórmula pressupõe, para o desenvolvimento da habilidade de leitura, a coexistência das duas habilidades: decodificação e compreensão. Na ausência de qualquer uma destas habilidades, a leitura não seria possível, pois a habilidade remanescente seria multiplicada por zero. Ora, qualquer valor multiplicado por zero será igual a zero. Déficits em uma ou outra habilidade resultariam em prejuízo para a leitura.

O modelo simples de leitura reforça, assim, a ideia de que decodificação (D) e compreensão (C) são correquisitos para uma leitura (L) proficiente. Desconsiderar uma das habilidades em jogo na aprendizagem da leitura pode provocar equívocos com repercussões prejudiciais ao desenvolvimento infantil.[70]

Pelas razões supracitadas, em um projeto para identificação, intervenção ou promoção, todas essas habilidades devem ser consideradas.

MAIS DO QUE REMEDIAR – PROMOVER O DESENVOLVIMENTO

Comumente, podemos encontrar em publicações acerca de critérios diagnósticos para Dislexia ou qualquer outro Transtorno de Aprendizagem, que estes só podem ser confirmados após o segundo ano de escolarização formal. Este critério é estabelecido como precaução a um diagnóstico precoce de transtornos de aprendizagem em idade anterior àquela na qual a criança passa a frequentar obrigatoriamente a escola e a ter os conteúdos escolares ensinados de forma sistemática, e para que sejam levadas em conta as variações existentes durante o processo de aprendizagem inicial do sistema alfabético pelas crianças. Mas isso não quer dizer que devemos esperar esse tempo passar de forma passiva, nem que devemos perder a oportunidade de alavancar o desenvolvimento de todos.

Modelo de Resposta à Intervenção

Nos casos em que se observa expressiva diferença no desenvolvimento da criança em comparação a seus pares, a palavra de ordem é intervir. A tendência, com base em trabalhos científicos, é a RTI *(Response to Intervention)*, ou seja, um processo de acompanhamento apoiado na Resposta à Intervenção que fora planejada. Nesta perspectiva, programas de intervenção com ênfase nas habilidades cognitivo-linguísticas têm duplo objetivo: desenvolver estas habilidades na criança e ajudar a esclarecer o diagnóstico por meio da não resposta ao programa de intervenção.[73-76]

Ao promover o desenvolvimento das habilidades linguístico-cognitivas relacionadas com o aprendizado escolar, o programa pode, em muitos casos, promover o sucesso escolar de crianças que do contrário encontrariam bastante dificuldade em aprender. Em outros casos, poderia minimizar as dificuldades de aprendizagem. Estabelecido o diagnóstico de transtorno de aprendizagem, é possível, também, descrever o desempenho da criança nas diversas habilidades incluídas no programa.

A proposta básica atual dos programas de **RTI** pode ser resumida da seguinte forma (Fig. 2-2).

O ideal é que a primeira intervenção seja realizada em nível educacional, ainda na própria escola. Dessa forma, os alunos com mais dificuldades poderiam ter a oportunidade de serem estimulados nas habilidades linguístico-cognitivas que pudessem impulsionar o processo de aprendizagem, considerando igualmente a etapa escolar em jogo. No caso de a primeira possibilidade não ser viável, o RTI poderia acontecer em espaço clínico.

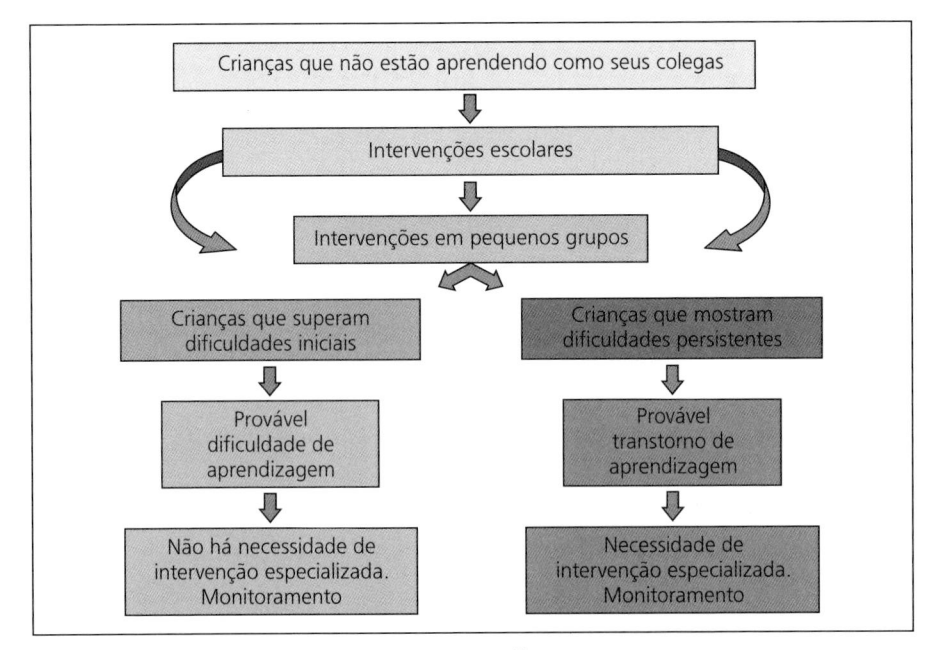

Fig. 2-2. Esquema simplificado da proposta de RTI.[69]

Nessa lógica, escolares cujas respostas fossem extremamente rápidas sob este tipo de intervenção indicariam que as crianças não teriam necessidade de indicação terapêutica ou de permanecer em espaço clínico. Provavelmente, estas crianças não tiveram oportunidades educacionais que lhes promovessem o aprendizado. Por outro lado, as crianças que apresentaram nenhuma ou pouca evolução durante o programa de intervenção apresentam dificuldades mais persistentes, compatíveis com o diagnóstico de Transtorno de Aprendizagem. Nestes casos, faz-se necessário o encaminhamento para a avaliação, sempre que possível para a equipe interdisciplinar, para o esclarecimento do diagnóstico.

O mais interessante, é que há evidências que mostram que mesmo os escolares sem nenhum tipo de dificuldade se beneficiam destas propostas,[77] o que motiva a próxima seção.

Promover Aprendizagem

Devemos pensar no papel social e educacional do fonoaudiólogo como agente de promoção. Antes de identificar ou intervir, podemos agir na perspectiva dos grupos de promoção à saúde, que visam ao desenvolvimento da autonomia e das condições de vida e saúde, e que têm um caráter eminentemente interdisciplinar. Estas ações poderão acontecer na educação infantil, na creche, em espaços comunitários, dentre outros locais possíveis e/ou disponíveis.[78-80] São tantos fatores que envolvem o processo de aprendizagem, linguístico, psicomotor, psicológico, motivacional, cultural, que é difícil pensarmos em uma habilidade específica para promover o desenvolvimento. Por isso, essas ações interdisciplinares são tão interessantes. Entretanto, como destacamos a linguagem ao longo de todo o texto, vamos buscar algumas sugestões que possam favorecer o desenvolvimento deste ponto de vista. Cabe ressaltar, igualmente, que a relevância da linguagem para o desenvolvimento da aprendizagem é destacada por inúmeros pesquisadores.[8,81] Nossa maior ferramenta é a brincadeira. Os estudos sobre a importância do brincar para o desenvolvimento e a aprendizagem são inúmeros.[8,82-85] Interessante notar que muitas delas fazem parte do cotidiano das classes de educação infantil, creches ou outros espaços para crianças em idade pré-escolar. Nesse caso, saberemos exatamente o que queremos de cada brincadeira proposta, além de divertir as crianças.

Goldfeld,[86] inspirada pelos trabalhos de Vygotsky,[8] Leontiev[87] e Kishimoto,[84] agrupou as brincadeiras por meio de sua visão na prática como fonoaudióloga, por isso a opção por esta classificação. Desse modo, teríamos as psicomotoras e as plásticas, que não vamos nos aprofundar, pois seria praticamente outro capítulo do livro; além das construtivas e das projetivas, que iniciam por volta de 1 ano; do faz de conta e do devaneio, que começam por volta dos 2 anos e meio; e dos jogos com regras (entre 3 e 6 anos, dependendo da complexidade). As construtivas são aquelas de montagem, desmontagem, encaixe. São frequentemente relacionadas com o rótulo "jogos educativos". Com elas desenvolve-se, por exemplo, a coordenação, o vocabulário, saber a vez de brincar (compreensão de turno). As projetivas iniciam com a imitação de situações vivenciadas e evoluem para o início da separação significado/objeto, em cenas isoladas. As miniaturas são o maior recurso para essa brincadeira: casinhas, animais, bonecos etc. Além do vocabulário, narrativas tentam ser desenvolvidas, ao menos frases, já que as histórias começam a ser elaboradas ao longo desta etapa, onde vemos os primórdios do simbólico. O faz de conta (a partir de 2 anos e meio) permite, então, a história com sequência e, mais do que isso, a separação significado/objeto, a presença de situação imaginária. No jogo de faz de conta, por exemplo, a criança pode vivenciar experiências da linguagem figurada. Trata-se de uma metáfora quando ela começa a manipular imaginativamente os objetos ao seu redor e as suas ideias sobre eles, e ela passa a ser capaz de pegar um objeto fingindo ser outro. Uma barra de chocolate pode virar um telefone, uma caixa, um barco.[88,89] Já no devaneio, a brincadeira imaginária aconteceria apenas pela fala interior, sem necessidade de brinquedos ou da exteriorização da fala. Finalmente os jogos com regras, que começam com regras simples a partir de 3 anos e mais complexas a partir de 6 anos.

Livros de histórias são outros instrumentos imprescindíveis ao desenvolvimento infantil e também para a aprendizagem.[90,91] As atividades com eles podem ser diversas, bem como os estilos de livros e textos. A contação de histórias, por exemplo, que pode ser realizada com ou sem a presença do livro, requisita do profissional à frente da atividade uma postura especial, um tom de voz adequado, permitindo que os personagens criem vida. Desta forma, as crianças vão se sentir atraídas e motivadas por histórias.[92] É igualmente importante o instrumento para a aprendizagem da construção de narrativas, por intermédio de atividades de conto e reconto, que depois se refletirão nas produções textuais escritas.[93] A leitura em voz alta também se reflete positivamente no processo de apropriação da linguagem escrita pela criança. Neste caso, a leitura segue exatamente o texto proposto. Mas isso não quer dizer que será uma leitura cansativa e sem brilho, ao contrário, respirações, deslizamentos vocais, deslizes vão imprimir uma marca própria, que faz "reviver o autor".[94] As duas modalidades são importantes, despertam leitores e são atividades complementares. Autores mostraram o ganho de crianças com 4 anos no aumento do vocabulário, compreensão morfológica e sintática e habilidades narrativas, em escolas com mais frequência de atividades de leitura compartilhada com seus alunos nesta fase.[95]

Outro item que vale um destaque, e que exige tanto livros quanto brincadeiras, é a consciência fonológica. O conhecimento da consciência fonológica é relevante para planejar as atividades para atender às necessidades de todos os alunos. Essas atividades são encontradas no dia a dia da educação infantil e incluem tanto livros quanto brincadeiras. São jogos, canções, poemas e atividades de jogo de palavras que promovem consciência de palavras, sílabas, rimas e sons em palavras. Há crianças que chegam ao jardim de infância com a consciência fonológica bem desenvolvida, outras parecem desenvolver essas habilidades facilmente dentro de um ambiente estimulante de sala de aula, enquanto outras precisam de mais instrução de forma consciente e deliberada.[96] A consciência fonológica apresenta diversos níveis diferentes, cujo domínio não se dá ao mesmo tempo. Há tarefas mais fáceis e outras mais difíceis, ou seja, uma aprendizagem hierárquica. Conhecer essas sub-habilidades, bem como esta ordem, é muito importante para o desenvolvimento infantil, especialmente para as crianças que não conseguem aprender estas habilidades com facilidade.[97-99] Em português, atividades de rima e de nível silábico são as que devem ser estimuladas nesta fase, já que o nível fonêmico será desenvolvido com a experiência de leitura, em uma fase posterior.[42]

Enfim, gostaríamos de destacar que promover contextos de aprendizagem por meio da arte e do lúdico significa poder, na ação educativa ou clínica, permitir à criança o desenvolvimento de suas habilidades linguístico-cognitivas, favorecendo o acesso aos processos de leitura e escrita.

REFERÊNCIAS BIBLIOGRÁFICAS

1. Oldfather P, Wigfield A. Children's motivations for literacy learning. In: Baker L, Scher D, Mackler K. Home and family influences on motivations for reading. *Educational Psychologist* 1997;32(2):69:82.
2. Turner JC. The influence of classroom contexts on young children's motivation for literacy. *Reading Research Quarterly* 1995;30(3):410-41.
3. Turner J, Paris SG. How literacy tasks influence children's motivation for literacy. *Reading Teacher* 1995;48(8):662-75.
4. Sautchuk I. *A produção dialógica do texto escrito: um diálogo entre escritor e leitor interno.* São Paulo: Martins Fontes, 2003.
5. Marcuschi LA. *Produção textual, análise de gêneros e compreensão.* 3. ed. São Paulo: Parábola l, 2008.
6. Terzi SA. Oralidade e a construção da leitura por crianças de meios iletrados. In: Kleiman A. (Ed.). *Os significados do letramento.* Campinas: Mercado das Letras, 1995.
7. Kato M. *No mundo da escrita – Uma perspectiva psicolinguística.* São Paulo: Ática, 1986.
8. Vygotsky LS. *A formação social da mente.* 6. ed. São Paulo: Martins Fontes, 1998.
9. Cristófaro-Silva T, Greco A. *Letras de hoje.* Porto Alegre, 2010 Jan./Mar.;45(1):87-93.
10. Schwindt LCS, Quadros ES, Toledo EE *et al.* A influência da variável escolaridade em fenômenos fonológicos variáveis: efeitos retroalimentadores da escrita. *Revista Virtual de Estudos da Linguagem – ReVEL* 2007 Ago.;5(9).
11. Greco A. *O alçamento de vogais médias pretônicas na fala de crianças de Belo Horizonte: uma investigação acerca da influência retroalimentadora da escrita na oralidade.* Monografia (Linguística) – Faculdade de Letras, UFMG, 2009.
12. Pacheco C. *Era uma vez os sete cabritinhos: a gênese do processo de produção de textos.* Tese de doutorado em linguística. Rio de Janeiro: PUC, 1997.
13. Marcuschi LA. *Da fala para escrita atividades de retextualização.* São Paulo: Cortez, 2001.
14. Scarborough HS. Connecting early language and literacy to later reading (dis)abilities: evidence, theory, and practice. In: Neuman SB, Dickinson DK. (Eds.). *Handbook of early literacy research.* New York: Guilford, 2002. p. 97-110.
15. Snowling M. Literacy outcomes for children with oral language impairment: Development interactions between language skills and learning to read. In: Catts H, Kashami A. (Eds.). *The connections between language and reading disabilities.* Mahwah, NJ: Laurence Erlbaum, 2005. p. 55-76.
16. Cristofaro-Silva T. *Fonética e fonologia do português.* São Paulo: Contexto, 1999.
17. Bloom L. *The transition from infancy to language: acquiring the power of expression.* Cambridge, MA: Cambridge University, 1993.
18. Boone D, Plante E. *Comunicação humana e seus distúrbios.* 2. ed. Porto Alegre: Artes Médicas, 1994.
19. Gerber A. *Problemas de aprendizagem relacionados à linguagem – sua natureza e tratamento.* Porto Alegre: Artes Médicas, 1996.

20. Henriques C. *Morfologia – Usos, normas e exercícios com respostas*. São Paulo: Elsevier, 2007.
21. Lopes E. *Fundamentos da linguística contemporânea*. São Paulo: Cultrix, 1999.
22. Mousinho R. Desenvolvimento da leitura, escrita e seus transtornos. In: Goldfeld M. *Fundamentos em fonoaudiologia – Linguagem*. 2. ed. Rio de Janeiro: Guanabara Koogan, 2003. p. 39-59.
23. Mota MMPE, Anibal L, Lima S. A morfologia derivacional contribui para a leitura e escrita no português? *Psicol Reflex Crit* 2008;21(2):311-18.
24. Neto JF, Souza LB. O processamento da leitura na aquisição da morfologia derivacional em português brasileiro (pb) por disléxicos. *Signo* 2012 Jul.-Dez.;37(63):273-98.
25. Cançado M. Semântica lexical: uma entrevista com Márcia Cançado. *ReVEL* 2013;11(20).
26. Henriques C. *Léxico e semântica – Estudos produtivos sobre palavra e significação*. Rio de Janeiro: Elsevier-Campus, 2011.
27. Macedo W. *O livro da semântica: estudo dos signos linguísticos*. Rio Janeiro: Lexikon, 2012.
28. Simões JF. *Língua portuguesa aplicada à leitura e à produção de textos*. Brasília: Academia Taguatinguense de Letras, ATL, 2007.
29. Araújo IL. Por uma concepção semântico-pragmática da linguagem. *Revista Virtual de Estudos da Linguagem – ReVEL* 2007;5(8).
30. Salomão MMM. Gramática e interação: o enquadre programático da hipótese sócio-cognitiva sobre a linguagem. *Veredas*, Juiz de Fora 1997;1(1):23-39.
31. Fauconnier G. *Mappings in thought and language*. New York: Cambridge University, 1997.
32. Coulson S. *Semantic leaps: frame-shifting and conceptual blending in meaning construction*. Cambridge, England: Cambridge University, 2001.
33. Koch IGV. Linguística textual: quo vadis? *DELTA,* São Paulo, 2001;17(spe).
34. Mousinho R. *Aspectos Linguístico-cognitivos da síndrome de Asperger: projeção, mesclagem e mudança de enquadre*. Tese de doutorado em Linguística. Universidade Federal do Rio de Janeiro, 2003.
35. Morato EM. O interacionismo no campo linguístico. In: Mussalim F, Bentes AC. (Eds.). *Introdução à linguística: fundamentos epistemológicos*. São Paulo: Cortez, 2004. p. 311-51, vol. 3.
36. Morais J. *A arte de ler*. São Paulo: Universidade Estadual Paulista, 1996.
37. Lyon GR. *Critical advances in understanding reading acquisition and reading difficulty*. Paper read at North Carolina Branch of the International Dyslexia Association, November 1998, Boone, NC.
38. Gombert JE. *Metalinguistic development*. Harvester Wheatsheaf, 1992.
39. Bradley L, Bryant P. Categorizing sounds and learning to read: a causal connection. *Nature* 1983;301:419-21.
40. Perfetti CA, Beck L, Bell LC *et al*. Phonemic knowledge and to read are reciprocal: a longitudinal study of first grade children. *Merrill-Palmer Quarterly* 1987;33:283-19.

41. Valdois S. Les dyslexies déveppementales. In: Carbonnel S *et al.* (Ed.). *Approche cognitive des troubles de la lecture et de l'écriture chez l'enfant et l'adulte.* Marseille: Solal, 1997.
42. Mousinho R, Correa J. Habilidades linguístico-cognitivas em leitores e não leitores. *Pró-Fono* 2009;21(2):113-18.
43. Goswami U, Bryant P. *Phonological skills and learning to read.* East Sussex: Erlbaum, 1990.
44. Bradley L, Bryant P. *Rhyme and reason in reading and spelling.* Ann Arbor: University of Michigan, 1985.
45. Byrne B, Fielding-Barnsley R. Phonemic awareness and letter knowledge in the child's acquisitions of the alphabetic principle. *J Educational Psychology* 1989;80(1):313-21.
46. Baddeley AD, Hitch G. Working memory. In: Bower GH. (Ed.). *The psychology of learning and motivation: advances in research and theory.* New York: Academic, 1974;8:47-89.
47. Baddeley AD, Anderson MC, Eysenck MW. *Memória.* (Stolting C, trad.) Porto Alegre: Artmed, 2011.
48. Pross N, Gaonac'h D, Gaux C. Working memory development: Central executive's relationships with the phonological loop and the visuospatial sketchpad in second and fifth grade children. *Psychologie Française* 2008;53:307-26.
49. Seigneuric A, Ehrlich M. Contribution of working memory capacity to children's reading comprehension: a longitudinal investigation. *Reading and Writing* 2005;18:617-56.
50. Savage R, Lavers N, Pillay V. Working memory and reading difficulties: what we know and what we don't know about the relationship. *Educational Psychology Review* 2007;19(2):185-221.
51. Oakhill J, Cain K, Yuill NM. *Reading and spelling: development and disorders.* Marwah NJ: Lawrence Erlbaum Associates, 1998. p. 343-36725.
52. Cain KE, Bryant PE, Oakhill J. Children's reading comprehension ability: concurrent prediction by working memory, verbal ability, and component skills. *J Educational Psychology* 2004;96(1):31-42.
53. Gathercole SE, Alloway TP, Willis CS *et al.* Working memory in children with reading disabilities. *J Experimental Child Psychology* 2006;93:265-81.
54. Holligan C, Johnston RS. The use of phonological information by Good and poor readers in memory and reading tasks. *Memory and Cognition* 1988;16(6):522-32.
55. Anthony KRN, Connolly SR, Hoegh-Guldberg O. Bleaching, energetics and coral mortality risk: effects of temperature, light, and sediment regime. *Limnology & Oceanography* 2007;52:716-26.
56. Denckla MB, Rudell RG. Naming of object-drawings by dyslectic and other learning disabled children. *Brain and Language* 1976;3:1-15.
57. Wolf M, Bowers P. The "Double-Deficit Hypothesis" for the developmental dyslexia. *J Educational Psychology* 1999;91:1-24.
58. Swan D, Goswami U. Picture naming deficits in developmental dyslexia: The phonological representations hypothesis. *Brain & Language* 1997;56:334-53.

59. Stivanin L, Scheuer CI. Tempo de latência e características da nomeação de figuras de crianças com transtorno da leitura. *Rev Bras Educ Espec* 2007;13(2):189-204.
60. Ziegler J. Entendendo a heterogeneidade e as causas da Dislexia do desenvolvimento por meio de modelagem computacional. In: Mousinho R, Alves LM, Capellini SA. *Dislexia: novos temas, novas perspectivas*. Rio de Janeiro: Wak, 2015.
61. Meyer A, Sleiderink A, Levent W. Viewing and naming objects: eye movements during noun phrase production. *Cognition* 1998;66:B25-B33.
62. Zeffiro T, Éden G. The neural basis of developmental dyslexia. *Ann Dyslexia* 2000;50(1):1-30.
63. Fromkin V, Rodman R. *An introduction to language*. 10th ed. Fort Worth: Harcourt Brace, 2003.
64. Luria AR. O desenvolvimento da escrita na criança. In: Vygotsky *et al. Linguagem, desenvolvimento e aprendizagem*. São Paulo: Ícone/Edusp, 1988. p. 143-89.
65. Ferreiro E, Teberosky A. *A psicogênese da língua escrita*. Porto Alegre: Artes Médicas, 1984.
66. Frith U. Benneath the surface of developmental dyslexia. In: Patterson K, Coltheart M, Marshall JC. *Surface dyslexia*. Hillsdale: Lawrence Erlbaum Associates, 1985.
67. Ehri LC. Learning to read and learning to spell are one and the same, almost. In: Perfetti CA, Rieben L, Fayol M. (Eds.). *Learning to spell: research, theory and practice across languages*. Hillsdale: Lawrence Erlbaum, 1997. p. 237-69.
68. Ehri LC. A aquisição da habilidade de leitura de palavras e sua influência na pronúncia e na aprendizagem do vocabulário. In: Maluf MR, Cardoso-Martins C. (Eds.). *Alfabetização no século XXI: como se aprende a ler e a escrever*. Porto Alegre: Penso, 2013.
69. Mousinho R. Transtornos específicos de aprendizagem – Dislexia. In: Marchesan I, Silva HJ, Tomé M. (Ed.). *Tratado das especialidades em fonoaudiologia*. São Paulo: Guanabara Koogan, 2014. p. 583-92, cap. 70.
70. Correa J, Mousinho R. Por um modelo simples de leitura, porém não tão simples assim. In: Mota M, Spinilo A. *Compreensão de textos*. São Paulo: Casa do Psicólogo, 2013. p. 77-100.
71. Salles JF. Compreensão de leitura textual entre crianças com e sem dificuldades de leitura e escrita. In: Barbosa T, Rodrigues CC, Mousinho R *et al.* (Eds.). *Temas em dislexia*. São Paulo: Artes Médicas, 2009. p. 103-13.
72. Gough PB, Tunmer WE. Decoding, reading, and reading disability. *Remedial and Special Education* 1986;7:6-10.
73. Fuchs LS, Vaughn S. Responsiveness-to-intervention: a decade later. *J Learn Disabil* 2012 May-June;45(3):195-203.
74. Denton CA. Response to intervention for reading difficulties in the primary grades: some answers and lingering questions. *J Learn Disabil* 2012;45(3):232-43.
75. Compton Dl, Fuchs D, Fuchs LS *et al.* Selecting at-risk first-grade readers for early intervention: Eliminating false positives and exploring the promise of a two-stage gated screening process. *J Educational Psychology* 2010;102:327-41.

76. Fuchs D, Fuchs L, Compton D. Smart RTI. A next-generation approach to multilevel prevention. *Except Child* 2012;78(3):263-79.
77. Lancaster P. Universal design for learning. *Colleagues* 2008;3(1):Article 5.
78. Santos LM, Da Ros MA, Crepaldi MA et al. Grupos de promoção à saúde no desenvolvimento da autonomia, condições de vida e saúde. *Rev Saúde Pública* 2006;40(2):346-52.
79. Valente P, Di Ninno C, Avellar R et al. Atuação fonoaudiológica em creche de Belo Horizonte: relato de experiência. *Revista CEFAC* 2006 Abr.-Jun.;8(2):240-43.
80. Mendonça J, Lemos SM. Promoção da saúde e ações fonoaudiológicas em educação infantil. *Rev CEFAC* 2011 Nov.-Dez.;13(6):1017-30.
81. Dickinson D, Golinkoff RM, Hirsh-Pasek K. Speaking out for language: why language is central for learning development. *Comment on the NELP Report. Educational Researcher* 2010;39(4):505-30.
82. Rolim A, Guerra S, Tassigny M. Uma leitura de Vygotsky sobre o brincar na aprendizagem e no desenvolvimento infantil. *Rev Humanidades*, Fortaleza 2008 Jul./Dez.;23(2):176-80.
83. Wood E, Attfield J. *Play, learning and the early childhood curriculum*. London: Paul Chapman, 2005.
84. Kishimoto TM. *O jogo e a educação infantil. In: Jogo, brinquedo, brincadeira e a educação*. 5. ed. São Paulo: Cortez, 2001. p. 12-40.
85. Pellegrini A. Play and the assessment of young children. In: Saracho O, Spodek B. (Eds.). *Multiple perspectives on play in early childhood education*. Albany, New York: State University of New York, 1998. p. 220-39.
86. Goldfeld M. *O brincar na relação entre mães ouvintes e filhos surdos*. Tese de Doutorado. São Paulo: UNIFESP, 2000.
87. Leontiev AN. *O desenvolvimento do psiquismo*. 4 ed. Lisboa: Livros Horizonte, 1978.
88. Todd Z. Metaphor, play and drama: the role of the symbolic in the development of sociolinguistic competence. *Current Issues In Language and Society* 1996.
89. Geary J. *I is an other: the secret life of metaphor and how it shapes the way we see the world*. Kindle, 2011.
90. Cunningham A, Zibulsky J. Tell me a story: examining the benefits of shared reading. In: Neuman S, Dickinson D. (Eds.). *Handbook of early literacy research*. New York: Guilford, 2011;3:396-411.
91. Zilbermann R. *A literatura infantil na escola*. São Paulo: Global, 2003.
92. Abramovich F. *Literatura infantil: gostosuras e bobices*. São Paulo: Scipione, 2002.
93. Carvalho C. *Formação de leitores: a contação de histórias*. Dissertação de Mestrado. Programa de Mestrado Acadêmico em Educação. Universidade do Vale do Itajaí, 2009.
94. Pastorello LM. *Leitura em voz alta e apropriação da linguagem escrita pela criança*. (Tese). São Paulo: Faculdade de Educação, 2010.
95. Sénéchal M, Pagan S, Lever R et al. Relations among the frequency of shared reading and 4-year-olds' vocabulary, morphology and syntax comprehension, and narrative skills. *Early Education and Development* 2008;119:27-44.

96. Trehearne M, Hemming L, Healy LH *et al. Comprehensive literacy resources for kindergarten teachers hardcover.* Healy, Williams, Moore, 2003.
97. Konza D. *Teaching children with reading difficulties.* Tuggerah: Thompson Social Science, 2006.
98. National Institute of Child Health and Development (NICHD). Report of the National Reading Panel: teaching children to read: an evidence-based assessment of the scientific research literature on reading and its implications for reading instruction (NIH Publication No. 00–4769), 2000.
99. Bentin S. Phonological awareness, reading, and reading acquisition: a survey and appraisal of current knowledge. Haskins Laboratories Status Report on Speech Research 1992. SR-111/112. 167-180.

CAPÍTULO 3
Qualidade de Vida na Infância e Mau Desempenho Escolar

Andréa de Melo Cesar ▪ Sandemar Fernandes Silva

INTRODUÇÃO

Atualmente, um número elevado de crianças é encaminhado para atendimento especializado em decorrência de problemas escolares.[20] Pesquisas como a de Perrenoud,[28] realizadas em Unidades Básicas de Saúde (UBS) do Brasil, revelam que 50 a 70% das crianças e adolescentes encaminhados aos serviços públicos de saúde apresentam como queixa principal o mau desempenho escolar (MDE), sendo grande parte desencadeada por fatores ambientais relacionados com a escola e/ou com a família.

Segundo Fonseca,[12] o MDE pode ser definido como um rendimento escolar abaixo do esperado para determinada idade, habilidades cognitivas e escolaridade. Nas pesquisas de Graminha[14] e Linhares *et al.*,[18] esse fator quase sempre está associado a desordens de outra natureza, principalmente comportamentais e emocionais.

Rotta, Ohlweiler e Riesgo,[29] verificaram que no início da escolarização, 15 a 20% das crianças podem apresentar dificuldade em aprender. Essas estimativas podem chegar a 50% se forem analisados os primeiros 6 anos de escolaridade.

Segundo Medeiros *et al.*,[23] e Boruchovitch,[1] as causas das dificuldades no processo de aprendizagem são variadas, e a interação dos fatores extrínsecos (ambientais) e intrínsecos (individuais) é bastante frequente, podendo determinar o nível de rendimento da criança frente à situação de aprendizagem.

Dentro da mesma perspectiva, Novaes[24] defende que os problemas de aprendizagem devem ser compreendidos sob o enfoque múltiplo, considerando os fatores de ordem psicológica, os quais envolvem níveis maturacionais, habilidades intelectivas, condições psíquicas e ajustamento; biológica, onde se enquadram as deficiências físicas, distúrbios endócrinos e neurológicos; pedagógica, referente à inoperância metodológica e curricular e precariedade do ensino; e, por último, ambiental, que envolve os contextos econômico, cultural, escolar e familiar.

Paín[26] refere que o psicopedagogo, especialista que estuda os processos de aprendizagem e seus bloqueios, deve visualizar que o MDE não se dá isoladamente, mas necessita ser compreendido como um sintoma social, cultural, epistemológico e individual, que se manifesta na singularidade do indivíduo.

Haase[15] ressalta que os fatores biológicos, psicológicos e sociais também influenciam a saúde e precisam ser considerados no processo de tomada de decisões clínicas. Desse modo, percebemos que o atendimento a essas crianças não pode se restringir às questões biológicas e escolares.

Tradicionalmente, as crianças com MDE têm sido vastamente estudadas com relação aos seus aspectos intrínsecos, como memória, raciocínio, percepção e linguagem. Semelhantemente na história da Psicopedagogia, seu movimento inicial caracterizava-se por destacar o modelo mais organicista das dificuldades de aprendizagem e abordagem mais curativa. Entretanto, os componentes extrínsecos ou ambientais, embora pouco explorados atualmente, já são considerados objetos de estudo relevantes para o desenvolvimento da motivação e do desempenho acadêmico, de acordo com as pesquisas de vários autores.[2,21,22,25]

Estudos de Linhares[17] e Maturano et al.[20] concluem que condições desfavoráveis socioeconômico-culturais (ambientais) potencializam as dificuldades da criança, resultando no sistema escolar, o sintoma de não aprender. Por sua vez, tendem a experimentar autoconceito mais baixo, considerando-se pouco competente para a execução, com sucesso, de determinadas atividades acadêmicas, não porque não sejam capazes, mas sim porque não acreditam em suas capacidades.

Elbaum e Vaughn[7] relataram que as intervenções para melhorar o autoconceito das crianças podem ser promovidas pelo envolvimento dos pais no ambiente familiar, de modo a apoiar os esforços acadêmicos e a integração social da criança na comunidade escolar.

Medeiros et al.[23] e Linhares et al.[19] destacam a importância do meio ambiente enquanto fonte de influência para formação das crenças das crianças sobre suas capacidades e habilidades, pois quanto mais a criança se sente inferiorizada, mais ela estará suscetível ao insucesso, e menos poderá obter aprovação a partir de seu desempenho, gerando um círculo vicioso. Dessa forma, a presença do MDE pode desencadear um impacto psicossocial gerando um prejuízo na qualidade de vida da criança e de seus familiares.

Estudos como os de Chen et al.,[6] Enumo et al.,[8] Junior e Pereira[16] e Gamallo, Caparroz e Terreri[13] concluíram que a organização familiar é considerada facilitadora do processo de aprendizagem, à medida que estabelece hábitos saudáveis e rotinas que envolvam o encaminhamento diário da criança à escola, a qualidade e o horário do sono noturno, o acompanhamento do dever de casa; enquanto hábitos contemporâneos e sabidamente inadequados, como exposição excessiva à televisão, videogame, computadores, sono reduzido e alimentação irregular, têm influência negativa nos escores de vários aspectos da qualidade de vida (QV) relacionada com a saúde da criança.

A nova rotina da população infantil, reflexo das inúmeras mudanças nos hábitos de vida das famílias, representa grande impacto no desenvolvimento escolar. Desta forma, podemos considerar a importância da promoção da QVI para o processo de aprendizagem.

Qualidade de vida é um termo que representa uma tentativa de nomear algumas características da experiência humana, sendo o fator central que determina a sensação subjetiva de bem-estar. E se estendem além da questão médica, incluindo estilo de vida, comunidade e vida familiar. É definida pela Organização Mundial da Saúde[30] como "as percepções do indivíduo sobre sua posição na vida, no contexto da cultura e sistemas de valores nos quais ele vive, e com relação aos seus objetivos, expectativas, padrões e preocupações".

De acordo com Fialho,[11] quando se estuda a QV de crianças, é possível identificar suas satisfações (alegrias) e insatisfações (tristezas), que por sua vez nos permite conseguir parâmetros para a elaboração de projetos e ações que viabilizem a melhora das satisfações da mesma, tentando inibir suas insatisfações.

Brandlyn e Pollok[4] observaram que o interesse pela qualidade de vida da criança vem crescendo muito nos últimos anos. A sensação de bem-estar, apesar de sofrer influências orgânicas, é fortemente impactada pela cultura e pelos fatores ambientais.

Alguns estudos, como os do Bradley *et al.*,[3] Ferriolli *et al.*[10] e Ferreira e Barrera,[9] indicam que práticas familiares promotoras da qualidade de vida na infância, além de serem consideradas como fator de proteção para crianças em risco psicossocial, também geram efeitos positivos na sua motivação e desempenho escolar. Os bons resultados dessas ações fazem com que intervenções nesse sentido sejam recomendadas como adjuvantes no tratamento dessa população.

Considerando a elevada frequência dos encaminhamentos e a adversidade ambiental presente no contexto dessas crianças, justifica-se a necessidade de os profissionais, que atuam na interface saúde/educação, refletirem na elaboração de estratégias de intervenção mais abrangentes e integrativas, a fim de alcançar resultados mais positivos.

Nesse contexto, ressalta-se a importância de intervenções relacionadas com a promoção da qualidade de vida na infância (QVI), de modo a favorecer o processo de aprendizagem dessas crianças. Fornecer recursos emocionais para garantir um senso de competência, participar do "para casa", ler para a criança, ouvir sua leitura, perguntar sobre a escola e monitorar a rotina, tem-se tornado um desafio para a família atual.

Sendo assim, o presente estudo tem por finalidade avaliar e discutir a necessidade de integrar ações de promoção relacionadas com a qualidade de vida na infância, como estratégia de intervenção junto às crianças que apresentam mau desempenho escolar, a partir de levantamento bibliográfico e revisitação de um trabalho, utilizando estratégias de promoção em QVI.

No intuito de atingir o objetivo proposto, o estudo foi estruturado em seções. Na primeira, apresentamos algumas considerações sobre o tema, ou seja, a relação dos fatores ambientais no processo de aprendizagem. Na segunda seção, a metodologia para o desenvolvimento do estudo. Na terceira, fizemos uma discussão sobre a revisitação de um trabalho de nossa experiência profissional, desenvolvido em dois Centros de Saúde de Belo Horizonte, São Marcos e Leopoldo Crisóstomo de Castro, em que foram utilizadas ações promotoras da qualidade de vida na infância como ferramenta auxiliar no tratamento de crianças apresentando MDE. Para concluir, apresentamos nas considerações finais uma reflexão do tema proposto.

PROMOÇÃO DA QUALIDADE DE VIDA NA INFÂNCIA

O trabalho foi desenvolvido com 30 crianças entre 6 e 9 anos de idade (11 meninas e 19 meninos) e seus responsáveis. Todas encaminhadas com queixa principal de MDE, frequentando a rede pública de ensino, residentes em regiões de risco socioeconômico e pertencentes às áreas de abrangência de dois Centros de Saúde.

A participação das crianças e seus responsáveis respeitou o cumprimento das exigências e questão ética estabelecida pelo serviço para a prática clínica dos profissionais.

As crianças foram avaliadas individualmente pelo mesmo profissional em dois momentos distintos: antes e após o trabalho de promoção da QV na infância, desenvolvido com os escolares e suas famílias na sua UBS de referência.

A avaliação consistiu na aplicação do autoquestionário *Autoquestionnaire Qualité de Vie Enfant Imagé (AUQEI)*, versão validada em português, cujo objetivo é avaliar a QV das crianças.

O questionário é fundamentado no ponto de vista da satisfação da criança, visualizada a partir de quatro figuras que são associadas a diversos domínios da vida, por meio de 26 questões que exploram relações familiares, sociais, atividades, saúde, funções corporais e separação.

Trata-se de uma autoavaliação que utiliza o suporte de imagens, que a própria criança responde, com cada questão apresentando um domínio e as respostas (em número de 4) sendo representadas com o auxílio de faces que exprimem diferentes estados emocionais (Fig. 3-1): muito infeliz (MI), infeliz (I), feliz (F) e muito feliz (MF).

Após o entrevistador ler a questão para a criança, pede-se, então, a ela, que assinale, sem tempo definido, a resposta que mais corresponde ao seu

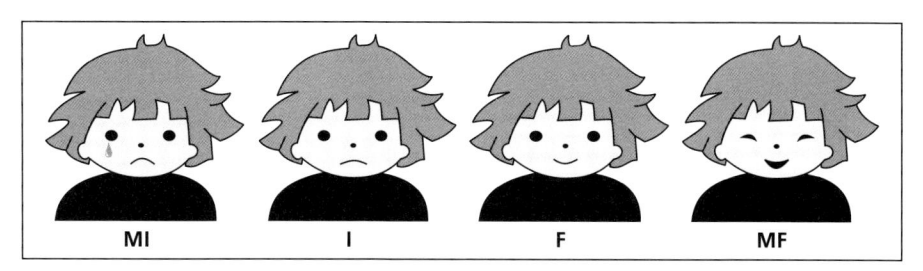

Fig. 3-1. Representação das faces correspondentes a cada padrão de resposta do questionário AUQEI.

sentimento frente ao domínio proposto. Inicialmente, porém, solicita-se que ela apresente uma experiência própria vivida perante cada uma das alternativas. Isso permite que a criança compreenda as situações e apresente sua própria experiência.

A escala permite, assim, obter um perfil de satisfação da criança diante de diferentes situações. Esses fatores eram representados, respectivamente, por: autonomia (independência, relações com companheiros e avaliações), lazer (férias, aniversário e relações com avós), funções (atividade na escola, refeições, deitar, ida a médico etc.) e família (opinião quanto às figuras parentais e dela quanto a si mesma).

A intervenção foi planejada em etapas realizadas em 13 encontros com participação multiprofissional (psicólogo, fonoaudiólogo, nutricionista, farmacêutico, pediatra, educador físico, terapeuta ocupacional, dentista, assistente social e Corpo de Bombeiros Militar de Minas Gerais – CBMMG), frequência semanal e duração de 90 minutos, cada encontro. Foi realizada no período da manhã ou da tarde, em contraturno com o horário escolar, nas dependências dos Centros de Saúde e dispositivos sociais do território de abrangência.

Os encontros foram realizados com a presença dos responsáveis e das crianças, ora separados, ora juntos, de acordo com todas as temáticas relacionadas a seguir:

- *Módulo I – Qualidade de vida:* encontro realizado com os pais juntamente às suas crianças, mediados pelo psicólogo e fonoaudióloga da equipe do Núcleo de Apoio à Saúde da Família (NASF), profissionais responsáveis pelo desenvolvimento do trabalho nos dois Centros de Saúde de Belo Horizonte.

    Essa temática teve por objetivo discutir o conceito de qualidade de vida, bem como identificar fatores positivos e negativos à QV presentes em cada núcleo familiar.

- *Módulo II – A importância da rotina familiar e de estudo:* encontro também realizado juntamente aos pais ou responsáveis e suas crianças, mediados pela fonoaudióloga e terapeuta ocupacional pertencentes à equipe do NASF.

    Encontro em que os participantes puderam relatar sua rotina, bem como visualizar possibilidades de mudanças, a fim de favorecer o bem-estar da criança e da família.

- *Módulo III – Saúde na infância:* encontro realizado com os pais ou responsáveis e suas crianças em espaços separados. A pediatra do Centro de Saúde verificou o cartão de vacina de cada criança e orientou os pais com relação às doenças mais comuns na infância e as formas de prevenção.

  No mesmo momento, mediadas pelo psicólogo e pela fonoaudióloga do NASF, as crianças receberam informações quanto à importância e promoção de seu autocuidado, por meio de estratégias lúdicas.

- *Módulo IV – Sedentarismo:* neste encontro, a temática foi trabalhada com os pais e suas crianças, no parque mais próximo do Centro de Saúde.

  Esse módulo teve por objetivo estimular a atividade física na infância como um recurso para a promoção do desenvolvimento da saúde física e mental, além de proporcionar cooperação, socialização e estreitamento da relação com os pais.

- *Módulo V – A Importância do brincar:* nesse módulo, os pais receberam informações e orientações da terapeuta ocupacional do NASF sobre a importância do brincar. Esclarecendo que esta atividade não se restringe ao simples divertimento, mas é essencial ao desenvolvimento motor, linguístico e cognitivo da criança.

  Em outro espaço do Centro de Saúde, as crianças realizavam brincadeiras mediadas pela fonoaudióloga e pela educadora física do NASF.

- *Módulo VI – Oficina do brinquedo:* família, pais e crianças, orientados pela terapeuta ocupacional, fonoaudióloga e pelo psicólogo, realizavam uma oficina do brinquedo.

  A partir de materiais recicláveis (garrafas PET, caixas de papelão, tampinhas de garrafa etc.), cada família criava seus próprios brinquedos.

- *Módulo VII – Dificuldades e transtornos de aprendizagem:* em local separado, os pais recebiam informações, orientações e tiravam suas dúvidas sobre as dificuldades e transtornos de aprendizagem, com a fonoaudióloga e com o psicólogo do NASF.

  No mesmo momento, as crianças estabeleciam e confeccionavam um quadro de sua rotina de estudo, com o apoio da terapeuta ocupacional.

- *Módulo VIII – Alimentação saudável e importância da mastigação:* neste encontro, os pais com suas crianças, recebiam informações sobre alimentação saudável, fracionamento da alimentação, leitura de rótulos, mastigação saudável, por meio de dinâmica elaborada pela nutricionista e fonoaudióloga do NASF.

  Ao final, as crianças preparavam um lanche para oferecer aos seus pais.

- *Módulo IX – Ansiedade na infância e técnicas de relaxamento:* neste módulo, o psicólogo teve como objetivo esclarecer aos pais os principais sinais e sintomas da ansiedade na criança e intervenção. Em outro espaço, o educador físico programou atividades físicas para as crianças.

  No final do encontro, a família se reuniu para uma aula de relaxamento com o educador físico.
- *Módulo X – Direitos e deveres das crianças:* para trabalhar este tema, o assistente social do NASF se reuniu com os pais, esclarecendo os direitos e deveres da família para com as crianças, de acordo com o Estatuto da Criança e do Adolescente (ECA). Enquanto o psicólogo e a fonoaudióloga se reuniam com as crianças, pontuando seus direitos e deveres para com a família.
- *Módulo XI – Prevenção às drogas:* no módulo XI, o psicólogo da equipe se reuniu com os pais para informar e discutir sobre educação e prevenção quanto ao uso de drogas lícitas e ilícitas. Enquanto as crianças se reuniram com a fonoaudióloga para fazer a leitura de um livro infantil sobre o tema desse encontro.
- *Módulo XII – Prevenção de acidentes domésticos:* neste encontro, tivemos a participação do Corpo de Bombeiros Militar de Minas Gerais e da farmacêutica do NASF. A temática foi abordada com os pais e suas crianças no mesmo momento, utilizando recursos audiovisuais e dinâmicas elaboradas pelos bombeiros e farmacêutica.
- *Módulo XIII – Encerramento:* encerramento com apresentação de uma peça de teatro sobre QVI, realizada pelas Agentes Comunitárias de Saúde (ACS's) do Centro de Saúde Maria Goretti. Momento de confraternização entre as famílias e os profissionais envolvidos no trabalho de promoção de qualidade de vida na infância.

Ao final de cada encontro, foi utilizada a estratégia de atividades a serem realizadas em casa pelos responsáveis com sua criança, referentes ao tema trabalhado no encontro. Dessa forma, procuramos aumentar a possibilidade de aprendizagem do assunto abordado. No início do encontro seguinte era destinado tempo para o relato e discussão das experiências vivenciadas no ambiente familiar.

Considerando a escassez de literatura que aborde o tema desse estudo, faz-se necessário levantar discussão à luz dos referenciais teóricos e da análise do trabalho desenvolvido nos dois Centros de Saúde de Belo Horizonte.

Qualidade de Vida na Infância e Mau Desempenho Escolar

Lidar com o insucesso escolar, com o baixo rendimento e com as múltiplas implicações para a autoavaliação da criança, para a família, professores e comunidade constitui-se tarefa complexa e desafiadora para os profissionais, o que implica na necessidade de se investigar alternativas que possam alcançar resultados mais efetivos.

Assim como Cabral e Sawaya,[5] observamos, a partir da prática clínica nos Centros de Saúde, que intervenções isoladas e restritas ao "sintoma de não aprender", sejam nas especialidades da Medicina, Psicologia, Psicopedagogia, Fonoaudiologia, Terapia Ocupacional ou outras, eram insuficientes diante do contexto da criança com mau desempenho escolar.

Nesse sentido, as intervenções ambientais promotoras da qualidade de vida na infância podem favorecer não só um melhor nível de rendimento, como, também, incitar o envolvimento e a motivação em situações de aprendizagem. Elbaum e Vaughn[7] destacam a importância de se oferecer às crianças ferramentas que lhes permitam, além da aquisição de habilidades, desenvolverem crenças mais positivas com relação às suas próprias capacidades de realização.

Antes de iniciar os encontros nos Centros de Saúde, observamos, como ilustrado na Figura 3-2, resultados quali-quantitativos gerais para a qualidade de vida das crianças quanto ao nível de satisfação para a resposta

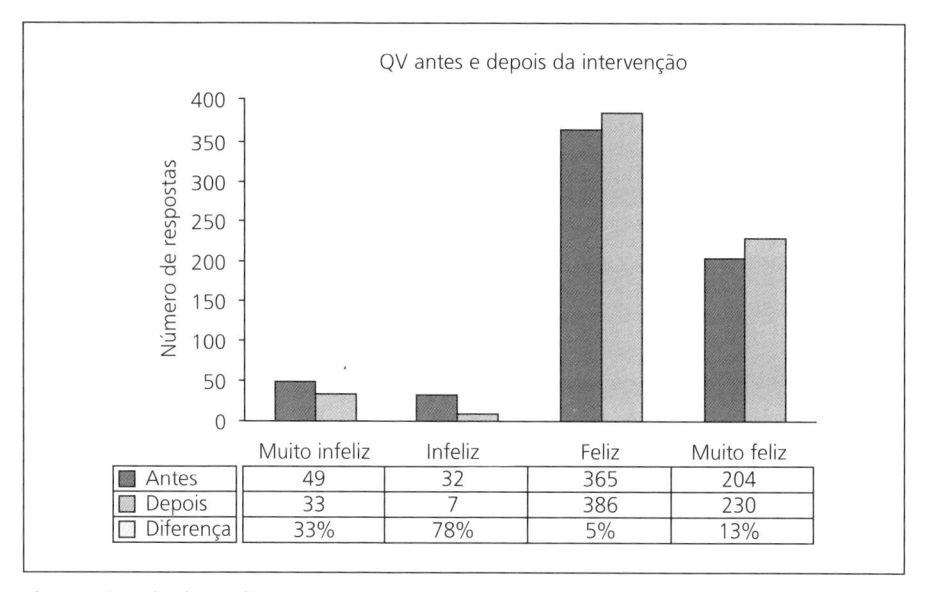

	Muito infeliz	Infeliz	Feliz	Muito feliz
Antes	49	32	365	204
Depois	33	7	386	230
Diferença	33%	78%	5%	13%

Fig. 3-2. Resultado quali-quantitativo geral da QV, antes e após a intervenção.

muito infeliz (49 pontos), infeliz (32 pontos), feliz (365 pontos) e muito feliz (204 pontos). Após os encontros promotores da QV na infância, é possível observar resultados consideravelmente positivos, em que a resposta muito infeliz reduz em 33%, a infeliz em 72%, a feliz tem um aumento de 5% e a muito feliz em 13% das respostas.

Os resultados encontrados na revisitação desse estudo corroboram com os achados de Kellaghan et al.,[17] em que verificaram que é possível conseguir modificação em certas variáveis do ambiente familiar, com intervenção de tempo limitado.

Observamos que após os 13 encontros desenvolvidos nos Centros de Saúde, foi possível alcançar maior satisfação geral de bem-estar, inclusive no domínio das funções escolares. Na Figura 3-3, podemos observar ganhos quanto à percepção do bem-estar da criança relacionado com as questões referentes ao domínio escolar. Antes da intervenção promotora da qualidade de vida na infância, a opção muito infeliz obteve 14 pontos; a infeliz, 13 pontos; a feliz, 74 pontos e a muito feliz, 49 pontos. Após os encontros, foi possível observar diferença significativa entre as respostas, em que a opção muito infeliz teve 4 pontos, a infeliz diminuiu para 7, a feliz subiu para 88 pontos e a opção muito feliz aumentou para 51 pontos.

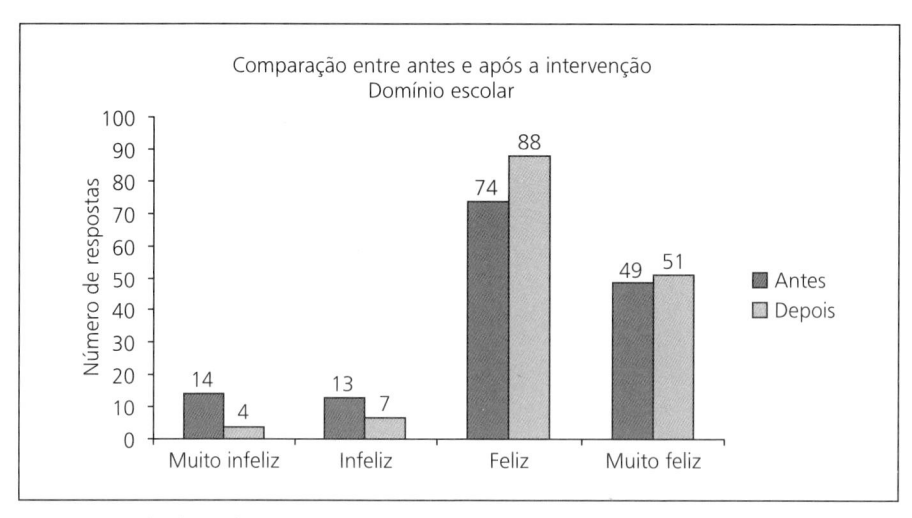

Fig. 3-3. Resultado quali-quantitativo referente às questões relacionadas com o domínio escolar antes e após a intervenção.

As ações de promoção da qualidade de vida na infância permitiram aos pais/responsáveis terem conhecimento e compreensão de sua responsabilidade e participação na formação e no desenvolvimento de sua criança.

Da mesma forma, Pamplin[27] tem valorizado a capacitação dos pais por meio de programas e seu envolvimento no processo de aprendizagem dos filhos como um recurso para o sucesso escolar.

O resultado obtido no estudo, acrescido do levantamento do referencial teórico, permite-nos ir além, ou seja, fazer uso de ações de promoção dos fatores ambientais focando a QVI como mais um recurso preventivo e/ou terapêutico para o sucesso na intervenção no mau desempenho escolar.

Destaca-se a importância do fortalecimento e aperfeiçoamento dessas ações nas instituições de saúde e educação, bem como pesquisas que abordem esse tema, já que nesta fase estão sendo criados ou revistos hábitos de vida que poderão favorecer o processo de aprendizagem do escolar.

CONSIDERAÇÕES FINAIS

Apesar do crescente número de encaminhamentos de crianças apresentando mau desempenho escolar aos profissionais de saúde e educação, percebemos a carência de estudos ressaltando os aspectos ambientais como estratégia preventiva – terapêutica no contexto das dificuldades para a aprendizagem.

Estudos de Linhares[18] e de Maturano *et al.*[20] concluíram que o sintoma de não aprender pode ser decorrente de condições ambientais desfavoráveis no contexto do escolar.

Pain,[26] assim como Haase,[15] destacou que os fatores psicológicos e sociais também influenciam a saúde e precisam ser considerados no processo de tomada de decisões clínicas, não devendo o atendimento às crianças com mau desempenho escolar se restringir às questões neurobiológicas e escolares.

Com a discussão fomentada, esperamos que mais estudos sejam realizados no tema proposto, a fim de enriquecer a formação e capacitação dos profissionais que atuam na interface das áreas de saúde e educação, bem como incentivar a criação de políticas públicas voltadas para a saúde do escolar.

A valorização dos aspectos relacionados com a qualidade de vida na infância deve ser considerada juntamente à intervenção tradicional organicista, devido sua eficácia como abordagem integral à saúde da criança, como observado na revisitação deste trabalho e em estudos, como os de Bradley et al.;[3] Ferriolli et al.[10] e Ferreira e Barrera;[9] além de recurso protetor, como estratégia adjuvante recomendada no tratamento de crianças com dificuldades para a aprendizagem.

Desse modo, diante do levantamento bibliográfico realizado neste estudo, bem como os resultados encontrados na revisitação dessa pesquisa, podemos concluir que a promoção de ações no contexto ambiental da criança com mau desempenho escolar constitui mais uma ferramenta para a intervenção e o estudo do impacto positivo dos fatores extrínsecos no processo de aprendizagem da população infantil.

REFERÊNCIAS BIBLIOGRÁFICAS

1. Boruchovitch E. As variáveis psicológicas e o processo de aprendizagem: uma contribuição para a psicologia escolar. *Psicologia: Teoria e Pesquisa*, 1994;10(1):129-39.
2. Bossa NA. *A psicopedagogia no Brasil: contribuições a partir da prática*. Porto Alegre: Artes Médicas, 1994.
3. Bradley RH, Caldwell BM, Rock SL. Home environment and school performance: a tem-year follow up and examination of three models of environmental action. *Child Development* 1988;59:852-67.
4. Bradlyn AS, Pollock BH. Assessment of quality of life. *New England J Med* 1996;335:521.
5. Cabral E, Sawaya SM. Concepções e atuação profissional diante das queixas escolares: os psicólogos nos serviços públicos de saúde. *Estudos de Psicologia* 2001;6:143-55.
6. Chen X, Sekine M, Hamanishi S *et al.* Lifestyle and health-related quality of life in Japanese school children: a cross-sectional study. *Prev Med* 2005;40(6):668-78.
7. Elbaum B, Vaughn S. School-based interventions to enhance the self-concept of students with learning disabilities: a meta-analysis. *Elementary School Journal* 2001;10(3):303-29.
8. Enumo SRF, Ferrão ES, Ribeiro MPL. Crianças com dificuldade de aprendizagem e a escola: emoções e saúde em foco. *Estudos de Psicologia, Campinas* 2006 Abr./Jun.;23(2):139-49.
9. Ferrera SHA, Barrera SD. Ambiente familiar e a aprendizagem escolar em alunos da educação infantil. *Revista Psico* 2010 Out.-Dez.;41(4):462-72.
10. Ferrioli SHT, Marturano EM, Puntel LP. Contexto familiar e problemas de saúde mental infantil no Programa Saúde da Família. *Rev Saúde Pública* 2007;41(2).
11. Fialho LMF. *Qualidade de vida na infância: visão de alunos da rede pública e privada de ensino*. Dissertação (Mestrado) – Fundação Edson Queiroz, UNIFOR – Centro de Ciências da Saúde, Fortaleza, 2006.

12. Fonseca V. *Cognição, neuropsicologia e aprendizagem: abordagem neuropsicológica e psicopedagógica.* Petrópolis, Rio de Janeiro: Vozes; 2008. p. 1-83.
13. Gamallo SMM, Caparroz F, Terreri MTRA *et al.* Qualidade de vida relacionada à saúde de filhos de profissionais da área de saúde. *Rev Esc Enferm USP* 2012;46(6):1313.
14. Graminha SSV. Problemas emocionais/comportamentais em uma amostra de escolares: Incidência em função do sexo e idade. *Psico* 1994;25:49-74.
15. Haase VG. O enfoque biopsicossocial na saúde da criança e do adolescente. In: Haase VG, Ferreira FO, Penna FJ. (Eds.). *Aspectos biopsicossociais da saúde na infância e adolescência.* Belo Horizonte: COOPMED, 2009. p. 29-65.
16. Júnior EPAP. *Psicologia da educação na formação do pedagogo e outros educadores.* Curitiba: Camões, 2008.
17. Kellaghan T, Sloane K, Alvarez B *et al. The home environment and school learning: Promoting parental involvement in the education of children.* San Francisco: Jossey-Bass, 1993.
18. Linhares MBM. Atendimento psicopedagógico de crianças em serviço especializado de psicologia infantil na área de saúde: uma perspectiva desenvolvimentista. *Psicopedagogia* 1998;17:30-36.
19. Linhares MBM, Parreira VLC, Maturano AC *et al.* Caracterização dos motivos da procura de atendimento infantil em um serviço de psicopedagogia clínica. *Medicina (Ribeirão Preto)* 1993 Abr./Jun.;26(2):148-60.
20. Marturano EM, Linhares MB, Parreira VLC. Problemas emocionais e comportamentais associados a dificuldades na aprendizagem escolar. *Medicina* 1993;26(2):161-75.
21. Masini EFS. Formação profissional em psicopedagogia: embates e desafios. *Rev Psicopedagogia* 2006;23(72):248-59.
22. McKinney JD. Longitudinal research on the behavioral characteristics of children with learning disabilities. *Journal of Learning Disabilities* 1989;22(3):141-50.
23. Medeiros PC, Loureiro SR, Linhares MBM *et al.* A Auto-eficácia e os aspectos comportamentais de crianças com dificuldade de aprendizagem. Universidade de São Paulo/Ribeirão Preto. *Psicologia: Reflexão e Crítica* 2000;13(3):327-36.
24. Novaes MH. A psicologia e a "crise" na educação. *Psicologia Escolar e Educacional* 2000;2:69-76.
25. Oatley K, Nundy S. Repensando o papel das emoções na educação. In: Olson DR, Torrance N. (Eds.). *Educação e desenvolvimento humano: novos modelos de aprendizagem, ensino e escolarização.* Porto Alegre: Artmed, 2000. p. 217-30.
26. Pamplin RCO. *A interface família-escola na inclusão de crianças com necessidades educacionais especiais: uma perspectiva ecológica.* Dissertação (Mestrado). Universidade Federal de São Carlos, São Carlos, SP, 2005.
27. Perrenoud P. *A pedagogia na escola das diferenças. Fragmentos de uma sociologia do fracasso.* Porto Alegre: Artmed, 2001.
28. Rotta NT, Ohlweiler L, Riesgo RS. *Transtornos da aprendizagem: abordagem neurobiológica e multidisciplinar.* Porto Alegre: ARTMED, 2006.

29. Pain S. *Diagnóstico e tratamento dos problemas de aprendizagem*. 4. ed. Porto Alegre: Artes Médicas, 1992.
30. Whoqol Group. *Measuring quality of life: the development of the World Health Organization Quality of Life Instrument (WHOQOL)*. Geneva: World Health Organization, 1993.

CAPÍTULO 4
Atuação da Fonoaudiologia no TDAH

Maura Lígia Sanchez ▪ Ana Maria Maaz Alvarez

INTRODUÇÃO

Na clínica fonoaudiológica é comum a ocorrência de casos de indivíduos que apresentam uma combinação de alterações de linguagem, fala, leitura e escrita. Entre estes indivíduos, alguns têm diagnóstico de Transtorno de Déficit de Atenção e Hiperatividade (TDAH) e se beneficiam de tratamento medicamentoso.

Indivíduos com este diagnóstico frequentemente apresentam dificuldade em executar tarefas que desafiem o Sistema Nervoso Auditivo Central.[1] Apresentam, também, transtornos de aprendizagem que podem ser justificados em virtude de o processo de atenção ser essencial e de primordial importância para a adequada aprendizagem na fase de aquisição de linguagem.[2]

Medicações têm capacidade robusta para reduzir os sintomas do TDAH; há reconhecimento da relevância de uma abordagem abrangente com intervenções multimodais que foquem as condições associadas, como dificuldades escolares, disfunção familiar, baixa autoestima e estados funcionais associados. É importante identificar as dificuldades para formular o melhor plano de tratamento. Para a maioria dos pacientes, são necessárias outras intervenções, além da medicamentosa, de tipo e intensidade variáveis. As necessidades de cada indivíduo apontam para o tipo e o número de profissionais envolvidos no tratamento e técnicas a serem utilizadas.[3]

As dificuldades escolares podem ser consequência de comprometimentos de linguagem e de processamento auditivo. Observa-se que indivíduos com TDAH, mesmo quando diagnosticados precocemente e tratados com auxílio de medicação, continuam apresentando dificuldades específicas no processamento auditivo-linguístico[4] e na linguagem expressiva, principalmente na demanda de organização da linguagem expressiva.[5] Ainda no âmbito da clínica fonoaudiológica, há estudos que mostram relações entre TDAH e gagueira, e TDAH e disfonia. Desta maneira, o primeiro passo seria a participação da Fonoaudiologia na avaliação de indivíduos com suspeita ou já diagnosticados como tendo TDAH.

DIAGNÓSTICO

Avaliação Auditiva

A avaliação audiológica periférica, que abrange audiometria tonal e vocal, imitanciometria e pesquisa dos reflexos acústicos, seria o primeiro passo para que seja feito o diagnóstico diferencial entre comprometimento periférico de leve a moderado e TDAH. O indivíduo com perda auditiva de leve a moderada apresenta dificuldade em manter a atenção em estímulos acústicos por longos períodos e, muitas vezes, apresenta certa inquietude motora. Estes comportamentos podem ser interpretados como dificuldade em manter a atenção associada à hiperatividade.

Indivíduos com audição normal podem, ainda, apresentar comprometimento de funções auditivas centrais que vão interferir no processamento da informação, na manutenção da atenção auditiva e no estabelecimento de um diálogo coerente e claro. Indivíduos com Transtorno de Processamento Auditivo (TPA) podem apresentar distúrbio de articulação; vocabulário inespecífico e ambíguo; sintaxe simplificada, erros de concordância; dificuldade na aprendizagem de leitura e escrita; dificuldades específicas na aquisição de linguagem; dificuldade em manter atenção a estímulos puramente auditivos, pedindo constantes repetições; tempo de latência aumentado para a emissão de respostas; emissão de respostas inconsistentes aos estímulos auditivos recebidos; dificuldade em compreender conceitos verbais e relacioná-los com conceitos visuais e/ou ideias abstratas; discriminação dos sons de fala prejudicada na presença de estímulos simultâneos ou competitivos; falha de memorização das mensagens ouvidas; dificuldades na organização e seriação de estímulos verbais e não verbais; e aprendizagem insuficiente quando restrita ao canal auditivo.[6] Alguns dos comportamentos descritos também são observados em indivíduos com TDAH, de maneira que a avaliação das funções auditivas centrais pode ser um importante instrumento para o diagnóstico diferencial e para indicar eficiências e deficiências nas habilidades auditivas do indivíduo com TDAH, que, ao serem trabalhadas, proporcionarão melhoras no aproveitamento acadêmico e na qualidade da aprendizagem.[7]

Uma vez que a atenção é essencial ao processamento cortical de informações, o déficit de atenção pode comprometer a qualidade da escuta. Uma vez que se adote a moldura teórica dos modelos cognitivos de processamento de informações estabelece-se a natureza da relação entre TDAH e TPA. A inabilidade para sustentar a atenção no estímulo auditivo pode levar a déficit no processamento da informação auditiva. Por outro lado, o processamento auditivo deficiente pode dificultar a manutenção da atenção.[8] Dessa forma, à avaliação comportamental das Funções Auditivas Centrais, pode-se obter resultado quantitativo tal que indique tanto TPA quanto comprometimentos que sejam indícios de presença de TDAH. Os resultados da avaliação oferecem dados importantes para o esclarecimento do quadro, desde que sejam usadas medidas eficientes para se eliminar e/ou minimizar a interferência negativa que a dificuldade em atenção sustentada exerce no desempenho do indivíduo examinado. Seguem as recomendações:

A) Agenda-se a avaliação, preferencialmente, em horário matutino ou em um horário relatado pelo examinando e/ou por seus responsáveis, como sendo aquele no qual se sente descansado e alerta. Embora o início do dia seja relatado por alguns autores como o horário ideal,[1] dados de observação clínica sugerem que alguns indivíduos apresentam-se pouco alertas nesse período.

B) Realiza-se a avaliação do perfil audiológico, de preferência em sessão prévia, a fim de encurtar a sessão de avaliação. Caso não seja possível, ofereça intervalo entre as duas avaliações.

C) Realiza-se o exame sob a ação do medicamento sempre que o indivíduo com diagnóstico de TDAH submete-se à terapia medicamentosa. Não se deve suspender a medicação,[9] uma vez que se deseja obter informações sobre como este indivíduo processa as informações auditivas na vida diária, sob o efeito da medicação.

D) Propõem-se intervalos regulares, pois há uma redução progressiva do nível de alerta do sistema nervoso central após 20 minutos, o que torna o cérebro menos responsivo e eficiente para lidar com estimulação externa.[10]

E) Manutenção de contato visual durante todo o período de avaliação, mostrando interesse e acolhimento mesmo à distância, animando e oferecendo recompensa verbal ao final de cada tarefa.

Com relação ao comportamento do examinando, é comum que indivíduos com TDAH apresentem bom desempenho no início de cada teste e deterioração de respostas no decorrer deste, como se a apresentação de uma nova tarefa suscitasse o mesmo tônus de atenção inicial do examinando. Tal comportamento parece bastante coerente com a proposta de que 12 tarefas de 5 minutos trazem melhores resultados que duas tarefas de meia hora.[11] Outro comportamento frequentemente verificado é a apresentação de melhor desempenho em tarefas mais desafiadoras. Essa preferência por complexidade parece estar relacionada com a dificuldade de suportar situações monótonas, de manter o alerta na ausência de estimulação externa interessante e de persistir, mesmo quando pouco reforço é oferecido.[10]

Durante a análise dos resultados, observa-se se a condição de bom desempenho no início das tarefas com deterioração rápida aparece em todos os testes propostos, o que é uma importante informação a favor da presença de TDAH, e não de déficit auditivo. Por outro lado, uma dificuldade de reconhecimento de fala apenas em situações de competição ou relação sinal/competição mais desafiadora sugere déficit perceptual auditivo específico.[9] As dificuldades específicas de processamento de fonemas tanto em situação ideal de escuta como na presença de estímulos competitivos não são consequência de déficit abrangente de atenção.[12] Resultados quantitativos normais em todos os testes acompanhados por grande quantidade de inversões em procedimentos que envolvam resgate sequencial de dados e dificuldade em executar tarefas que demandem planejamento ou função executiva inibitória podem ser indícios de dificuldade nos testes em decorrência do TDAH.

Com esses cuidados, os resultados tornam-se confiáveis e fornecem indícios mais seguros para o planejamento do programa de habilitação/reabilitação, uma vez que a conduta terapêutica será especificada dependendo da natureza do déficit encontrado. Em casos nos quais as falhas apresentadas sejam somente consequência de falhas na atenção sustentada, recomenda-se seguir o tratamento tradicionalmente proposto para TDAH, isto é, prescrição de medicação estimulante do sistema nervoso central combinada à terapia com abordagem cognitivo-comportamental e adaptação do ambiente.[13] Já em casos em que se verifica a presença de TDAH e TPA, indica-se a intervenção anteriormente citada acrescida de habilitação específica das vias auditivas centrais.[7]

Avaliação Fonoaudiológica

Os padrões de fala e linguagem de um indivíduo com TDAH são variáveis. Desta maneira, a avaliação de linguagem e fala é imprescindível para o desenvolvimento de um plano de tratamento apropriado.

Alterações fonoaudiológicas observadas em indivíduos com TDAH referem-se à fala, linguagem, leitura e escrita, voz e fluência, e podem ser concomitantes. Os achados da avaliação direcionarão a habilitação.

A avaliação fonoaudiológica deve incluir: avaliação formal de fala e linguagem, como fluência, articulação da fala, compreensão e uso de gramática, compreensão e uso de vocabulário, consciência fonológica; avaliação da habilidade em explicar ou recontar uma história, mantendo-se em um tópico e encadeando eventos, obedecendo a uma sequência lógico-temporal; avaliação da linguagem pragmática, da habilidade em planejar, organizar e se ater aos detalhes;[14] avaliação da capacidade em discutir histórias e compreender os pontos de vista de vários personagens; e avaliação vocal.

A prática clínica comprova a utilidade da adoção de um paradigma composto de seis parâmetros descritores do campo da Linguagem: Semântica, que diz respeito ao significado da mensagem; Pragmática, que se relaciona com o contexto no qual a mensagem ocorre; Fonologia, que se refere à emissão e recepção/compreensão dos sons da língua; Sintaxe, relacionada com a estrutura da mensagem veiculada; Gramática, que controla as classes das palavras utilizadas na comunicação; e Prosódia, que avalia a qualidade da voz e da entonação vocabular e frasal na recepção e na emissão oral e sua transcrição, como pontuação, na comunicação escrita.

Estudos sugerem que a prevalência de indivíduos que gaguejam e que têm TDAH varia de 4[15] a 26%.[16] Há descrições que relacionam a presença da gagueira com o uso de medicação para controle do TDAH,[17,18] e estudos que relatam melhora na gagueira em decorrência do uso de Metilfenidato[19] e Olanzapina.[18] Sendo descartada a medicação como causa da gagueira, o indivíduo que gagueja e que tem TDAH deve ser encaminhado para tratamento fonoaudiológico para aprender formas eficientes de controle da fluência de fala.

Os indivíduos considerados como hiperativos, agitados e com problemas de atenção também são considerados mais falantes, com comportamentos característicos de abuso e mau uso vocal e, muitas vezes, com alteração vocal.[20-22] Não há estudos que confirmem a relação entre alteração vocal e o TDAH, porém, observa-se maior ocorrência de desvios vocais em meninos que apresentam sinais e sintomas do TDAH.[23] Desta maneira, a avaliação vocal será de grande valia nesta população para o direcionamento da intervenção.

Tratamento

O tratamento fonoaudiológico será direcionado às necessidades de cada indivíduo e fundamentado nos achados da avaliação auditiva e fonoaudiológica.

De maneira geral, o trabalho fonoaudiológico será desenvolvido em conjunto com os demais profissionais envolvidos no caso. O médico, além de prescrever conduta medicamentosa, costuma responsabilizar-se pela orientação familiar e pelo encaminhamento aos profissionais que serão responsáveis pela habilitação. O fonoaudiólogo pode informar o médico sobre as mudanças observadas no uso da medicação, observando e relatando se há mudanças no estado de alerta do indivíduo.

O tratamento fonoaudiológico enfocará objetivos individualizados de linguagem, como ensinar a melhor maneira de se expressar em situações de comunicação e habilidades de estudo, como planejamento, organização, dedicação, esforço e foco a detalhes.

Recomenda-se atenção especial à organização do ambiente e das sessões:

A) Controle do espaço funcional na sala de terapia. Eliminam-se profusão de objetos sobre a mesa ou ao lado do paciente para minimizar interferências visuais e/ou auditivas.
B) Estudo da melhor posição para o treinamento, de preferência longe de portas e janelas.
C) Tarefas mais difíceis apresentadas no início da sessão, intercaladas com tarefas interessantes e de formato mais lúdico.

D) Tarefas curtas e variadas com duração entre 5 e 10 minutos.
E) Pausas de aproximadamente 2 minutos entre as tarefas, em que o indivíduo deverá se movimentar.

Indivíduos com TDAH e TPA têm déficit perceptual devido ao comprometimento das vias auditivas centrais e déficit supramodal em virtude do envolvimento do trato frontoestriatal.[1]

Estes indivíduos costumam ter dificuldade em manter a atenção auditiva em ambientes ruidosos e em memória de curto prazo e operacional para seguir instruções e processar rapidamente e compreender os enunciados verbais. Então, o trabalho com planejamento e autocontrole é essencial no tratamento de indivíduos com TDAH. Tarefas que demandem planejamento, controle mental, memória operacional e vigilância auditiva devem ser privilegiadas.

Das várias habilidades e estratégias recomendadas no tratamento de indivíduos com TPA, as de construção de vocabulário, as de fechamento auditivo verbal (derivação contextual e expansão da rede semântica) e as de escuta são especialmente úteis.[1] A literatura atual documenta que a memória operacional fornece suporte ao processamento auditivo normal, logo estratégias para a eficiência desta função devem sempre constar nos programas de intervenção para estes indivíduos.[24,25]

Como estes indivíduos frequentemente têm dificuldade para aprender,[1] sugere-se:

A) Introduzir gradativamente interferências visuais e auditivas para preparar o indivíduo para os ambientes comuns de comunicação e aprendizagem.
B) Facilitar a escuta durante as tarefas auditivas, oferecendo maior intervalo entre os estímulos, permitindo mais tempo para a programação da resposta.
C) Diminuir gradativamente o intervalo entre os estímulos e o tempo para a programação da resposta.
D) Oferecer *feedback* frequente e imediato para aumentar a motivação.
E) Controlar o comportamento para evitar que perseverem em respostas erradas e em atitudes de esquiva para iniciar a tarefa.
F) Monitorar e interromper respostas impulsivas.
G) Oferecer treino intensivo e repetitivo para garantir a aprendizagem.

As estratégias de tratamento devem ser planejadas de modo desafiante e motivador, favorecendo o processamento da informação, a aprendizagem e a manutenção da atenção. Abrangem técnicas de análise acústica, compreensão e produção de enunciados, estratégias de controle mental e de manutenção estável da informação na memória, com facilitação ao acesso e resgate de dados armazenados.

Introduzir técnicas de análise dos estímulos acústicos, como o uso do código Morse em tarefas de discriminação, associação do som à sua representação gráfica e associação do som à imagem articulatória. Iniciar o trabalho usando velocidade reduzida e intervalos longos para ensinar a tarefa e alcançar, gradativamente, a velocidade normal do Código Morse com letras, sílabas, palavras e frases.

Técnicas de compreensão e produção de enunciados orais e gráficos que enfatizem a identificação da ideia principal, o destaque da palavra chave a integração das partes para chegar ao todo. Tarefas que relacionem frases a situações, frases a expressões faciais e entoação vocabular e frasal ao significado também favorecem a maturação e o bom funcionamento de áreas de integração auditiva/visual, tão importantes para a aprendizagem e manutenção de foco.

Propor tarefas que estimulem a manutenção de informações: jogos de evocação com sequências cada vez maiores; estratégias com escuta dicótica ou com estímulos linguísticos competitivos que envolvam ordenação de palavras ouvidas, evocação de palavras relacionadas com as ouvidas por associação semântica e/ou silábica; e evocação de palavras sem qualquer relação com as palavras ouvidas, priorizando sempre a escuta e a produção com organização.

O ensino de técnicas de visualização facilita a memorização das informações e favorecem a aprendizagem. Recomenda-se:

- Mostrar como as tarefas devem ser feitas.
- Incentivar o uso de anotações contendo as informações a serem memorizadas, destacando-as.
- Usar vídeos informativos para complementar as informações sobre um tema.
- Fazer desenhos e esquemas representativos das informações a serem memorizadas.
- Utilizar mapas mentais.

- Treinar técnicas de visualização e imaginação.
- Usar marcadores para diferenciar páginas a serem estudadas e/ou consultadas.

A dificuldade em manter a atenção por períodos mais extensos e o déficit em memória operacional interferem na compreensão de textos e na habilidade de estudo. Desta forma, é necessária a utilização de técnicas facilitadoras, como:

- TEXTOS – Técnica 1
    - Ler os primeiros dois parágrafos.
    - Ler as questões.
    - Iluminar os pontos-chave nas questões com caneta marca texto.
    - Dar importância à compreensão de cada parágrafo individualmente.
    - Marcar os pontos importantes do texto todo.
- TEXTOS – Técnica 2
    - Ler a primeira questão.
    - Procurar a resposta para a primeira pergunta.
    - Responder a pergunta e repetir o procedimento nas demais questões.
- ESTUDO – Técnica 1
    - Usar marca texto para iluminar as partes importantes dos textos estudados.
    - Fazer marcações rápidas ao lado das partes importantes do texto: estrelas, ponto de exclamação, ponto de interrogação ao lado das partes onde ainda restam dúvidas.
    - Reescrever o texto com suas próprias palavras, tendo como base as próprias marcações.
- ESTUDO – Técnica 2
    - Ler o primeiro parágrafo e identificar as informações importantes.
    - Fazer as questões referentes às informações consideradas importantes.
    - Repetir o procedimento em todos os parágrafos do texto.
    - Responder as perguntas sem consultar o texto.
    - Reescrever o texto no dia seguinte, rever as perguntas para verificar se todas as informações constam no texto reescrito, consultar o texto se não lembrar de alguma informação.

A falta de critérios de organização dos indivíduos com TDAH também se reflete na produção de seus enunciados. Desta maneira, eles se beneficiarão com estratégias que tenham como objetivo ensinar a:

- Manter-se no tópico e descrevê-lo com clareza e precisão.
- Respeitar o começo, meio e fim do relato.
- Focar no cenário global da história, identificando o fato central.
- Evocar as palavras adequadas ao que deve ser dito.

Estratégias de monitoramento do comportamento da terapeuta também são necessárias para facilitar a comunicação com estes indivíduos. Para isto é sempre bom:

- Manter o interesse, o contato visual e a tranquilidade, possibilitando a redução da tensão durante a conversa.
- Ajudar o indivíduo a manter a sequência lógico-temporal dos relatos por meio de perguntas orientadoras, como "O que aconteceu primeiro?" "E depois?", "Como terminou a História?".
- Manter o controle atencional ao tópico.
- Usar perguntas específicas: "O que você vai fazer logo depois do almoço?" em vez de "O que você vai fazer à tarde?".
- Usar a pista do primeiro som da palavra para ajudar o indivíduo a achar a palavra correta a ser usada.
- Corrigir o indivíduo oferecendo opções: "Você chutou a bola no gol ou a defendeu?".
- Sugerir que o indivíduo conte a mesma história para outros. Isto possibilita a prática nos relatos com um material cada vez mais familiar.

Será necessária a orientação dos professores nas mudanças ambientais e comportamentais que facilitarão o processo de aprendizagem:[16]

A) Atraia a atenção do aluno antes de dar as instruções para a realização das tarefas. Use proximidade física, toque e contato visual para garantir a atenção.
B) Seja objetivo, vá direto ao ponto. Instruções longas e complexas são difíceis de serem lembradas e levarão à perda de foco.
C) Diga exatamente o que deve ser feito. Por exemplo, diga: "Guarde o livro na mochila e coloque as canetas e os lápis no estojo", em vez de dizer: "Arrume seu material".

D) Evite dar instruções que envolvam muitas etapas. Fale uma coisa por vez: "Pegue o livro de Matemática". Após a realização da ordem, continue: "Abra na página 25"; "Muito bem, faça o exercício número 2".
E) Use linguagem simples e apropriada para deixar as instruções claras. Quando possível, exemplifique e/ou mostre como a tarefa deve ser feita.
F) Elogie, encoraje e seja afetuoso para que eles se mantenham motivados.
G) Ofereça tarefa que eles possam cumprir e nas quais sintam certo desafio. Tarefas difíceis demais ou fáceis demais podem desanimar.
H) Proporcione um ambiente acolhedor e demonstre afeto.
I) Recompense os esforços, a perseverança, a tarefa bem planejada e o sucesso na execução da tarefa.
J) Estabeleça limites claros e objetivos.

Quando há comprometimento de funções auditivas, recomenda-se a inclusão dos seguintes cuidados para favorecer a aprendizagem:

- Dar instruções verbais curtas e específicas acompanhadas de instruções escritas ou gráficas.
- Oferecer assento preferencial perto do professor, para que este esteja atento a qualquer perda de informação ou confusão do aluno.
- Pedir que o aluno repita a ordem dada ou execute a tarefa para confirmar se houve compreensão da informação.
- Repetir informações mais lentamente ou de maneira simplificada favorece o processamento da informação.
- Dar tempo para que o aluno processe e entenda as informações antes de dar novas ordens.
- O aluno beneficia-se de repetição, uso de exemplos concretos e de materiais visuais; e de fazer a tarefa, ao mesmo tempo em que tem modelos de ação.
- Enfatizar as palavras-chave com tonicidade e variação de entoação na voz.

CONSIDERAÇÕES FINAIS

O TDAH é um transtorno neurobiológico com grande participação genética, que tem início na infância e pode persistir na vida adulta, comprometendo a qualidade de vida do indivíduo acometido em vários setores. Compreender a natureza do transtorno, seus aspectos científicos e os recursos a serem usados no gerenciamento dos sinais e sintomas, sejam medicamentosos, terapêuticos, de aprendizagem ou psicoterápicos, é de fundamental importância.

A Fonoaudiologia, como ciência que estuda, diagnostica, previne e trata os transtornos da comunicação, desempenha importante papel na conquista de uma vida de sucessos.

REFERÊNCIAS BIBLIOGRÁFICAS

1. Chermak GD. Considerations for treatment and management of individuals with co-morbid CAPD and ADHD. *Hearing Journal* 2011;64(8):6-8.
2. Muzetti CMG, Vinhas MCZL. Influência do déficit de atenção e hiperatividade na aprendizagem em escolares. *Psicol Argum,* Curitiba 2011 Abr./Jun.;29(65):237-48.
3. Polanczyk GV, Casella EB, Miguel EC *et al.* Attention deficit disorder/hyperactivity: a scientific overview. *Clinics* 2012;67(10):1125-26.
4. Denckla M. Attention deficit hyperactivity disorder in developmental disorders across the lifespan. *American Academy of Neurology – Annual Meeting Proc,* 1993.
5. Munir K, Biederman J, Knee D. Psychiatric comorbidity in patients with attention deficit disorder: a controlled study. *J Am Acad Child Adolesc Psychiatry* 1987;26:844-48.
6. Alvarez AMMA, Ballen S, Misorelli MIL *et al.* Processamento auditivo central: proposta de avaliação e diagnóstico diferencial. In: Munhoz MSL, Caovilla HH, Silva MLG *et al. Audiologia Clínica.* São Paulo: Atheneu, 2000. p. 103-20.
7. Sanchez ML, Alvarez AMMA. Avaliação do processamento auditivo central em portadores de transtorno de Déficit de atenção/hiperatividade. *Revista Cefac* 2000;2(1):6-10.
8. Chermak GD, Musiek FE. *Central auditory processing disorder: new perspectives.* San Diego: Singular, 1997
9. Chermak GD, Hall JW, Musiek FE. Differential diagnosis and management of central auditory processing disorder and attention deficit hyperactivity disorder. *J Am Acad Audiol* 1999;10:289-303.
10. Koelega HS. Sustained attention. In: Neumann O, Sanders AF. *Handbook of perception and action: attention.* San Diego: Academic, 1996. p. 277-322.
11. Golstein S. Compreensão, avaliação e atuação – Uma visão geral sobre o Transtorno de Déficit de Atenção/Hiperatividade (TDAH). São Paulo: Anais, 1999. p. 1-15.

12. Jerger S, Martin RC, Jerger J. Specific auditory perceptual dysfunction in a learning disabled child. *Ear Hear* 1987;8:78-86.
13. Buncher PC. Attention deficit/hyperactivity disorder: a diagnosis for the '90s. *Nurse Practitioner* 1996;21(6):43-63.
14. American Speech-Language-Hearing Associacion – ASHA. Attention Deficit/Hyperactivity Disorder (ADHD). Disponível em: <http://www.asha.org/public/speech/disorders/ADHD/>
15. Arndt J, Healey EC. Concomitant disorders in school-age children who stutter. *Language, Speech, Hearing Services in Schools* 2000;32:68-78.
16. Riley G, Riley J. A revised component model for diagnosing and treating children who stutter. *Contemporary Issues in Comm Science and Disorders* 2000;27:188-99.
17. Burd L, Kerbeshian J. Stuttering an stimulants. *J Clin Psychopharmacol* 1991;11(1):72-73.
18. Lavid N, Franklin DL, Maguire GA. Management of child and adolescent stuttering with olanzapine: three case reports. *Ann Clin Psychiatry* 1999;11(4):233-36.
19. Devroey D, Beerens G, Van de Vijver E. Methylphenidate as a treatment for stuttering: a case report. *Eur Rev Med Pharmacol Sci* 2012;16(4 Suppl):66-69.
20. Dejonckere P, Remacle M, Freznel-Elbaz E. Reability and relevance of differentiated perceptual evaluation of pathological voice quality. In: Clemente MP. (Ed.). *Voice update*. Amsterdam: Elsevier, 1996. p. 321-24.
21. Green G. Psycho-Behavioral characteristics of children with vocal nodules: WPBIC ratins. *JSHD, USA* 1989;54:306-12.
22. Zentall SS. Production deficiencies in elicited language but not in spontaneous verbalizations of hyperactive children. *J Abnormal Child Psychol*, USA, 1988;16:657-73.
23. Vicari MIQ, Behlau M, Schwartzman JS. Desvios vocais e presença de sinais e sintomas do transtorno de déficit de atenção/hiperatividade. *Temas Desenvolv* 2006;15(87/88):34-38.
24. Diamond A. Attention-deficit disorder (attentiondeficit/hyperactivity disorder without hyperactivity): a neurobiologically and behaviorally distinct disorder from attention-deficit/hyperactivity disorder (with hyperactivity). *Dev Psychopathol* 2005;17(3):807-25.
25. Bamiou D, Free SL *et al*. Auditory interhemispheric transfer deficitis, hearing difficulties, and brain magnetic resonance imaging abnormalities in children with congenital anaridia due to PAX6 mutations. *Arch Pediatr Adolesc Med* 2007;161(5):463-69.

CAPÍTULO 5
Atualidades sobre a Gagueira

Anelise Junqueira Bohnen ▪ Ignês Maia Ribeiro

INTRODUÇÃO

O tema deste capítulo é desafiador. As atualidades sobre a gagueira que se refletem nos processos de avaliação e tratamento perpassam por algumas questões básicas. A primeira delas tem sua base no entendimento de que a gagueira é um distúrbio de linguagem e, portanto, da Fonoaudiologia. Na sequência, os conhecimentos que a literatura científica tem oferecido sobre a etiologia da gagueira e o funcionamento do cérebro de quem gagueja fornecem marcos teóricos que fundamentam e qualificam os processos de diagnóstico e terapia. Finalmente, os processos terapêuticos são, necessariamente, o resultado do conhecimento, da técnica, do rigor metodológico, do uso adequado de estratégias fonoaudiológicas, da tecnologia e das habilidades e competências do profissional que vai trabalhar com pessoas que gaguejam.

GAGUEIRA É DA FONOAUDIOLOGIA?

Temos escutado esta pergunta frequentemente. A Linguagem é o objeto de estudo primário e primeiro da Fonoaudiologia. Todas as áreas desta profissão são estudadas a fim de conhecer, aprimorar ou instalar a linguagem e a comunicação naqueles que necessitam. Para que a linguagem seja considerada adequada, tenha qualidade e cumpra seu objetivo de comunicar, o indivíduo precisa de um cérebro em condições de aprender e integridade dos aspectos auditivos, da motricidade orofacial, da voz, da articulação e da coordenação pneumofônica. Para que a fala – que é expressão oral da linguagem – seja compreendida, a fluência tem uma significativa importância. Ter boa fluência faz parte dos parâmetros de uma linguagem eficaz.

Quando há rupturas na fluência, todo o sistema da linguagem também se rompe. A falta de sincronia resultante, se excessiva e fora do esperado pela sua comunidade linguística, poderá ser considerada um distúrbio de fluência. Se a fluência faz parte da linguagem, um distúrbio na fluência é um distúrbio na linguagem. Os profissionais legalmente habilitados para tratar dos distúrbios de Linguagem no país são os fonoaudiólogos. Logo, distúrbios de fluência, gagueira entre outros, são do escopo da Fonoaudiologia.

Certamente, essas afirmativas não são necessariamente uma "atualidade", como nos pede o título deste capítulo. No entanto, mais de 2 milhões de brasileiros que não têm fluência constante, na busca por atendimento específico, encontram grandes dificuldades para melhorar sua qualidade de vida por falta de profissionais especializados para trabalhar com estes distúrbios. Essa é uma questão básica que exige muita reflexão, já que há no Brasil cerca de 40.000 fonoaudiólogos, de acordo com dados do Conselho Federal de Fonoaudiologia.[1]

Embora essa seja uma discussão para outro capítulo, é necessário que se entenda que é imperativo que haja profissionais com conhecimentos específicos na área dos Distúrbios de Fluência, a fim de dar-se atendimento especializado para essa grande quantidade de pessoas.

O QUE É GAGUEIRA?

De acordo com a Organização Mundial da Saúde,[2] por meio da Classificação Internacional das Doenças e outros Transtornos-CID 10, na gagueira a...

> "...fala é caracterizada por repetições frequentes ou prolongamentos de fones, sílabas ou palavras, ou por hesitações frequentes, ou pausas que rompem o fluxo da fala. Deverá ser classificada como um distúrbio apenas quando sua severidade marcadamente interfere na fluência da fala. É um distúrbio no ritmo da fala, no qual o indivíduo sabe precisamente o que quer dizer, mas, ao mesmo tempo, é incapaz de dizê-lo devido a repetições, prolongamentos e interrupções involuntárias dos sons."

Para fins oficiais e legais, recebe o código **F.98.5**.

No *Diagnostic and Statistical Manual of Mental Disorders-DSM V*,[3] gagueira passou a se chamar Distúrbio de Comunicação, no geral, sendo descrita como *Childhood-onset fluency disorder (stuttering)* [distúrbio de fluência iniciado na infância – gagueira], no particular. Está classificada dentro da seção de Distúrbios Neurodesenvolvimentais. Diz: *disturbance in normal speech patterns and fluency that interferes with normal achievement* [distúrbio nos padrões normais de fala e fluência que interferem com as aquisições normais].

Para fins oficiais e legais, recebe o código **315.35**.

Essas descrições são importantes porque são publicadas pelas duas organizações mundiais, cujos códigos são requeridos pelos planos de saúde, e temos necessidade de estarmos informados sobre isso. Também é fundamental ressaltar que em nenhuma delas as causas são mencionadas. Encontra-se a descrição do que vem a ser gagueira. É imperativo repetir: não há conceituação do distúrbio, nem explicitação de causas. Por quê?

Primeiro, porque nem todas as causas da gagueira e dos distúrbios de fluência estão completamente compreendidas ou descobertas. Assim sendo, a ciência internacional não define, apenas descreve. Uma definição implica na explicitação da origem. Segundo, porque mesmo dentro do DSM V, que é publicado pela Associação Psiquiátrica Americana,[3] a gagueira não é considerada um distúrbio psicoemocional. É considerado um distúrbio de comunicação que precisa iniciar na infância para ser assim caracterizado.

Ou seja, terão gagueira aqueles adultos ou adolescentes que gaguejarem desde a infância, ou aquelas crianças que começarem a gaguejar dentro do processo de aquisição de linguagem. Por isso, o DSM V adotou a expressão "distúrbio de fluência que inicia na infância". No Brasil, temos usado as expressões "gagueira do desenvolvimento" ou "gagueira persistente do desenvolvimento" para caracterizar que o distúrbio inicia na infância, durante o desenvolvimento da linguagem e persiste até a idade adulta, caso não haja interferência fonoaudiológica antes. A *American Speech-Language-Hearing Association (ASHA)*[4] tem discutido esses termos desde 2010 porque o vocábulo "desenvolvimento" permitiu a interpretação de que, se gagueira faz parte do desenvolvimento, não deveria ser considerada um distúrbio. Desta forma, os planos de saúde estavam dificultando pagamentos e reembolsos de tratamentos fonoaudiológicos.

O uso adequado da terminologia é muito significativo porque determina, inclusive, posicionamentos político-econômicos, além dos científicos e profissionais. Aproveitando, dentro deste tema de se usar terminologias que nem sempre condizem com o que deveria ser, é mais do que oportuno e necessário abordar a expressão *"gagueira fisiológica"*. Foi uma contradição entre os termos que fez com que a ASHA publicasse um texto posicionando-se sobre o uso da expressão *"gagueira do desenvolvimento"*, esclarecendo e beneficiando seus afiliados e as pessoas que gaguejam que buscam ressarcimento dos valores dispensados em seus planos de saúde. No caso da *gagueira fisiológica*, o raciocínio é o mesmo e é bastante simples: se faz parte do desenvolvimento fisiológico, é normal. Portanto, não pode ser patológica. A expressão *gagueira fisiológica* é uma contradição de termos. Se gagueira é um distúrbio, não pode ser considerada "fisiológica", ou seja, normal. Logo, g*agueira fisiológica* não existe! Um distúrbio não pode fazer parte da normalidade do desenvolvimento da linguagem e, por isso, não pode ser considerado "fisiológico". Um distúrbio pode ocorrer DURANTE o processo de aquisição da linguagem, o que é totalmente diferente.

O que se observa nas crianças durante alguns momentos são rupturas parecidas com gagueira, e que usualmente não duram muito tempo. Chamamos essas rupturas de **disfluência**. As disfluências podem ser classificadas como comuns ou gagas/atípicas. No caso específico, aparecem interrupções no fluir das palavras, mas repetições de sílabas, pausas inadequadas (bloqueios) ou concomitantes físicos não são percebidos. São comuns porque são frequentemente encontradas na fala fluente e podem manifestar incertezas e/ou imprecisões linguísticas. Qualquer pessoa pode apresentar algum momento de disfluência, sem que isso signifique que esteja gaguejando. No caso da criança, ela não se dá conta das rupturas, não repete sílabas, e sim toda a palavra ou segmentos de sentença, as pausas são raras, a respiração não tem interrupções e não há evidências de tensão corporal e/ou vocal. E ocorre assim porque ela está aprendendo a falar. Essas disfluências poderão ocorrer entre 2 e 6 anos de idade e têm um tempo muito curto de duração. Na nossa experiência, não mais do que 8 semanas.[5,6]

Como se pode inferir, essa discussão pode ser longa e complexa. Definir bem a terminologia colabora muito para desenhar os fundamentos da avaliação e da terapia.

CARACTERÍSTICAS DA GAGUEIRA

A partir das descrições fornecidas pela CID10 e pelo DSM V, a gagueira tem características predominantes na sua constituição como distúrbio, e na sua expressão sonora.

Início e Recuperação Espontânea

Yairi e Ambrose,[7] em uma revisão das últimas pesquisas sobre este tema, mostram que a gagueira inicia ao redor dos 33 meses, em média (há casos que iniciam aos 18 meses), e que este início é similar entre meninos e meninas. A diferença entre gêneros é clara em adultos, em uma proporção de quatro homens para uma mulher, mas não é tão visível na infância. Esse dado é interessante porque sinaliza uma capacidade maior de recuperação espontânea do distúrbio em meninas.

Incidência e Prevalência

A incidência é de 5% da população mundial, e a prevalência está em cerca de 1%, mostrando que há recuperação espontânea. Essa característica está em ampla discussão entre os estudiosos internacionais, porque traz consigo a questão sobre quando se deve iniciar o tratamento, visto que ao redor de 4% das crianças recuperam-se sem interferências ou **com tratamentos realizados precocemente**.[7] Há em torno de 40% de casos cujo surgimento é abrupto e a maior incidência etária de gagueira está entre 2 e 6 anos de idade. A concentração de casos nesta faixa significa, para o propósito deste capítulo, que é fundamental a preparação de fonoaudiólogos para trabalhar com este grupo com risco de cronificar a gagueira. Os autores dizem exaustivamente que há uma grande necessidade de qualificar profissionais que sejam capazes de avaliar, mensurar riscos e prognósticos, orientar pais e professores, melhorar o entendimento da gagueira e os procedimentos terapêuticos; e que essa qualificação deveria ser direcionada para a faixa etária entre 2 e 6 anos, predominantemente.[7,8]

Fatores de Risco

Devido a diferenças metodológicas e escassez de estudos internacionais específicos, cultura e uso de mais de uma língua não são considerados fatores de risco para o surgimento da gagueira. Entretanto, gênero, faixa etária, constatação da presença de distúrbios de fluência ou de linguagem na família, são universalmente aceitos como tal. Crianças que gaguejam por mais de 6 meses e que, concomitantemente, apresentam dificuldades de fala e atrasos na linguagem, são igualmente consideradas como grupo de risco.[9] Também se tem investigado as interações ou interferências do ambiente socioafetivo como fatores que podem piorar a gagueira.[10]

CAUSAS

As causas da gagueira ainda não estão plenamente conhecidas. Primeiro, porque não existem duas gagueiras iguais. Não existem dois cérebros iguais. Não existem duas pessoas iguais. Mesmo gêmeos monozigóticos não são iguais. Isso dificulta a forma de investigar. Gagueira se caracteriza pela individualidade, pela intermitência e por ser involuntária. Segundo, porque um ser humano que gagueja não é só uma boca que, às vezes, não realiza os movimentos motores na forma e no tempo preciso. E não é justo tratá-lo como se só isso fosse.

Logo, todos os fatores que compõem uma pessoa, com ou sem gagueira, tornam a pesquisa complexa, por um lado, e segmentada, por outro, pela necessidade de compreender o papel de cada uma das partes, e assim perceber o todo. É consenso internacional que as causas da gagueira são, portanto, multifatoriais. Abordaremos as mais comuns e conhecidas.

Genética

A genética é considerada a causa da gagueira para a maior parte dos portadores. A literatura fala entre 60 e 80% de influência genética.[11-13] Indícios genéticos para a gagueira vêm sendo investigados há bastante tempo e vem evoluindo de uma simples verificação de dados familiais até as mais sofisticadas técnicas de estudos genotípicos. De acordo com Raza et al.,[14] a gagueira é um distúrbio extremamente difícil de estudar, porque só ocorre em vigília. Como o cérebro ainda não é totalmente acessível à investigação direta, a genética é um dos caminhos disponíveis para entender este distúrbio, com a vantagem de que os estudos nesta área podem levar-nos para as células e moléculas que estão envolvidas. Pesquisas já identificaram mutações em três genes relacionados, chamados GNPTAB, GNPTG, e NAGPA, que explicam cerca de 10% de gagueiras persistentes em famílias. Estas mesmas mutações também foram encontradas no Paquistão, na América do Norte e na Europa, em muitos indivíduos não aparentados que gaguejam. Todavia, não estavam presentes nos que tinham fala fluente.[14] Esses achados foram ampliados por outros cientistas.[15,16] Grupos de pesquisadores brasileiros identificaram uma microdeleção no gene CNTNAP2[17] e descobriram um novo cromossoma envolvido com a gagueira: o 10q21.[18]

Atualidades sobre a Gagueira

Outros Fatores Causais

Os aproximadamente 30% restantes das pessoas que gaguejam e que não aparentam ter influência genética, estão distribuídos entre lesões cerebrais que ocorrem no período do nascimento: lesões cerebrais pré-natais, como o uso de drogas pelas mães; perinatais, como hipóxia ao nascer; prematuridade, entre outros; e pós-natais, como traumas de crânio, que afetam os gânglios da base. Esta região do cérebro está diretamente envolvida na sincronia motora da fala.[19-22]

Em 2010, Maguire *et al.*[23] relataram que infecções causadas pelo *estreptococos do tipo A*, quando não tratadas com o antibiótico específico, parecem estar envolvidas em casos de gagueira que tem surgimento abrupto. Essa hipótese pressupõe que os anticorpos necessários para lutar contra a infecção, interagem com os gânglios da base, ainda em desenvolvimento no cérebro da criança, e afetam o seu sistema dopaminérgico. Maguire *et al.*[23] associam esses episódios inesperados de gagueira a uma síndrome chamada *PANDAS (Pediatric Autoimmune Neuropsychiatric Disorder Associated with Streptococcal infections)*.

NEUROCIÊNCIAS

A partir da segunda metade da década de 1990, há uma mudança significativa na maneira de entender a gagueira. O avanço na tecnologia de captação de imagens cerebrais de pessoas que gaguejam *in vivo*, na comparação com cérebros de pessoas fluentes, permitiu a constatação das diferenças entre ambos. Um dos achados marcantes foi o de Wu *et al.*[24,25] Eles identificaram que o cérebro das pessoas que gaguejam tem uma atividade dopaminérgica aumentada com relação aos que não gaguejam, e esse fator pode desencadear gagueira. Esses achados foram obtidos de duas formas diferentes:

1. Por meio de tomografia por emissão de pósitrons, que mostrou uma extensa inervação dopaminérgica no córtex medial pré-frontal, que é funcionalmente conectado à área motora suplementar. Essas áreas são consideradas o centro das vocalizações em primatas. Os achados de diferenças significativas nestas regiões sugerem que as atividades dopaminérgicas mesocorticais são anormalmente superativadas nos que gaguejam.

2. Os autores também testaram substâncias conhecidas como bloqueadoras de dopamina, com efeitos significativos na redução da gagueira, mostrando também que dopamina e gagueira estão relacionadas.

A partir destes dados, vários estudos que foram realizados com técnicas diferentes de neuroimageamento, levaram para a mesma direção. O que ainda falta descobrir é por que a atividade dopaminérgica é aumentada nos que gaguejam. A razão deste desconhecimento reside no fato de que a *substância nigra*, região do cérebro onde está a dopamina, mede aproximadamente 5 milímetros, e ainda não há tecnologia suficiente para revelar o que desencadeia ou provoca essa excessiva atividade dopaminérgica. O que já sabemos é que o aumento desta atividade rompe a sincronia motora da fala no processo de transformar um pensamento, que é abstrato, em ato motor, que é concreto, observável e mensurável. Desde então, muitas técnicas e métodos de investigação por neuroimagem vem revelando as diferenças entre cérebros fluentes e não fluentes,[26,27] inclusive em crianças pré-escolares.[28,-31] Um dos achados mais recentes foi a confirmação dos neurocientistas sobre o envolvimento do fascículo oblíquo frontal (FOB). Em 2012, descobriu-se um feixe de matéria branca no lobo frontal.[32] O FOB conecta a parte inferior do giro frontal com as áreas pré-motora suplementar e a motora suplementar, sabidamente envolvidas na produção da fala gaguejada. Na sequência, Kronfeld-Duenia *et al.*[33] demonstraram o envolvimento bilateral do fascículo oblíquo central na gagueira persistente, reforçando que esta área do cérebro é importante para a produção da fala fluente. Usando a tractografia, mediram o trato corticospinhal, que é um componente do sistema motor. Na comparação com o grupo-controle, as medidas nos sujeitos adultos que gaguejam foram bem aumentadas. Esse achado poderá colaborar para maior entendimento da etiologia da gagueira.

Um bom processo de terapia inicia com um amplo domínio do conhecimento sobre o que vem a ser o distúrbio que se deseja avaliar e tratar. O objetivo deste capítulo não é o aprofundamento destes conhecimentos, por mais instigantes e fascinantes que sejam. Por isso, nas páginas finais, o leitor encontrará sugestões de leituras sobre vários temas que têm contribuído para aumentar os conhecimentos sobre a gagueira. Assim, podemos transformar essas aprendizagens em práticas clínicas mais eficazes. Como gagueira é um distúrbio que ainda gera muita discussão, é preciso entender o que ocorre nas áreas de produção de conhecimento para sermos coerentes com o termo "atualidades".

AVALIAÇÃO E TRATAMENTO

Em 2001, Bohnen[34] publicou que *"as pessoas que gaguejam não podem ser enquadradas dentro de um único marco teórico (...) porque isso seria pensá-las de forma reducionista. É tornar unidimensional o que é multidimensional. Significa entender a pessoa como parte e não como todo"* (p. 26). Nossos marcos teóricos de referência advém e são fundamentados nos conhecimentos produzidos pelas neurociências, que geram o desenvolvimento de técnicas e tecnologias, melhoram a forma de compreensão do que ocorre com uma pessoa que gagueja. Neste capítulo, vamos nos deter em estratégias fonoaudiológicas que buscam aumentar a sincronia na fluência e que provocam impacto nos processos de avaliação e tratamento.

Inicialmente, uma ampla discussão sobre as relações entre linguagem e gagueira pode ser encontrada em Bohnen.[35,36] Os procedimentos básicos que todos os fonoaudiólogos devem saber para avaliar e tratar, além das competências necessárias para tal, estão definidos e descritos, desde 2007, pelo Conselho Federal de Fonoaudiologia, no documento Áreas de competência do fonoaudiólogo no Brasil.[37] Igualmente, sugerimos que o leitor veja o que Giacheti[12] recomenda sobre as ações dos profissionais nos processos de avaliação e terapia nos distúrbios de comunicação. Bohnen,[5,38-41] Leal e Bohnen,[42] Ribeiro[6] e Oliveira[43] aprofundam-se na questão, dando o passo a passo destes processos no que concerne à gagueira.

Dentre as várias estratégias fundamentais no tratamento de fluência, **a diminuição da velocidade de fala ou taxa de elocução**, é fundamental para que a pessoa que gagueja consiga perceber o que **antecede** ao ato de falar.

A avaliação da velocidade de fala se processa em palavras ou sílabas por minuto. Para um falante não fluente, é necessário medir os tempos de fala em velocidade articulatória (VA) fluente. Notar, aqui, que as pessoas que gaguejam não o fazem todo o tempo. Em uma investigação[35,36] em que foram transcritas 12.000 palavras faladas por adultos e crianças que gaguejam, apenas 1.326 eram gaguejadas, perfazendo uma frequência de gagueira de 11%. Isso significa dizer que 89% das palavras faladas estavam fluentes. No entanto, na hora de se medir a VA de quem gagueja, é necessário separar essas falas fluentes, das não fluentes, para que a análise seja compatível e produza um resultado adequado. Existem algumas medidas de velocidade de fala no Brasil.[5,39,44-46] As médias obtidas por estes autores, no entanto, são compatíveis com as velocidades de fala das regiões de onde foram obtidas as amostras de fala. As taxas de elocução mudam de acordo com as comunidades onde a fala é obtida. Dessa forma, cada região deveria buscar as suas médias para que as pessoas atendidas neste espaço geográfico possam ser comparadas com os seus pares. Não havendo médias já estabelecidas para a região, sugere-se que a velocidade seja coletada e periodicamente revisada com a própria pessoa que gagueja que está em tratamento. Assim, é possível comparar os dados da pessoa com os dela mesma.

A duração das palavras gaguejadas é outro fator de comparação.[5,39] Quando as palavras gaguejadas duram mais do que um segundo, elas são muito perceptíveis. Já tivemos casos em que as gagueiras duravam cerca de 18 segundos. Esse tempo de bloqueio causa um impacto negativo significativo tanto em quem gagueja quanto em quem escuta. Por isso, a diminuição desse tempo da gagueira permite que qualitativamente a comunicação ocorra de forma mais suave. É bom ter em mente que nem sempre encurtar a duração das palavras gaguejadas se refletirá na redução da frequência de gagueira. Porém, a percepção subjetiva que se tem da severidade da gagueira diminui. A diminuição da velocidade de fala também permite que se atinja esse objetivo.

Por que essas medidas são tão importantes?

Para facilitar o planejamento mental da linguagem, para aumentar a percepção da antecipação da palavra gaguejada. Essa compreensão resultará em uma diminuição da frequência de gagueira. Lu *et al.*[47] realizaram estudos com o objetivo de discriminar processos de **planejamento** e de **execução** da linguagem, entre fluentes e não fluentes, e analisar a conectividade funcional entre os substratos neurais para o planejamento e a execução atípicos na linguagem dos que gaguejam. Identificaram subtipos de gagueira: os relacionados com o planejamento linguístico, os relacionados com as etapas de execução motora e, ainda, outros relacionados com as interações entre esses processos. Concluíram que os substratos neurais distintos e suas interações neurais disfuncionais podem ser responsáveis pela falta de sincronia observada na fala gaguejada

Fluência é diferente de espontaneidade. Há uma justaposição de conhecimentos linguísticos que precisam ocorrer sincronizados no tempo. De acordo com Sahin *et al.*,[48] palavras, gramática e fonologia são linguisticamente distintas, mas seus substratos neurais são difíceis de distinguir em regiões macroscópicas do cérebro. Os autores investigaram se estes substratos poderiam ser separados no tempo e no espaço, no nível do circuito, usando eletrofisiologia intracraniana (ICE). Utilizaram eletrodos implantados nas regiões da linguagem do cérebro, enquanto sujeitos liam palavras literais ou as flexionavam gramaticalmente (presente/passado ou singular/plural). Resultados mostraram que dentro da área de Broca havia atividades neuronais distintas para o processamento do léxico (~ 200 milissegundos), da gramática (~ 320 milissegundos) e dos traços fonológicos (~ 450 milissegundos). O mesmo ocorreu para os substantivos e verbos. Isso sugere que há uma sequência do processamento linguístico no cérebro para a realização de atividades com padrões espaço-temporais. Os resultados são consistentes com as propostas recentes de que a área de Broca não funciona exclusivamente para um tipo de representação linguística, mas se diferencia em circuitos adjacentes que processam as informações lexicais, gramaticais e fonológicas. Em 2014, Etchell, Johnson e Sowman[49] conseguiram perceber anomalias nas ativações funcionais e na estrutura anatômica das áreas envolvidas com o processamento do tempo em pessoas que gaguejam, que estão relacionadas com a produção da fala.

Em 2000, Salmelin *et al.*[50] já haviam identificado no hemisfério esquerdo um intervalo de 400 milissegundos entre a apresentação de uma palavra e o tempo necessário para sua execução motora. Os sujeitos com gagueira usaram tempos diferentes dos controles fluentes.

Esses dados indicam que a pessoa que gagueja pode antecipar seus momentos de ruptura em um lapso de tempo que varia de ~ 200 a ~ 450 milissegundos. É durante esse tempo que ela poderá aplicar as aprendizagens adquiridas no processo terapêutico. É uma faixa de tempo que parece exígua. No entanto, um trabalho fonoterápico estruturado, bem planejado e bem administrado tem-se mostrado muito eficiente para a obtenção de mais fluência, assim como de se mantê-la.

A diminuição da taxa de elocução possibilita que o tempo de planejamento e o tempo de execução da fala se estruturem de forma mais organizada.[51] E temos dados científicos suficientes que fundamentam essa prática. Logo, tanto o fonoaudiólogo como o paciente, e também os pais das crianças que gaguejam, precisam qualificar-se no uso de uma fala um pouco mais lentificada. Oferecer constantemente um modelo de velocidade de fala um pouco mais lentificada para as crianças é um dos procedimentos terapêuticos mais poderosos na redução da gagueira. Estamos falando em dar modelo. Mandar falar mais devagar não resolve. Nem os adultos e, especialmente, tampouco as crianças falam mais devagar só porque são solicitados. Falarão mais devagar se tiverem modelos a seguir e profissionais que possam monitorar as falas das partes envolvidas na terapia.

Outra estratégia importante nos processos de avaliação e terapia é a **percepção e resistência à pressão de tempo**. Essas habilidades são fundamentais para o aprendizado e o uso de uma fala mais fluente. Tanto os fonoaudiólogos quanto os pacientes precisam identificar as várias situações que envolvem pressão do tempo e desenvolver formas de resistir a ela. A explicação é: a pessoa que gagueja pode antecipar a palavra que será gaguejada nos intervalos acima mencionados. Logo, ela precisa dar-se conta de que em um ambiente de falantes fluentes, a fala destes provavelmente será mais rápida do que a velocidade que permita a manutenção da fluência de quem gagueja. Isso significa que, nos ambientes do dia a dia, quem não é fluente precisa perceber e identificar a forma que os interlocutores estão falando e, assim, poder ter consciência de que seguir um modelo de velocidade não favorável provavelmente resultará em mais rupturas.

A **troca de turnos** é a forma de experimentar aumentos dos intervalos entre os turnos durante a fala, partindo de falas e diálogos simples para outros cada vez mais complexos. Assim é o princípio da hierarquia.[5] Nas falas cotidianas, as pessoas seguidamente se interrompem de forma mútua. Os diálogos são rápidos, muitas vezes as sentenças ficam incompletas e, para os falantes fluentes, na maioria das vezes, esses fatores não chegam a interferir na qualidade da comunicação. Mas essa afirmativa não se sustenta para quem gagueja. Por isso, a diminuição da velocidade de fala e a resistência à pressão do tempo são tão úteis na produção de uma fala mais fluente e suave.

O que nos leva a falar da estratégia de **suavização**.

O fonoaudiólogo precisa instrumentalizar-se sobre as características da produção fonêmica, para que o paciente possa perceber o que ocorre objetivamente em seus processos articulatórios. A partir daí, aprender a diminuir a força muscular envolvida nos momentos de gagueira, além de melhorar pontos de articulação que porventura estejam inadequados.

Desde 1995, parece haver um consenso entre os resultados dos estudos de neuroimagem que sugerem que a gagueira é uma falha da ativação do lobo temporal durante a fala, contribuindo para uma dificuldade no processamento e na organização sequencial do planejamento fonológico nas regiões pré-motoras do cérebro.[24,52-56]

Primeiro, a suavização permitirá a redução do esforço e o aumento da percepção do "aviso" em aproximadamente 450 milissegundos após o cérebro enviá-lo. Segundo, o processo de fonoarticulação envolve diferentes sistemas, modulados por comandos nervosos centrais e periféricos. Nas pessoas que gaguejam, há sinais de desconexão cortical diretamente abaixo da representação da laringe e da língua no córtex sensório-motor esquerdo.[57-60]

Assim sendo, com o uso de fibronasolaringoscopias realizadas em pessoas que gaguejam, com a captação de imagens de fala espontânea e de leitura, verificou-se na laringe o envolvimento de estruturas cerebrais relatadas na literatura. Boa parte dos movimentos inadequados observados ocorreu na pré-fonação. Ou seja, o cérebro envia sinais quando a gagueira vem e esse "aviso" é constatado antes de a fonoarticulação se concretizar. Foram observados movimentos, como:

- Atividade excessiva nas musculaturas das pregas vocais.
- Atividade excessiva na musculatura supraglótica.
- Nível de contração muscular prolongado.
- Períodos de pré-ativação do movimento que duram até 4 segundos.
- Falta de sincronia entre os grupos dos músculos abdutores e adutores das pregas vocais.

Também se observou que os *lóci* de ocorrência das sílabas estão no início e no final da fonação, requerendo precisão das pregas vocais como válvula de ajuste para iniciar e terminar a produção de sons vocálicos.[35,40,60] Nas suas investigações, Belyk, Kraft e Brown[61] sugerem que há certa falta de coordenação nos controles corticais na musculatura relevante para a fala. Investigações anteriores mostraram resultados semelhantes.[62,63]

Essas quatro estratégias relatadas aqui, com as fundamentações compatíveis, não são as únicas, evidentemente. As escolhemos por provocarem resultados positivos mais facilmente observáveis. Os efeitos e a eficácia de uma terapia fonoaudiológica bem planejada e fundamentada, realizada por profissionais com competência e conhecimento, podem ser verificados em vários estudos com neuroimagens. Dessa forma, as estratégias de redução de velocidade de fala, percepção do tempo e resistência à sua pressão, troca de turnos e suavização, permitem uma significativa melhora da fluência. Nas neuroimagens obtidas antes, durante e após a terapia fonoaudiológica, pode se constatar mudanças nas ativações neuronais nas áreas do planejamento da fala, da sua execução e na interação entre esses processos.[64,65]

Para finalizar, as autoras deste capítulo consideram importante ressaltar dois aspectos:

1. Há uma dificuldade reconhecida em boa parte dos profissionais em estabelecer as diferenças entre disfluências normais da faixa etária e gagueira. Esperamos ter contribuído para mostrar que gagueira tem que ser tratada por fonoaudiólogos cientes, éticos e conhecedores do tema.
2. Desde 1996, Conture[66] afirma que uma criança tratada após diagnóstico diferencial o mais próximo do surgimento do distúrbio, tem de 98 a 100% de chances de superar a gagueira. Isso significa que não se deve esperar para iniciar o tratamento. Crianças que gaguejam persistentemente por mais de 8 semanas devem ser encaminhadas, avaliadas e, se necessário, tratadas. Nestes casos, esperar não é eticamente conveniente porque se sabe que o adulto que gagueja dificilmente terá a chance de recuperar-se totalmente. Vale relembrar que o DSM V considera a gagueira um distúrbio infantil, somente. Ou seja, uma criança que gagueja não deve se tornar um adulto que gagueja, e é essa a função do profissional fonoaudiólogo especializado na área.

Sabemos que ainda não é possível impedir que uma gagueira se manifeste, mas temos a obrigação profissional de impedir que ela se torne crônica.

SUGESTÕES DE LEITURAS

Em razão da grande quantidade de literatura disponível, deixamos, a seguir, uma lista com sugestões de leituras mais rápidas sobre gagueira. Os endereços eletrônicos podem ser facilmente acessados no site do Instituto Brasileiro de Fluência (IBF). Para que a tarefa de digitação do endereço fique mais simples, basta colocar na barra de busca a expressão "conteúdo" com o número correspondente. Por exemplo: "conteúdo=21". O acesso é imediato.

SOBRE A FLUÊNCIA DA FALA:
http://www.gagueira.org.br/conteudo.asp?id_conteudo=21

SOBRE A GAGUEIRA:
http://www.gagueira.org.br/conteudo.asp?id_conteudo=185
http://www.gagueira.org.br/conteudo.asp?id_conteudo=234
http://www.gagueira.org.br/conteudo.asp?id_conteudo=235
http://www.gagueira.org.br/conteudo.asp?id_conteudo=43
http://www.gagueira.org.br/conteudo.asp?id_conteudo=74
http://www.gagueira.org.br/conteudo.asp?id_conteudo=257
http://www.gagueira.org.br/arquivos/nyt.pdf

SOBRE DIAGNÓSTICO DIFERENCIAL:
http://www.gagueira.org.br/conteudo.asp?id_conteudo=36

ORIENTAÇÕES À FAMÍLIA:
www.gagueira.org.br/conteudo.asp?id_conteudo=186
http://www.gagueira.org.br/conteudo.asp?id_conteudo=311
http://www.gagueira.org.br/conteudo.asp?id_conteudo=154
http://www.gagueira.org.br/conteudo.asp?id_conteudo=282

ORIENTAÇÕES PARA PROFESSORES:
http://www.gagueira.org.br/conteudo.asp?id_conteudo=118
Download gratuito do livreto *"Gagueira: conversa com os professores"*
http://www.gagueira.org.br/conteudo.asp?id_conteudo=143

SOBRE O FILME "O DISCURSO DO REI":
www.gagueira.org.br/conteudo.asp?id_conteudo=209
http://www.gagueira.org.br/conteudo.asp?id_conteudo=207

"Livro: AUTOCUIDADO PARA PESSOAS COM GAGUEIRA"
Download gratuito do livro *"Autocuidado para pessoas com gagueira"*
http://www.gagueira.org.br/conteudo.asp?id_conteudo=126

SOBRE GAGUEIRA E MEDICAMENTOS:
http://www.gagueira.org.br/arquivos/maguire-sfa.pdf

SITES RECOMENDADOS

Instituto Brasileiro de Fluência (IBF) – gagueira levada a sério: www.gagueira.org.br

Instituto Brasileiro de Fluência (IBF) – gagueira levada a sério: https://www.facebook.com/IBFgagueira?fref=ts

Ignês Maia Ribeiro: Coautora do capítulo, Diretora Educacional do IBF: http://www.gagueiraonline.com.br/blog/

Sandra Merlo: Fonoaudióloga, Doutora, Diretora Científica do IBF, pessoa que gagueja: http://sandramerlo.com.br/

Eliana Nigro Rocha: Fonoaudióloga, Mestre, Diretora Clínica do IBF: www.e-gagueira.com.br

Abragagueira: www.abragagueira.org.br

Stuttering Foundation of American: http://www.stutteringhelp.org/

National Stuttering Association (NSA): www.we**stutter**.org

Journal of Fluency Disorders: http://www.journals.elsevier.com/journal-of-fluency-disorders/

REFERÊNCIAS BIBLIOGRÁFICAS

1. Conselho Federal de Fonoaudiologia. Número de Fonoaudiólogos no Brasil por Regional. 2014. Acesso em: 24 Nov. 2014. Disponível em: <http://www.fonoaudiologia.org.br/cffa/index.php/numero-por-regiao/>
2. Organização Mundial da Saúde [WHO]. ICD-10. Version: 2015. Acesso em: 24 Nov. 2014. Disponível em: <http://apps.who.int/classifications/icd10/browse/2015/en#/F98.5>
3. American Psychiatric Association. Diagnostic and Statistical Manual of Mental Disorders-DSM V. 2013. Acesso em: 24 Nov. 2014. Disponível em: <http://dsm.psychiatryonline.org/doi/book/10.1176/appi.books.9780890425596>
4. American Speech-Language-Hearing Association-ASHA. New diagnosis codes for fluency, 2010. Acesso em: 24 Nov. 2014. Disponível em: <www.asha.org/Publications/leader/2010/100921/New-Codes.htm>
5. Bohnen AJ. Avaliando crianças com gagueira. In: Ribeiro IM. (Ed.). *Conhecimentos essenciais para atender bem a pessoa com gagueira*. 2. ed. São José dos Campos. Pulso, 2005a. p. 41-52, cap. III.
6. Ribeiro IM. (Ed.). Conhecimentos essenciais para atender bem a pessoa com gagueira. 2. ed. E-book. Cadastrado em agosto de 2013. Disponível em: <http://www.estantevirtual.com.br/sebolider/Ignes-Maia-Ribeiro-Org-Gagueira-Conhecimentos-para-Atender-B-91225014>
7. Yairi E, Ambrose N. Epidemiology of stuttering: 21st century advances. *J Fluency Disorders* 2013;38:66-87.
8. Howell P, Lu C. Editorial. *J Fluency Disorders* 2013;38:63-65.

9. Stuttering Foundation of America. Risk factors. Acesso em: 24 Nov. 2014. Disponível em: <http://www.stutteringhelp.org/risk-factors>
10. Oliveira CMC, Nogueira PR. Prevalência dos fatores de risco para gagueira entre meninos: estudo transversal analítico. *São Paulo Med J* 2014;132(3):152-57.
11. Maguire GA, Yeh C, Ito, BS. Overview of the Diagnosis and Treatment of Stuttering. *J Experimental Clin Med* 2012;(2):92-97, vol. 4.
12. Giacheti CM. Os distúrbios da comunicação e a genética. In: Giacheti CM, Gimeniz-Paschoal SR. (Eds.). *Perspectivas multidisciplinares em fonoaudiologia: da avaliação à intervenção. Universidade Estadual Paulista.* Faculdade de Filosofia e Ciências. Marília, SP: Cultura Acadêmica, 2013. p. 73-92.
13. Giacheti CM, Rossi NF. Síndromes genéticas. In: Lopes-Herrera AS, Maximino LA. (Eds.). *Fonoaudiologia – Intervenção e alterações da linguagem oral infantil.* São Paulo: Novo Conceito, 2011. p. 61-76.
14. Raza MH, Gertz EM, Mundorff J *et al.* Linkage analysis of a large African family segregating stuttering suggests polygenic inheritance. National Institute on Deafness and Other Communication Disorders, National Institutes of Health, Bethesda, MD, USA. *Hum Genet* 2012 Dec. 13.
15. Raza MH, Riazuddin S, Drayna D. Identification of an autosomal recessive stuttering locus on chromosome 3q13.2–3q13.33. *Hum Genet* 2010 Oct.;128(4):461-63.
16. Kornfeld SA. *Surprising Pathway Implicated in Stuttering. Stuttering Foundation of America.* Newsletter Winter 2012. Disponível em: <http://www.stutteringhelp.org/default.aspx?tabindex=923&tabid=936> e <http://www.gagueira.org.br/conteudo.asp?id_conteudo=235>
17. Petrin AL, Giacheti CM, Maximino LP *et al.* Identification of a microdelition at the 7q33-q35 disrupting the CNTNAP2 gene in a Brazilian Stuttering Case. *Am J Med Genetics* 2010; Part A 152A:3164-72.
18. Domingues CEF, Olivera CMC, Oliveira BV *et al.* A genetic linkage study in Brazil identifies a new locus for persistent developmental stuttering on chromosome 10. *Genetics and Molecular Research* 2014;13(1):2094-101.
19. Gregory HH. *Stuttering thereapy: rationales and procedures.* Allyn and Bacon. New Jersey, 2003.
20. Buchel C, Sommer M. What causes stuttering? *PLoS Biology* 2004;2:E46.
21. Alm PA. *On the causal mechanisms of stuttering* [Doctoral dissertation]. Sweden: Lund University, Dept. of Clinical Neuroscience, 2005.
22. ALM, PA. Stuttering, emotions, and heart rate during anticipatory anxiety: a critical review. *J Fluency Disorders* 2004;29:123-33.
23. Maguire GA, Viele SN, Agarwal S *et al.* Stuttering onset associated with streptococcal infection: A case suggesting stuttering as PANDAS. *Ann Clin Psychiatry* 2010 Nov.;22(4).
24. Wu JC, Maguire GA, Riley G *et al.* A positron emission tomography [18F] deoxyglucose study of developmental stuttering. *Neuroreport* 1995;6:501-5.
25. Wu JC, Maguire GA, Riley G *et al.* Increased dopamine activity associated with stuttering. *Neuroreport* 1997;8:767-70.

26. Maguire GA, Ngo J, Fonsworth III PK *et al.* Alleviation of developmental stuttering following deep brain stimulation of the ventral intermediate nucleus of the Thalamus. *Am J Psychiatry* 2012;169(7):759-60.
27. Alm PA. Stuttering and the basal ganglia circuits. *J Communication Disorders* 2004;37:325-69.
28. Choo AL, Chang S-E, Zengin-Bolatkale H *et al.* Corpus callosum morphology in children who stutter. *J Communication Disorders* 2012;45:279-89.
29. Weber-Fox C, Wray AH, Arnold H. Early childhood stuttering and electrophysiological indices of language processing. *J Fluency Disorders* 2013;38:206-21.
30. Chang SE, Erickson KI, Ambrose NG *et al.* Brain anatomy differences in childhood stuttering. *Neuroimage* 2008; Feb. 1;39(3):1333-44. Disponível em: <http://www.ncbi.nlm.nih.gov/pmc/articles/PMC2731627/pdf/nihms-45511.pdf>
31. Ntourou K, Conture EG, Lipsey MW. Language abilities of children who stutter: A meta-analytical review. *Am J Speech-Language Pathol* 2011;20:163-79.
32. Catani M, Dell'Acqua F, Vergani F *et al.* Short frontal lobe connections of the human brain. *Cortex* 2012;48:273-91.
33. Kronfeld-Duenias V, Amir O, Ezrati-Vinacour R *et al.* The frontal aslant tract underlies speech fluency in persistent developmental stuttering. *Brain Struct Funct* 2014; DOI 10.1007/s00429-014-0912-8.
34. Bohnen AJ. Fatores de risco para o surgimento da gagueira: um estudo de caso dos dois anos e três meses aos doze anos e quatro meses. In: Meira I. *Tratando gagueira.* São Paulo: Cortez, 2002. p. 25-40, cap. 2.
35. Bohnen AJ. *Estudo das palavras gaguejadas por crianças e adultos: caracterizando a gagueira como um distúrbio de linguagem.* [Tese de Doutorado]. Universidade Federal do Rio Grande do Sul. Instituto de Letras. 2009. Disponível em: <http://hdl.handle.net/10183/21569>
36. Bohnen AJ. *Stuttering in Brazilian Portuguese: characteristics of words stuttered by adults and children from 1986 to 2006.* The Stuttering Homepage. ISAD online Conference. 2011. Disponível em: <http://www.mnsu.edu/comdis/isad15/papers/bohnen15.html>
37. Conselho Federal de Fonoaudiologia. Áreas de competência do fonoaudiólogo no Brasil [internet]. Brasília: Conselho Federal de Fonoaudiologia. 2007. Acesso 2014 Nov 22. Disponível em: <http://www.fonoaudiologia.org.br/publicacoes/epacfbr.pdf>
38. Bohnen AJ. Fazendo terapia para crianças que gaguejam e orientando suas famílias. In: Ribeiro IM. (Ed.). *Conhecimentos essenciais para atender bem a pessoa com gagueira.* 2. ed. São José dos Campos: Pulso, 2005 b. p. 53-69, cap. IV.
39. Bohnen AJ. *Procedimentos de avaliação da fluência e seus distúrbios - Caderno Universitário 239.* Canoas: Ulbra, 2005 b.
40. Bohnen AJ. Neurociências e o fonoaudiólogo especialista em gagueira. I Fórum Cientifico IBF-UFRJ. Rio de Janeiro. 2007b. Disponível em: <http://www.gagueira.org.br/conteudo.asp?id_conteudo=138>

41. Bohnen AJ. A complexidade das escolhas terapêuticas. In: Nigro Rpcha E. (Coord.). *Gagueira: um distúrbio de fluência.* São Paulo: Santos, 2007a, cap. 12.
42. Leal G, Bohnen AJ. *Treatment in dysfluencies – New challenges. Tongue-in-Cheek.* Singapure: Speech-Language & Hearing Association, 2014 Aug. p. 10-12.
43. Oliveira CMC. Terapia fonoaudiológica na gagueira infantil. In: Giacheti CM, Gimeniz-Paschoal SR. (Eds.). *Perspectivas multidisciplinares em fonoaudiologia: da avaliação à intervenção.* Universidade Estadual Paulista. Faculdade de Filosofia e Ciências. Marília, SP: Cultura Acadêmica, 2013. p. 333-56.
44. Bohnen AJ, Marchetto A. Velocidade da fala: medidas e contribuições para a prevenção da gagueira, avaliação e terapia da fluência da fala. IX Congresso Brasileiro de Fonoaudiologia, 2001. Guarapari-ES. Livro de Resumos.
45. Bohnen AJ, Muller M. *Mensurações de velocidade de fala em adultos e crianças que gaguejam.* Anais do X Congresso Brasileiro de Fonoaudiologia. Belo Horizonte, 2002.
46. Zackiewics DV, Andrade CF. Seis parâmetros de Fluência. *Rev Soc Bras Fonoaudiol* 2000;5(7):59-64.
47. Lu C, Chen C; Ning N *et al.* The neural substrates for atypical planning and execution of word production in stuttering. [Cópia pessoal do autor]. *Experimental Neurology* 2010;221:146-56. Disponível em: <http://psychbrain.bnu.edu.cn/home/dingguosheng/web/paper/Lu2009.Exp.Neurology.pdf>
48. Sahin N, Pinker S, Cash S *et al.* Sequential processing of lexical, grammatical, and phonological information within broca's area. *Science* 2009;326(5951):445-49.
49. Etchell AC, Johnson BW, Sowman PF. Behavioral and multimodal neuroimaging evidence for a deficit in brain timing networks in stuttering: a hypothesis and theory. *Front Hum Neurosci* 25 June 2014; doi: 10.3389/fnhum.2014.00467
50. Salmelin R, Schnitler A, Schmitz F *et al.* Single word reading in developmental stutterers and fluent speakers. *Brain* 2000;123:1184-202.
51. Shang S, Kenney MK, Loucks TMJ *et al.* Brain activation abnormalities during speech and non-speech in stuttering speakers. *Neuroimage* 2009 May 15;46(1):201-12.
52. Fox PT, Ingham RJ, Ingham JC *et al.* A PET study of the neural systems of stuttering. *Nature* 1996;382:158-61.
53. De Nil LF, Kroll RM, Kapur S *et al.* A positron emission tomography study of silent and oral single word reading in stuttering and nonstuttering adults. *J Speech Language Hearing Research* 1998;43(4):1038-53.
54. Ingham RJ, Fox PT, Ingham JC *et al.* Is overt stuttered speech a prerequisite for the neural activations associated with chronic developmental stuttering? *Brain Language* 2000;75:163-94.
55. Ingham RJ. Brain imaging studies of developmental stuttering. *J Communication Disorders* 2001;34(6):493-516.
56. Sandak R, Fiez JA. Stuttering: a view from neuroimaging. *Lancet* 2000;356 (9228):445-46.
57. Sommer M, Koch MA, Paulus W *et al.* Disconection of speech-relevant brain areas in persistent developmental stuttering. *Lancet* 2002 3;360(9330):380-83.

58. Jancke L, Hanggi J, Steinmetz H. Morphological brain differences between adult stutterers and non-stutterers. *BMC Neurology* 2004;4:23.
59. Watkins KE, Smith SM, Davis S *et al.* Structural and functional abnormalities of the motor system in developmental stuttering. *Brain* 2008;131(Pt 1):50-59.
60. Bohnen AJ. *A preliminary survey of vocal tract characteristics during stuttering: implications for therapy.* Stuttering Home Page [Internet]. 2012. Disponível em: <http://www.mnsu.edu/comdis/isad16/papers/anelise16.html>
61. Belyk M, Kraft SJ, Brown S. Stuttering as a trait or state – An ALE meta-analysis of neuroimaging studies. *Eur J Neuroscience* 2014;1-10. doi: 10.1111/ejn.12765.
62. Conture E, Schwartz HD, Brewer DW. Laryngeal behavior during stuttering: A further study. *J Speech Hearing Res* 1985;28:233-40.
63. Dworkin JP, Culatta RA, Abkarian GG *et al.* Laryngeal anesthetization for the treatment of acquired disfluency: a case study. *J Fluency Disorders* 2002;27:215-226.
64. Kell CA, Neumann C, von Kriegstein K *et al.* How the brain repairs stuttering. *Brain* 2009;132:2747-60.
65. Neumann K, Preibisch C, Euler HA *et al.* Cortical plasticity associated with stuttering therapy. *J Fluency Disorders* 2005;30:23-39.
66. Conture EG. Treatment efficacy: stuttering. *J Speech Hearing Res* 1996;39:S18-S26.

CAPÍTULO 6
Teste da Linguinha

Roberta Lopes de Castro Martinelli ■ Irene Queiroz Marchesan
Giédre Berretin-Felix

INTRODUÇÃO

A Lei nº 13.002, sancionada em 20 de junho de 2014, tornou obrigatória a realização do "teste da linguinha" em todo território nacional. Com a sanção dessa lei, o Brasil torna-se o primeiro país a oferecer esse teste em todas as maternidades, abrindo mais um campo de atuação para os profissionais da saúde e servindo de referência para outros países.

O teste da linguinha é realizado por meio da aplicação do protocolo específico de avaliação do frênulo lingual para bebês (Anexo 6-1), cujo objetivo é diagnosticar a presença de alterações do frênulo lingual e o grau de limitação dos movimentos da língua, que podem comprometer as funções de sugar, engolir, mastigar e falar. O referido protocolo foi desenvolvido a partir de um estudo realizado por Martinelli[8] na área de Fonoaudiologia da Faculdade de Odontologia de Bauru, da Universidade de São Paulo, em que foi possível identificar a relação entre os aspectos anatômicos do frênulo lingual e as funções de sucção e deglutição durante a amamentação.[7]

Não existem estudos epidemiológicos que utilizem os mesmos critérios de avaliação, por isso a ocorrência tem uma variação de 0,1 a 10,7%, conforme evidenciado nos estudos de revisão da literatura de Segal et al.,[10] e Suter e Bornstein.[12] Para que a prevalência possa ser estimada com precisão, é necessário haver critérios padronizados para o diagnóstico das alterações do frênulo lingual, elaborados a partir de estudos científicos. Além disso, existem graus variados de alterações do frênulo lingual (Fig. 6-1), que

PROTOCOLO DE AVALIAÇÃO DO FRÊNULO DA LÍNGUA COM ESCORES PARA BEBÊS
Martinelli, 2013

HISTÓRIA CLÍNICA

Nome: _____
Data do exame: __/__/__   DN: __/__/__   Idade: ____   Gênero: M ( )   F ( )
Nome da mãe: _____
Nome do pai: _____
Endereço: _____ nº: _____
Bairro: _____ Cidade/estado: _____ CEP: _____
Fones: residencial: ( ) _____ trabalho: ( ) _____ celular: ( ) _____
Endereço eletrônico: _____

Antecedentes Familiares
(investigar se existem casos na família com alteração de frênulo da língua)
( ) não (0)   ( ) sim (1)   Quem e qual o problema: _____

Problemas de saúde
( ) não   ( ) sim   Quais: _____

Amamentação:
- tempo entre as mamadas: ( ) 2h ou mais (0)   ( ) 1h ou menos (2)
- cansaço para mamar?   ( ) não   (0)   ( ) sim   (1)
- mama um pouquinho e dorme?   ( ) não   (0)   ( ) sim   (1)
- vai soltando o mamilo?   ( ) não   (0)   ( ) sim   (1)
- morde o mamilo?   ( ) não   (0)   ( ) sim   (2)

Total da história clínica: Melhor resultado = 0   Pior resultado = 8
Quando a soma dos itens da história clínica for igual ou maior que 4, pode-se considerar interferência do frênulo nos movimentos da língua.

Anexo 6-1.

Teste da Linguinha

PROTOCOLO DE AVALIAÇÃO DO FRÊNULO DA LÍNGUA COM ESCORES PARA BEBÊS
Martinelli, 2013

EXAME CLÍNICO (sugere-se filmagem para posterior análise)

PARTE I – AVALIAÇÃO ANATOMOFUNCIONAL

1. Postura de lábios em repouso

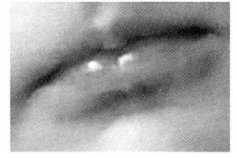

( ) lábios fechados (0) 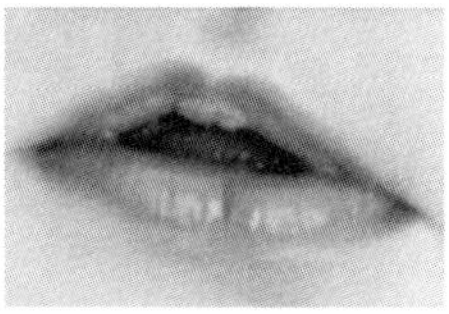   ( ) lábios entreabertos (1) 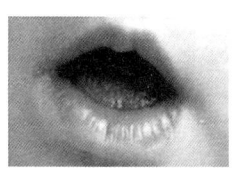   ( ) lábios abertos (1)

2. Tendência do posicionamento da língua durante o choro

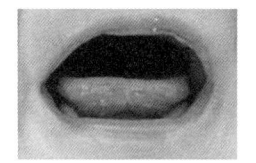

( ) língua na linha média (0) 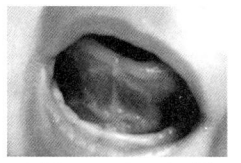   ( ) língua elevada (0)

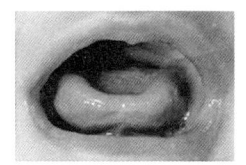

( ) língua na linha média com elevação das laterais (2) 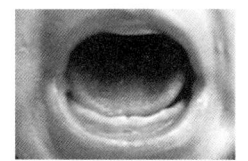   ( ) língua baixa (2)

3. Forma da ponta da língua quando elevada durante o choro

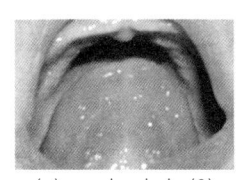

( ) arredondada (0) 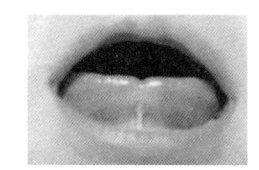   ( ) ligeira fenda no ápice (2) 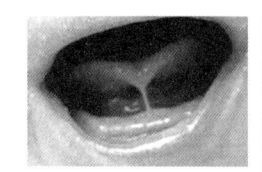   ( ) formato de coração (3)

Total da avaliação anatomofuncional (itens 1, 2 e 3): Melhor resultado = 0   Pior resultado = 6
Quando a soma dos itens 1, 2 e 3 da avaliação anatomofuncional for igual ou maior que 4, pode-se considerar a interferência do frênulo nos movimentos da língua.

Anexo 6-1. *(Cont.)* (Ver *Prancha* em *Cores.*)   *Continua*

PROTOCOLO DE AVALIAÇÃO DO FRÊNULO DA LÍNGUA COM ESCORES PARA BEBÊS
Martinelli, 2013

4. Frênulo da língua

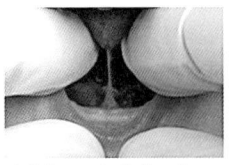

( ) é possível visualizar 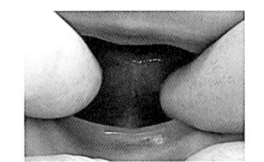   ( ) não é possível visualizar 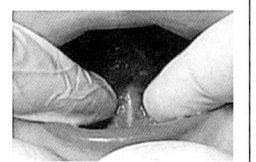   ( ) visualizado com manobra*

4.1. Espessura do frênulo

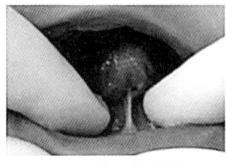

( ) delgado (0) 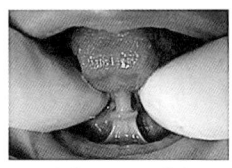   ( ) espesso (2)

4.2. Fixação do frênulo na face sublingual (ventral) da língua

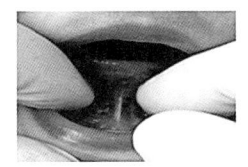

( ) no terço médio (0) 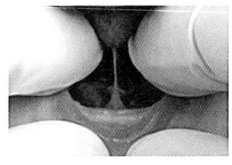   ( ) entre o terço médio e o ápice (2) 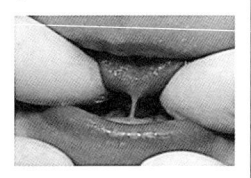   ( ) no ápice (3)

4.3. Fixação do frênulo no assoalho da boca

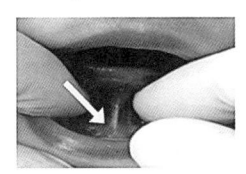

( ) visível a partir das carúnculas sublinguais (0) 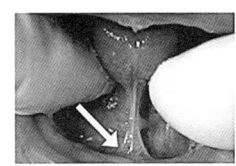   ( ) visível a partir da crista alveolar inferior (1)

*Manobra de elevação e posteriorização da língua.
Se não observável, fazer o acompanhamento.

Total da avaliação anatomofuncional (item 4): Melhor resultado = 0   Pior resultado = 6
Quando a soma do item 4 da avaliação anatomofuncional for igual ou maior que 3, pode-se considerar a interferência do frênulo nos movimentos da língua.

Total da avaliação anatomofuncional (itens 1, 2, 3 e 4): Melhor resultado = 0
Pior resultado = 12
Quando a soma dos itens 1, 2, 3 e 4 da avaliação for igual ou maior que 7, pode-se considerar a interferência do frênulo nos movimentos da língua.

Anexo 6-1. (Cont.) (Ver Prancha em Cores.)

PROTOCOLO DE AVALIAÇÃO DO FRÊNULO DA LÍNGUA COM ESCORES PARA BEBÊS
Martinelli, 2013

PARTE II – AVALIAÇÃO DA SUCÇÃO NÃO NUTRITIVA E NUTRITIVA

1. Sucção não nutritiva (sucção do dedo mínimo enluvado)
1.1. Movimento da língua
( ) adequado: protrusão de língua, movimentos coordenados e sucção eficiente (0)
( ) inadequado: protrusão de língua limitada, movimentos incoordenados e
    atraso para início da sucção (1)

2. Sucção nutritiva na amamentação
(na hora da mamada, observar o bebê mamando durante 5 minutos)

2.1. Ritmo da sucção (observar grupos de sucção e pausas)
( ) várias sucções seguidas com pausas curtas (0)
( ) poucas sucções com pausas longas   (1)

2.2. Coordenação entre sucção/deglutição/respiração
( ) adequada   (0) (equilíbrio entre a eficiência alimentar e as funções de sucção,
                      deglutição e respiração, sem sinais de estresse)
( ) inadequada (1) (tosse, engasgos, dispneia, regurgitação, soluço, ruídos na
                      deglutição)

2.3. "Morde" o mamilo
( ) não (0)
( ) sim (1)

2.4. Estalos da língua durante a sucção
( ) não (0)
( ) sim (1)

Total da avaliação da sucção não nutritiva: Melhor resultado = 0   Pior resultado = 5
Quando a soma da avaliação da sucção não nutritiva e nutritiva for igual ou maior que 2,
pode-se considerar a interferência do frênulo nos movimentos da língua.

Quando a soma do exame clínico for igual ou maior que 9, pode-se considerar a
interferência do frênulo nos movimentos da língua.

TOTAL GERAL DA HISTÓRIA E DO EXAME CLÍNICO: Melhor resultado = 0
Pior resultado = 25
Quando a soma da história e do exame clínico for igual ou maior que 13, pode-se
considerar a interferência do frênulo nos movimentos da língua.

Anexo 6-1. (*Cont.*)

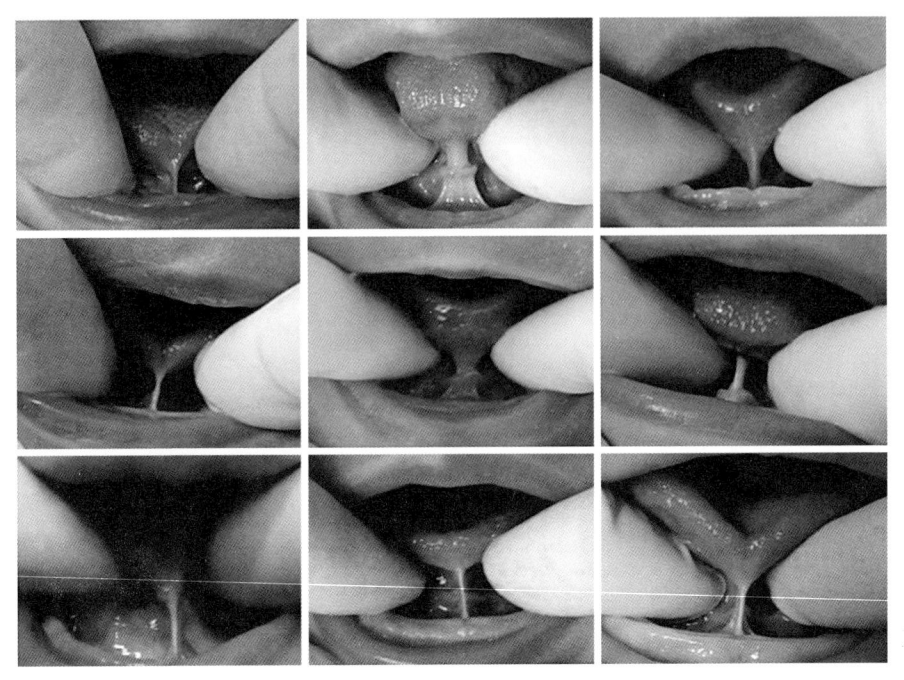

Fig. 6-1. Alterações do frênulo lingual. (Ver *Prancha* em *Cores*.)

necessitam ser diferenciadas dos frênulos normais (Fig. 6-2). Por isso, é importante existir um teste que considere os aspectos anatômicos e funcionais para realizar um diagnóstico preciso, indicando ou não a necessidade de cirurgia. A avaliação precoce é ideal para que os bebês sejam diagnosticados e tratados com sucesso, evitando dificuldades em duas importantes funções: a alimentação e a comunicação.

O protocolo está dividido em história clínica, avaliação anatomofuncional e avaliação da sucção não nutritiva e nutritiva, contendo pontuação de 0 a 3 para as provas aplicadas, sendo três o número que indica a maior alteração e zero o número que indica a ausência de alteração. Esse protocolo tem pontuações independentes e pode ser aplicado por partes, até o 6º mês de vida, por profissional da saúde preparado para aplicá-lo.

A história clínica contém questões gerais de identificação e específicas sobre antecedentes familiares e amamentação. A avaliação anatomofuncional contém itens referentes à postura de lábios em repouso, aspectos anatômicos e funcionais da língua durante a elevação e o choro, bem como características anatômicas do frênulo lingual e do assoalho da boca. A avalia-

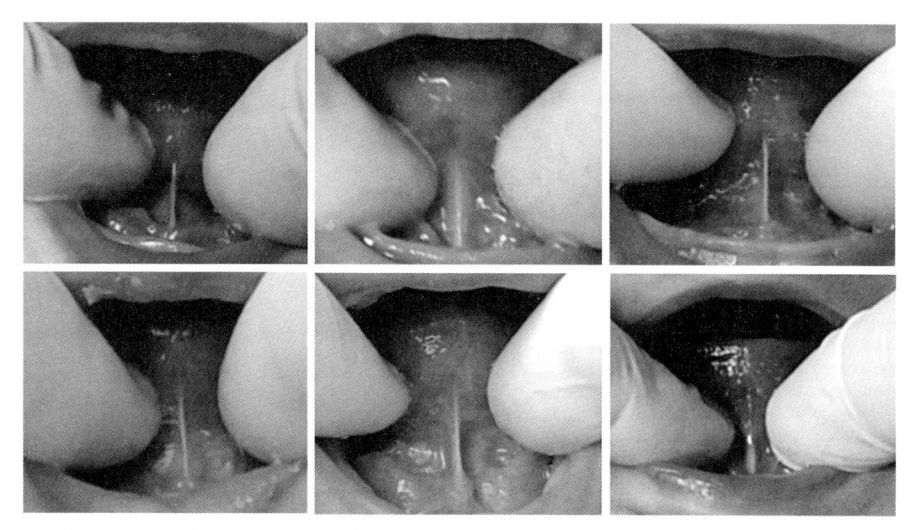

Fig. 6-2. Frênulos linguais normais. (Ver *Prancha* em *Cores.*)

ção da sucção não nutritiva e nutritiva procura investigar os movimentos de língua e as funções de sucção e deglutição durante a amamentação.

Na maternidade, durante as primeiras 48 horas após o nascimento, é realizada somente a avaliação anatomofuncional, uma vez que os aspectos analisados não se modificam ao longo do tempo.[5] Com esta avaliação é possível diagnosticar os casos mais severos de limitação do movimento da língua, indicando a necessidade de liberação do frênulo lingual. Se a soma total dos escores da avaliação anatomofuncional for igual ou maior que 7, pode-se considerar a interferência do frênulo nos movimentos da língua. Nos casos onde houver dúvida (normalmente quando o escore total da avaliação anatomofuncional for entre 5 e 6), ou não for possível visualizar o frênulo lingual, o bebê é encaminhado ao reteste com 30 dias de vida, sendo que os pais devem ser orientados sobre possíveis dificuldades na amamentação, para que não ocorra o desmame precoce nesse período.[9]

No reteste é aplicado o protocolo completo, sendo necessário que o bebê esteja bem acordado e com fome (próximo à hora da mamada), para que possa ser realizada a avaliação da sucção nutritiva. Se a soma total dos escores da história clínica, da avaliação anatomofuncional e da avaliação da sucção não nutritiva e nutritiva for igual ou maior que 13, pode-se considerar a interferência do frênulo lingual nos movimentos da língua.[9]

Caso o profissional observe inconsistência nas respostas dadas pela mãe, a história clínica pode ser desconsiderada. Nesse caso, quando a soma total dos escores da avaliação anatomofuncional e da avaliação da sucção não nutritiva for igual ou maior que 9, pode-se considerar a interferência do frênulo nos movimentos da língua.[9]

Quando for diagnosticada essa interferência na livre movimentação da língua, é necessária a liberação do frênulo lingual, sendo a frenotomia lingual o procedimento mais indicado pela literatura.[1-3,11,13]

Os benefícios da frenotomia lingual também têm sido relatados pela literatura,[1-4,6,13] que menciona haver maior número de sucções por grupo e menor tempo da pausa entre os grupos de sucção nos bebês submetidos à frenotomia lingual, equiparando-se aos bebês sem alteração do frênulo. Também é possível observar mudanças na postura de lábios em repouso (Fig. 6-3); na tendência do posicionamento da língua durante o choro (Fig. 6-4); na posição da língua em repouso (Fig. 6-5); e na fixação do frênulo na língua e no assoalho da boca (Fig. 6-6).

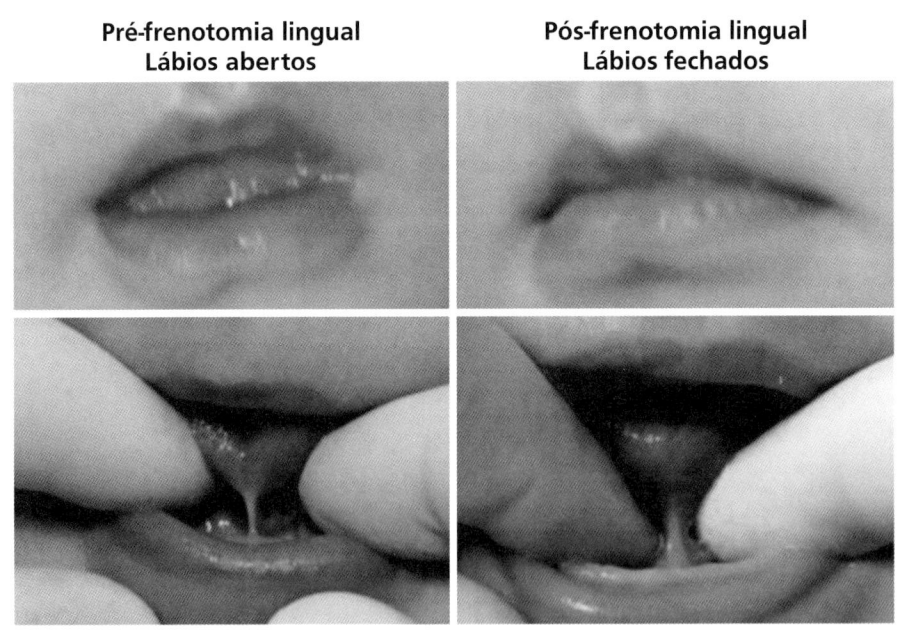

Fig. 6-3. Postura de lábios pré e pós-frenotomia lingual. (Ver *Prancha* em *Cores*.)

Teste da Linguinha

Pré-frenotomia lingual
Elevação das laterais da língua

Pós-frenotomia lingual
Língua elevada

Fig. 6-4. Tendência do posicionamento da língua durante o choro. (Ver *Prancha* em *Cores*.)

Pré-frenotomia lingual
Língua baixa

Pós-frenotomia lingual
Língua elevada

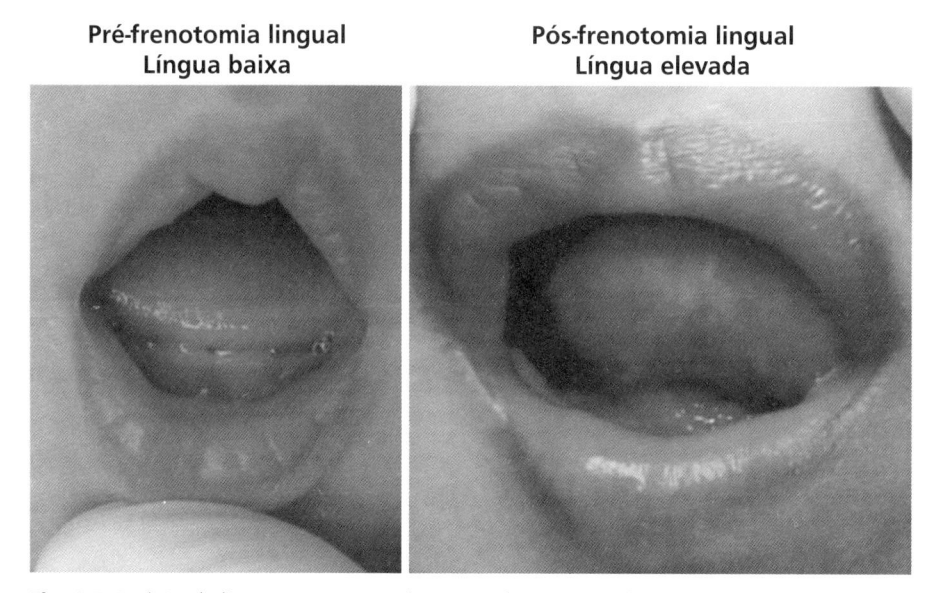

Fig. 6-5. Posição da língua no repouso. (Ver *Prancha* em *Cores*.)

Pré-frenotomia lingual
Fixação entre o terço médio e o ápice da língua e visível a partir da crista alveolar inferior

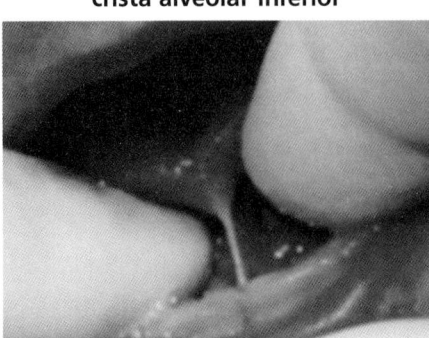

Pós-frenotomia lingual
Fixação no terço médio da língua e visível a partir das carúnculas sublinguais

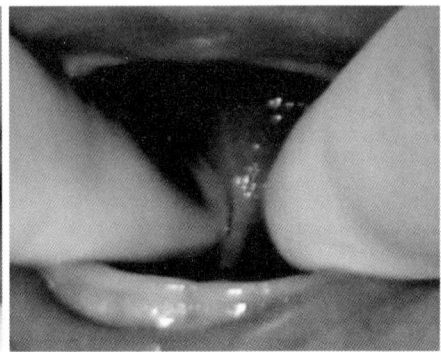

Fig. 6-6. Fixação do frênulo na língua e no assoalho da boca. (Ver *Prancha* em *Cores*.)

Nos últimos anos, houve grande avanço nas pesquisas sobre frênulo lingual. Estudos evidenciaram que a constituição histológica do frênulo não permite que o mesmo sofra ruptura espontânea, ou seja, alongado por meio de exercícios. Também foi comprovado, por meio de estudos longitudinais, que o ponto de fixação do frênulo, tanto na língua quanto no assoalho da boca, não se modifica ao longo do tempo. Portanto, já é possível observar, no recém-nascido, se a fixação do frênulo limita os movimentos da língua. Entretanto, há muitos aspectos a serem pesquisados, correlacionando as alterações do frênulo lingual com as funções orofaciais de mastigação e fala.

A padronização dos critérios de avaliação do frênulo lingual proposta permitirá a realização de estudos epidemiológicos consistentes, mas desafios, como a elaboração de adaptações validadas do protocolo para bebês prétermos, portadores de síndromes genéticas e anomalias craniofaciais, ainda terão que ser transpostos.

REFERÊNCIAS BIBLIOGRÁFICAS

1. Berry J, Griffiths M, Westcott C. A double-blind, randomized, controlled trial of tongue-tie division and its immediate effect on breastfeeding. *Breast Med* 2011;0:1-5.
2. Edmunds J, Miles S, Fulbrook P. Tongue-tie and breastfeeding: a review of the literature. *Breast Rev* 2011;19(1):19-26.
3. Emond A, Ingram J, Johnson D *et al.* Randomised controlled trial of early frenotomy in breastfed infants with mild-moderate tongue-tie. *Arch Dis Child Fetal Neonatal Ed* 2014;99(3):F189-95.
4. Marchesan IQ, Oliveira LR, Martinelli RLC. Frênulo da língua – Controvérsias e evidências. In: Marchesan IQ, Silva HJ, Tomé MC. (Eds.). *Tratado das especialidades em fonoaudiologia.* Rio de Janeiro: Guanabara Koogan, 2014.
5. Martinelli RLC, Marchesan IQ, Berretin-Felix G. Estudo longitudinal das características anatômicas do frênulo lingual comparado com afirmações da literatura. *Rev CEFAC* 2014;16(4):1202-7.
6. Martinelli RLC, Berretin-Felix G, Gusmão RJ *et al.* Implicações da frenotomia lingual na amamentação. In: XX Jornada Fonoaudiológica de Bauru Profª Dra. GiédreBerretin-Felix, 2013, Bauru. Anais da XX Jornada Fonoaudiológica de Bauru, 2013. p. 129-134.
7. Martinelli RLC, Marchesan IQ, Berretin-Felix G. Protocolo de avaliação do frênulo lingual para bebês: relação entre aspectos anatômicos e funcionais. *Rev Cefac* 2013;15(3):599-610.
8. Martinelli RLC. *Relação entre as características anatômicas do frênulo lingual e as funções de sucção e deglutição em bebês* [dissertação]. Bauru: Faculdade de Odontologia de Bauru, Universidade de São Paulo, 2013.
9. Martinelli RLC, Marchesan IQ, Gusmão RJ *et al. Teste da linguinha: para mamar, falar e viver melhor.* São José dos Campos: Pulso, 2014.
10. Segal LM, Stephenson R, Dawes M *et al.* Prevalence, diagnosis, and treatment of ankyloglossia - Methodologic review. *Can Fam Physician* 2007;53:1027-33.
11. Steehler MW, Steehler MK, Harley EH. A retrospective review of frenotomy in neonates and infants with feeding difficulties. *Int J Pediatr Otorhinolaryngol* 2012;76(9):1236-40.
12. Suter VGA, Bornstein MM. Ankyloglossia: facts and myths in diagnosis and treatment 2009;80(8):1204-19.
13. Webb AN, Hao W, Hong P. The effect of tongue-tie division on breastfeeding and speech articulation: A systematic review. *Int J Pediatr Otorhinolaryngol* 2013;77(5):635-46.

CAPÍTULO 7

Bandagem Elástica Funcional – Aplicação em Casos Pediátricos

Camila Dantas Martins ■ Camila Alexandra Vilaça Ramos
Tatiana Vargas de Castro Perilo

INTRODUÇÃO

Nos últimos anos, a bandagem neuromuscular, técnica terapêutica criada em 1979, pelo doutor Kenzo Kase, tem sido utilizada no tratamento de alterações do sistema musculoesquelético. Esta ferramenta consiste na utilização de uma bandagem elástica adesiva aplicada diretamente no músculo que se deseja estimular,[1-3] atuando na funcionalidade da musculatura comprometida. Este método visa aumentar a circulação sanguínea e linfática,[4] e melhorar a coordenação e o controle do sistema sensório-motor.[5] Pode ser empregado tanto em musculatura corporal quanto facial.[6]

A Fonoaudiologia atua na musculatura orofacial com o objetivo de adequar a sensibilidade, a mobilidade e o tônus das estruturas da cavidade oral, melhorando postura, controle neuromuscular, diminuindo riscos de complicações, como desnutrição, desidratação, complicações respiratórias, melhorando, assim, a qualidade de vida e os aspectos sociais.[7] Em conjunto com a terapia fonoaudiológica tradicional, a bandagem elástica, visa proporcionar ao paciente o desenvolvimento e/ou a adequação das funções do sistema sensório-motor oral, reduzindo assim o tempo de tratamento.

Este recurso terapêutico apresenta diversos benefícios, como: redução da dor, adequação da função muscular, correção articular e melhora da circulação. Pode ser utilizado para prevenir ou tratar lesões já instaladas, em qualquer faixa etária, do recém-nascido ao idoso, com poucos efeitos colaterais. Para a aplicação correta da bandagem, são necessários conhecimentos específicos sobre anatomia e fisiologia muscular. Anteriormente à sua aplicação, é necessário realizar a limpeza da pele. Para tanto, deve-se utilizar algodão ou gaze e álcool a 70%. Em bebês, crianças e idosos, pode-se limpar a pele com hidróxido de magnésio, com o objetivo de se evitar possíveis irritações. A bandagem é constituída por âncoras ou pontos fixos, localizadas em suas extremidades, em que não se aplica nenhuma tensão. Entre as âncoras está localizada a zona terapêutica, local que recebe a tensão de tratamento. Na face, a tensão aplicada na zona terapêutica não deverá ultrapassar 25%, visto que esta é uma região extremamente sensitiva. Após a aplicação, deve-se friccioná-la visando ativar sua cola. Com base no objetivo terapêutico que se pretende alcançar, a bandagem pode ser aplicada da origem do músculo para a sua inserção, visando estimular a atividade muscular. Entretanto, com o objetivo de inibir a ação muscular ou movimentos patológicos, deve-se aplicar a bandagem da inserção para a origem muscular.[8]

A bandagem vem sendo empregada com a finalidade de melhorias no controle oral de crianças com alterações neurológicas, gerando como resultado final a redução da sialorreia e a melhora do vedamento labial.[4] Um estudo realizado com o objetivo de verificar a efetividade do uso da bandagem elástica associada ao tratamento fonoaudiológico no controle da sialorreia, com 11 crianças com quadro de sialorreia crônica e alteração neurológica, verificou que a bandagem elástica se mostrou eficaz no controle da sialorreia durante seu período de uso.[9]

Outra pesquisa objetivou verificar a eficiência da bandagem elástica Kinesio no controle de deglutição de saliva em crianças com paralisia cerebral. Participaram 42 crianças com idade média de 8 anos, diagnóstico de paralisia cerebral e queixa de sialorreia. Foram realizadas oito aplicações da Kinesio Tape na musculatura supra-hióidea. Concluiu-se que o método Kinesio Taping é eficaz na melhora do controle de deglutição de saliva em crianças com paralisia cerebral.[4]

Pesquisas que abordam o tema ainda são escassas. Faz-se necessária a realização de novos estudos para se verificar a efetividade deste recurso.

Neste capítulo, enfatizaremos a função muscular da bandagem, cujo objetivo visa desencadear efeitos sobre a musculatura, estimulando a função de um músculo ou grupo muscular em crianças com disfagia e modo respiratório predominantemente oral.

APLICAÇÃO DA BANDAGEM ELÁSTICA FUNCIONAL EM DISFAGIA PEDIÁTRICA

Aplicação na Musculatura Supra-Hióidea

- *Inserção:* extensão da linha milo-hióidea e rafe milo-hióidea; vai da mandíbula ao osso hioide.
- *Função:* eleva o assoalho da boca, a língua e o osso hioide, protrai o osso hioide e retrai a mandíbula.
- *Inervação:* nervo milo-hióideo (n. trigêmeo).

Aplicação (Fig. 7-1):

1º Aplica-se ZT (Zona Terapêutica) com a tensão adequada, na região do milo-hióideo.

2º Aplica-se ancoragens na região inferior da mandíbula, lateralmente.

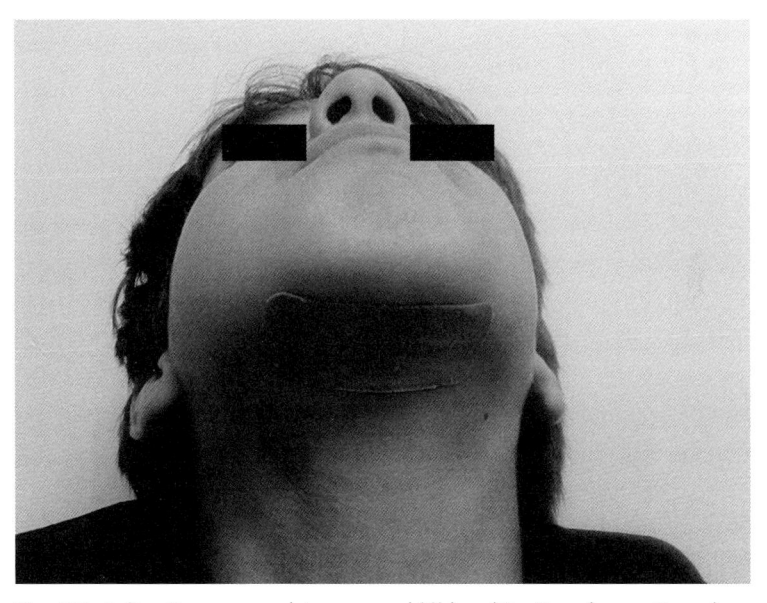

Fig. 7-1. Aplicação na musculatura supra-hióidea. (Ver *Prancha* em *Cores.*)

APLICAÇÃO DA BANDAGEM ELÁSTICA FUNCIONAL EM CRIANÇAS COM MODO RESPIRATÓRIO PREDOMINANTEMENTE ORAL

Aplicação no Músculo Nasal

- *Origem:* eminências caninas da maxila e eminências incisivas laterais.
- *Inserção:* cartilagem nasal lateral e asa do nariz.
- *Inervação:* nervo facial (ramo bucal superior).
- *Ação:* dilatação da narina.

Aplicação (Fig. 7-2):

1º Aplica-se até 25% de tensão no tape.
2º A ZT será aplicada no percurso muscular transverso.
3º Aplica-se ancoragens sem tensão na região das asas do nariz, bilateralmente.

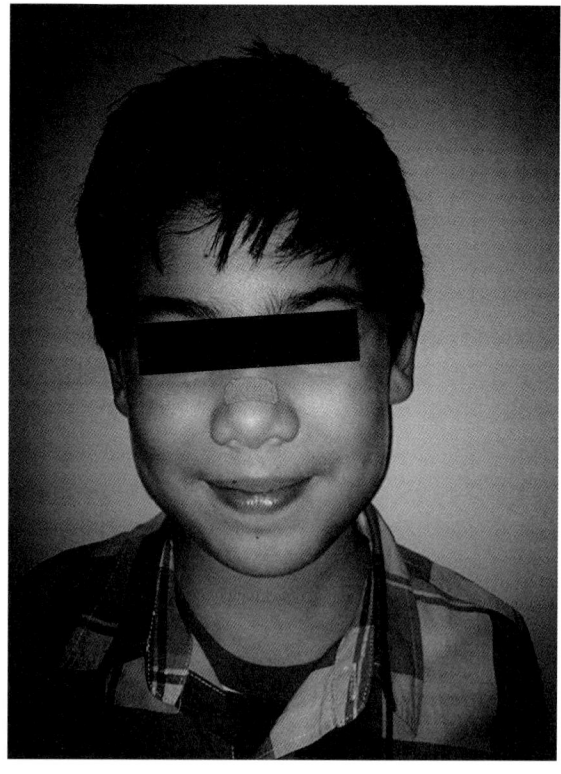

Fig. 7-2. Aplicação no músculo nasal. (Ver *Prancha* em *Cores.*)

Bandagem Elástica Funcional – Aplicação em Casos...

Aplicação no Músculo Orbicular da Boca

- *Inserção:* espinha nasal, fossetas incisivas, pele e mucosa dos lábios.
- *Inervação:* nervo facial (ramos bucais).
- *Ação:* fechamento dos lábios e protrusão. Sucção, beijo ou sopro, mastigação, fala e expressões faciais e fonação.

Aplicação (Fig. 7-3):
1º Mede-se o tape.
2º Aplicar a ZT na região mediana dos lábios superior e inferior, com tensão de até 25% e ancoragens sem tensão, próxima às comissuras labiais.

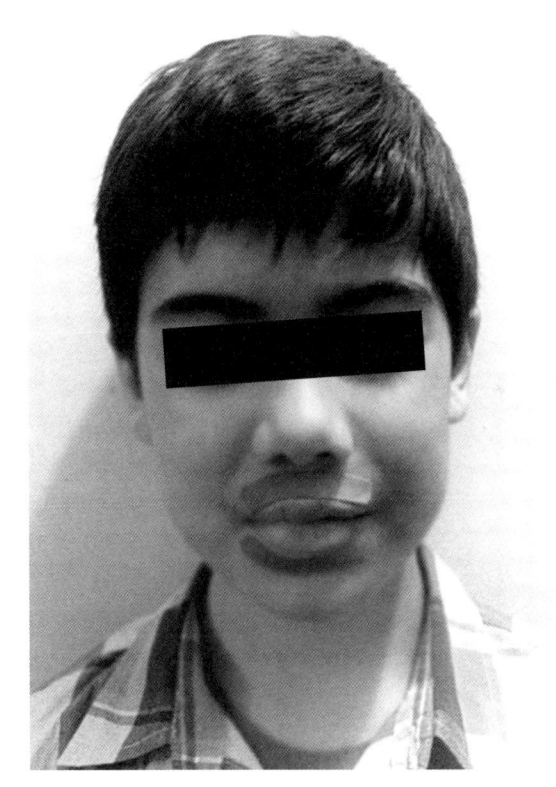

Fig. 7-3. Aplicação no músculo orbicular da boca. (Ver *Prancha* em *Cores*.)

Aplicação no Músculo Masseter
- *Origem:* margem inferior do arco zigomático.
- *Inserção:* ramo da mandíbula, nas proximidades de seu ângulo.
- *Função:* ergue a mandíbula e desloca ligeiramente para frente.
- *Inervação:* nervo trigêmeo (ramo massetérico).

Aplicação (Fig. 7-4):
- 1º Aplica-se ancoragem inicial na região da margem inferior do arco zigomático.
- 2º Realizar movimento da pele no sentido da ação muscular.
- 3º Aplica-se ZT no percurso muscular, com até 25% de tensão e ancoragem final no ângulo da mandíbula.

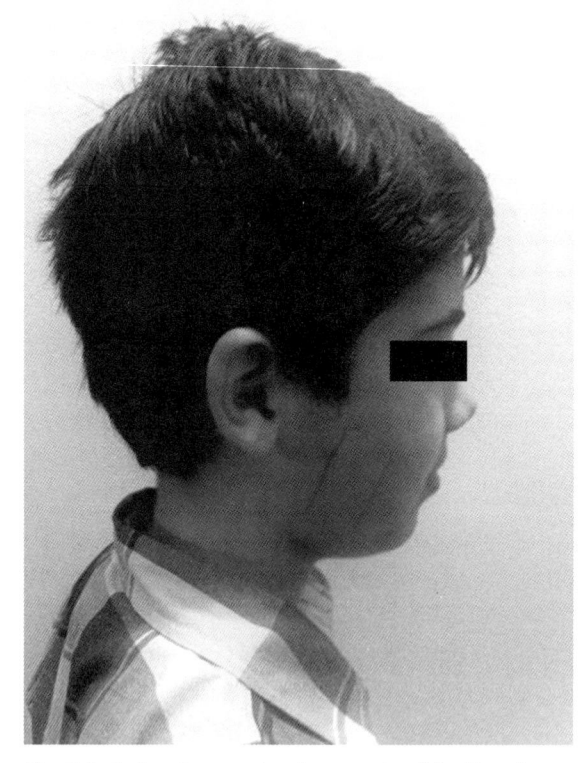

Fig. 7-4. Aplicação no músculo masseter. (Ver *Prancha em Cores.*)

REFERÊNCIAS BIBLIOGRÁFICAS

1. Villota-Chicaíza XM. Vendaje neuromuscular: Efectos neurofisiológicos y el papel de las fascias. *Rev Cienc Salud* 2014;12(2): 253-69.
2. Fernández JM. *Vendajes neuromusculares E.U. de fisioterapia, 2011.* Citado em: 2013 Abr. 5. Disponível em: <http://www.uclm.es/profesorado/jmfernandez/Alumnos/Tecnicas%20Especiales/Vendaje%20Neuromuscular%201.3%20alumnos.pdf>
3. Selva F. *El vendaje neuromuscular.* Art Divulgatio 2008 marzo. Citado em: 2013 Jun. 2; IV(1):39. Disponível em: <http://www.vendajeneuromuscular.es/publicaciones/UV-Fisioterapia-al-dia-vendaje-neuromuscular.pdf>
4. Oliveira RM, Rahal RO, Kokani AS *et al.* O uso da bandagem elástica Kinesio no controle da sialorreia em crianças com paralisia cerebral. *Acta Fisiátrica* 2009 Dez.;16(4).
5. Yasukawa A, Patel P, Sisung C. Pilot study: investigating the effects of Kinesio Taping in an acute pediatric rehabilitation setting. *Am J Occup Ther* 2006;60(1):104-10.
6. Inglesias JG, Peñas CFL, Cleland J *et al.* Short-term effects of cervical kinesio taping on pain and cervical range of motion in patients with acute whiplash injury: a randomized clinical Trial. *J Orthop Sports Phys Ther* 2009;39(7):515-21.
7. Augusto AG, Perez AC. Babação. Investigação quanto aos melhores métodos terapêuticos. *Acta Orl* 2006;24(4):200-5.
8. Kase K, Lemos T, Dias E. Kinesio taping: introdução ao método e aplicações musculares. São Paulo: Andreoli, 2013. 142p.
9. Caneschi WF, Paiva CCAN, Frade RL *et al.* Uso da bandagem elástica associada ao tratamento fonoaudiológico no controle da sialorreia. *Rev Cefac* 2014 Set.-Out.;16(5):1558-66.

CAPÍTULO 8

Obesidade Infantil – Uma Interlocução entre a Fonoaudiologia e a Psicanálise

Beatriz Helena Vieira Maranghetti Ferriolli
Carolina Ferriolli

> " *Também o sujeito, se pode parecer servo da linguagem, o é ainda mais de um discurso em cujo movimento universal seu lugar já está inscrito em seu nascimento, nem que seja sob a forma de seu nome próprio.* "
> Jacques Lacan

INTRODUÇÃO

Este capítulo foi escrito a quatro mãos. Duas mergulhadas no fazer clínico fonoaudiológico e duas na clínica psicológica. Pela afinidade entre as atuações e o desejo de mostrar que é possível realizar um trabalho sustentado nesses eixos (linguagem e psicanálise), aceitamos o desafio de falar sobre a obesidade infantil – campo ainda árido no que se refere às publicações, principalmente, relacionadas com a interface Fonoaudiologia e Psicologia.

Entendemos que o tempo cronológico auxilia o pesquisador em suas ideias. Tal tempo foi fundamental para as articulações deste capítulo, que podem nos levar a concluir algo a respeito da obesidade infantil sob uma nova ótica, trazendo consequências para a prática clínica fonoaudiológica.

Como o nosso objetivo é refletir sobre a obesidade infantil e suas implicações para a Fonoaudiologia, faz-se necessário esclarecer alguns conceitos teóricos que norteiam nosso trabalho clínico, entendendo que a concepção teórica a respeito do sujeito e da linguagem é estruturante da prática clínica. Temos a intenção, ao longo do capítulo, de realizar uma aproximação entre os campos da linguística e da psicanálise, singularizando a clínica fonoaudiológica.

O interesse de uma das autoras[1] pela área da obesidade infantil surgiu após uma experiência no CESNI (Centro de Estudos e Saúde em Nutrologia Infantil) da Universidade de Ribeirão Preto (UNAERP) e uma pesquisa de pós-doutorado desenvolvida no Departamento de Gastroenterologia da Universidade de São Paulo. Nessa ocasião, foi identificado que, além dos problemas físicos e psicológicos das crianças, havia a resistência e pouca compreensão dos familiares com relação a vários aspectos que envolviam as crianças com obesidade e outros transtornos alimentares.

Como no CESNI o trabalho com a obesidade infantil era realizado por uma equipe multidisciplinar,[2] o campo de exploração sobre o tema podia ser ampliado e merecia ser mais bem investigado para que, posteriormente, fosse feita uma intervenção mais apropriada. Era o momento de ver!*[3] Além disso, foi constatada uma carência de publicações sobre o tema obesidade infantil e sua implicação com o que chamamos, a princípio, de relações com as áreas psicológica e fonoaudiológica.

Durante o pós-doutorado, Ferriolli B[1] pesquisou sobre os distúrbios alimentares em crianças com idades que variavam de 1 a 8 anos e ficou constatada uma estreita relação entre os transtornos de alimentação, os hábitos parafuncionais e os distúrbios articulatórios.

Apesar da intenção de utilizar a psicanálise lacaniana para a investigação dos discursos dos pais a respeito de seus filhos,[4-7] não tivemos a oportunidade de aprofundar, como desejávamos, as implicações entre obesidade infantil, hábitos parafuncionais e alterações de fala relacionadas com o discurso dos pais, que, sem dúvida, é algo determinante na constituição da singularidade de cada sujeito, o que influencia, sobremaneira, na atuação clínica do fonoaudiólogo. Um segundo tempo se instaurou – o de compreender.[3]

Reunir aspectos da área fonoaudiológica e da psicanálise parecia-nos incompatível, pois o sujeito do qual falávamos não era o do positivismo clássico e da ciência cartesiana, centrado e indivisível ("ser"), mas, sim, o sujeito da linguagem, cindido pelo simbólico e, por ser dividido, é singular; remete a uma singularidade para ser interpretado em seu sintoma e ser tratado também em suas demandas.[5]

---

*Referimos, aqui, à conceituação de tempo lógico de Jacques Lacan: o tempo de ver, o tempo para compreender e o momento para concluir.[3]

Se por um lado havia um fosso entre as áreas, por outro, colegas da Fonoaudiologia[8-11] já haviam desbravado caminhos de interlocução entre a clínica fonoaudiológica e a psicanálise, testemunhados no dizer de Freire:[11] "É necessário ultrapassar a descrição operada pela linguística das formas sobre a fala e alçar uma ciência da linguagem que irá atuar sobre o funcionamento do discurso do falante [...] à Linguística é conferida a maternidade, com certeza a paternidade deve ser atribuída à Psicanálise".

Freire[11] destaca que a Fonoaudiologia, ao definir a linguagem como sendo seu objeto de estudo, filia-se à linguística e aponta o discurso tanto do paciente como o da família como privilegiado no contexto clínico. Afirma que "[...] a Fonoaudiologia é um campo de conhecimento cujo objeto é a linguagem – em funcionamento e em sua materialidade [...]"

Uma vez definida nossa filiação ao campo da linguística como articulações realizadas por Lacan,[12] em que há uma supremacia do significante sobre o significado, cabe, ainda, esclarecer como entendemos o significante corpo e, para tal, lançamos mão de um excerto do artigo "Reflexões sobre a queixa muda da anoréxica",[13] já que tanto na anorexia como na obesidade estamos lidando com o descontrole do sujeito – que responde a uma demanda (de quem?) – com relação ao alimento com a exacerbação da pulsão oral*.[14]

"Incorporamos aqui a visão de que o processo de estruturação do sujeito através da entrada no simbólico implica a articulação do Real (do organismo enquanto massa amorfa e indistinta), do simbólico e do imaginário.[15] Então, ao falarmos de corpo não falamos mais apenas de carne, músculos e tendões. Falamos de um sujeito imerso na linguagem; falamos de deslizamentos significantes, de sentidos e significações. **Falamos de um sujeito que está constantemente escapando e confundindo-se com o eu e/ou o corpo**. Assim como tendões e músculos constituem o sujeito/o corpo, **a linguagem o significa e o constitui em sua infindável incompletude. Desse modo, o sujeito funda na linguagem sua importância ontológica**." (grifo nosso)

---

*Pulsão *(trieb)* não deve ser confundida com instinto *(instinkt)* ou necessidade. A pulsão, segundo Freud (Projeto de uma psicologia científica, 1890) possui quatro elementos: **a fonte** (corpo); **a pressão** (energia potencial que impulsiona a psique sem cessar e não pode ser saciada como a sede e a fome que podem ser saciadas); **o alvo** (pode ser qualquer objeto-coisa; há uma diferença entre o objeto da necessidade e o objeto da pulsão, pois nenhum objeto da necessidade poderá saciar o objeto da pulsão); **o objeto** (que segundo Lacan (1964-1998) é totalmente indiferente; o único objeto que poderia responder à pulsão é o objeto do desejo).[14]

Como uma tentativa de ampliar a visão de sujeito na clínica fonoaudiológica, adotamos a concepção lacaniana de que o sujeito, uma vez constituído pela linguagem (campo do simbólico), também possui um corpo (campo do real), sendo que o mundo real é inscrito não sem um viés subjetivo que reflete o imaginário. Lacan descreve o R.S.I (o Real, o Simbólico e o Imaginário)[15] como sendo os três registros que sustentam o inconsciente.

O imaginário do sujeito inicia-se no estádio do espelho[16] e, por volta de um ano e meio, a criança, ao assumir uma imagem de si, já fica instaurada a "sensação" de falta, uma vez que só conseguirá ver-se por completo quando estiver na presença de um Outro* que possa representá-la. Assim, a incompletude é algo inerente ao ser humano. O simbólico diz respeito ao sistema de representação – a linguagem; já o termo "real" é empregado para designar a realidade fenomenal que é impossível de ser simbolizada e é da ordem do *non sense*. A partir dos três registros impressos no inconsciente do sujeito é que a subjetividade se instala, constituindo, dessa forma, o quarto elo.[15]

Pelo que foi citado acima, a criança depende do Outro para designá-la como um sujeito, e tal trajetória se realiza não só por meio dos significantes (linguagem) expressos pelo discurso familiar, mas, também, pelos olhares, expectativas, imperativos e supostos silêncios. Tentaremos, ao longo deste capítulo, discutir aspectos que constituem a obesidade infantil em sua gênese, considerando-se as marcas significantes inscritas nos discursos da mãe/cuidadores como fundamentais para o entendimento e a direção clínica dos casos.

Ferriolli C[17] escreveu a respeito da obesidade infantil dada sua abrangência e influências com os aspectos psicológicos. Ao longo da pesquisa realizada por essa autora, ficou evidente a influência dos pais no processo de alimentação da criança, tanto na formação de hábitos como em suas escolhas. O que ficou constatado, também, foi a implicação dos pais no processo de emagrecimento ou manutenção da obesidade do filho.

Após a graduação, Ferriolli C[18] manteve seu interesse pelo tema obesidade ao criar um *blog*, produzindo textos e reunindo assuntos relacionados

---

*"Termo utilizado por Jacques Lacan para designar um lugar simbólico – o significante, a lei, a linguagem, o inconsciente, ou ainda, Deus – que determina o sujeito ora de maneira externa a ele, ora de maneira intrassubjetiva em sua relação com o desejo. Pode ser simplesmente escrito com letra maiúscula, opondo-se, então, a um outro com letra minúscula definido como outro imaginário ou lugar de alteridade especular."[19]

com o desejo e impulso do sujeito da modernidade com relação ao alimento. A internet nos permite compartilhar ideias com um maior número de pessoas, além da possibilidade de uma interlocução *on-line*, que reúne elementos interessantes para se pensar a respeito da contemporaneidade. Uma época que incita o sujeito a buscar satisfação imediata e direta com diferentes formas de prazeres orais: alimentos, bebidas, cigarros, drogas, chicletes, entre outros. Há no sistema capitalista um mestre (virtual e imaginário) que ordena o gozo[19,20] como forma de satisfação e realização, porém, trata-se de um engodo. O sujeito encontra-se imerso nessa ideologia dominante e entra em um círculo vicioso, sendo que uma das consequências pode ser a obesidade.

Após essa introdução, decidimos, em um primeiro momento, pela atualização das informações sobre a obesidade infantil no mundo, posteriormente, discorreremos sobre a constituição do sujeito obeso e as articulações com a psicanálise lacaniana para, finalmente, discutirmos a respeito das intervenções fonoaudiológicas.

OBESIDADE INFANTIL NO MUNDO – UMA REALIDADE ALARMANTE

Atualmente, a Organização Mundial da Saúde (OMS) considera que a obesidade infantil já se tornou uma epidemia.[21] De acordo com Araújo, Teixeira e Coutinho,[22] entre todos os transtornos relacionados com a esfera alimentar, a obesidade é provavelmente a situação de mais difícil entendimento. A tendência atual é a de compreender a obesidade como multicausal, na qual interagem fatores genéticos, fisiológicos, ambientais e psíquicos, resultando em acúmulo excessivo de energia em forma de gordura no organismo.[23]

A ocorrência da obesidade tem adquirido grande significância na área da saúde, principalmente, devido ao impacto que causa na vida das crianças, trazendo consequências físicas, sociais, econômicas e psicológicas, tanto em países desenvolvidos como nos subdesenvolvidos.[24]

Segundo levantamento atual da Organização Mundial da Saúde (OMS), pode ser que tenhamos 75 milhões de crianças acima do peso em 2025. De acordo com o órgão, a obesidade infantil é um dos maiores problemas de saúde atualmente e no futuro. Além disso, é preciso ter consciência de que crianças não são adultos pequenos, portanto, tal grupo exige uma estratégia diferente daquela empregada em adultos, e isso é destacado pela comissão criada para o enfrentamento da obesidade infantil na OMS.[25]

De acordo com um estudo realizado pela secretaria da saúde de uma cidade no Colorado (Estados Unidos), alguns fatores durante a gestação e até os 2 anos da criança contribuem para o aumento da obesidade, como: obesidade ou sobrepeso da mãe durante a gestação; introdução de alimentos sólidos antes dos 4 meses de idade; assistir muita televisão ou ficar muito tempo exposto a tecnologias, como celular, computador e jogos; além de não dormir o suficiente e se alimentar de forma não saudável, ou seja, com excesso de *fast-food* e industrializados.[26]

Tocar no tema obesidade infantil traz aspectos socioculturais da modernidade e um deles diz respeito às mudanças nos hábitos alimentares, que passaram das comidas, predominantemente, feitas pelas mães e avós para os *fast-foods*, enlatados e empacotados (bolachas, salgadinhos e seus derivados). Houve uma perda tanto na qualidade de nutrientes ingeridos como na textura, prejudicando o desenvolvimento e o fortalecimento muscular da região oral.[1]

Salientamos que a alimentação deve ser um momento de tranquilidade e consciência, pois todo o sistema gastrointestinal absorve o estresse e a ansiedade do meio ambiente e das pessoas ao redor. Para que a criança desenvolva sua sensibilidade oral a diferentes texturas, sabores e temperaturas é necessário que sua atenção esteja focada no alimento, que não haja estímulos concorrentes, em especial, a televisão e conversas impróprias à criança.

Durante a pesquisa de pós-doutorado de Ferriolli B.[1] houve a oportunidade de visitar as residências de participantes com obesidade infantil na hora do almoço e não era incomum encontrá-los sentados na frente da televisão, "hipnotizados" pelas imagens e colocando o alimento na boca sem olhar para o prato, sem mastigar o suficiente, quando não eram alimentadas por outra pessoa.

Há estudos que relacionam o tempo gasto assistindo televisão e a prevalência de obesidade. A taxa de obesidade em crianças que assistem menos de 1 hora diária é de 10%, e o hábito de persistir por 3, 4, 5 ou mais horas por dia vendo televisão está associado à prevalência de cerca de 25%, 27% e 35%, respectivamente.[27,28]

Com seu estudo, Ferriolli C[18] verificou a total disponibilidade de alimentos não saudáveis, como bolachas recheadas, chocolates e outros industrializados, à criança obesa. Ao serem questionados, os pais sabiam que isso era errado, todavia, alegavam que a "criança gostava". Vale ressaltar o papel dos pais na formação do hábito alimentar e como exemplos aos pequenos. E o que foi levantado ao escutar os discursos dos pais/cuidadores é que o alimento oferecido e mantido durante anos no cardápio familiar tem relação com hábitos ou valores que, muitas vezes, antecedem o nascimento dos filhos, ou seja, quem está habituado ou sente necessidade do alimento são os próprios pais.

A mídia também exerce uma grande pressão sobre as crianças e os pais, que, por falta de esclarecimento ou por cederem aos apelos dos filhos, disponibilizam alimentos que contribuem, em demasia, para o ganho de peso e para a instalação de maus hábitos alimentares.

De acordo com relatório publicado no mês de janeiro de 2014, na Grã-Bretanha, pelo *Overseas Development Institute* (ODI), o número de pessoas acima do peso tem crescido muito em países em desenvolvimento, como Brasil, China e Índia. Na década de 1980, na América Latina, o índice de pessoas acima do peso era de 30%; passados 28 anos, subiu para 60% e esse número tem crescido. Segundo um dos autores do relatório, os principais fatores para o aumento são as mudanças no estilo de vida, o aumento da disponibilidade de alimentos processados, a mídia e a publicidade.[29]

Para a VIGITEL (Vigilância de Fatores de Risco e Proteção para Doenças Crônicas por Inquérito Telefônico), quase metade da população brasileira está acima do peso. Em 2006, a porcentagem era de 42,7%; em 2011, esse número passou para 48,5%.[30]

De acordo com a Pesquisa sobre Orçamentos Familiares (POF), realizada em 2008 e 2009, em parceria com o IBGE e o Ministério da Saúde, a obesidade e o sobrepeso têm aumentado rapidamente nos últimos anos, em todas as faixas etárias. Na faixa entre 5 e 9 anos, 34,8% dos meninos e 32% das meninas estavam com sobrepeso, e 16,6% dos meninos e 11,8% das meninas, obesos. O aumento do número de crianças obesas é muito preocupante, pois acarreta enorme problema de saúde pública, uma vez que 80% dos adolescentes obesos permanecem com excesso de peso na vida adulta.[31]

As complicações da obesidade que, antes, só apareciam tardiamente, estão ocorrendo cada vez mais cedo. Cerca de 60% dos pequenos entre 5 e 10 anos de idade apresentam pelo menos um fator de risco para doença cardiovascular (hipertensão arterial, alteração do metabolismo da glicose e fatores pró-trombóticos) e 20% sofrem com dois ou mais desses fatores.[30] Além das doenças metabólicas, as crianças obesas padecem de outros males – como asma, apneia do sono, complicações ortopédicas, puberdade precoce, síndrome dos ovários policísticos – e com consequências psicossociais (discriminação, desajuste social e baixa autoestima).

Segundo uma notícia divulgada pelo *UOL Notícias Saúde*,[31] em abril de 2014, "Obesidade e sobrepeso infantil cresceram 1.000% no Brasil em 40 anos", afetando "39% das crianças brasileiras, de acordo com o pesquisador e médico brasileiro Víctor Rodríguez Matsudo". Para o especialista, "a tendência é dramática porque a quantidade de crianças com excesso de peso é muito maior do que as que têm obesidade, de modo que em pouco tempo aumentará a quantidade de crianças obesas". Há um alerta sobre o Brasil viver, nos próximos anos, "situações dramáticas de saúde pública", caso continue esse ritmo. De acordo com Matsudo, o maior problema é o sedentarismo. As crianças não praticam esportes, despendem horas na frente dos computadores, *tablets* ou *smartphones*, estimulados pelos pais que acham maravilhoso o filho de 2 anos já saber mexer em aparelhos eletrônicos.

As crianças estão mais sedentárias. Houve aumento de tempo de tela (TV, computador, videogames), aumento dos transportes escolares, redução das atividades físicas em decorrência de novas agendas e de problemas com segurança. Existem evidências científicas demonstrando que a atividade sedentária se correlaciona com a obesidade infantil; que os obesos são menos ativos e queimam menos calorias e, ainda, à medida que eles progridem da infância para a adolescência, as atividades sedentárias aumentam.[24]

Há um engano cabal em se pensar que a criança pequena pode substituir a interação com pessoas por eletrônicos. E, infelizmente, até profissionais da área da linguagem utilizam excessivamente os eletrônicos. Não há nada que substitua a interação da criança com seus pares e nada é melhor do que isso para o seu desenvolvimento de fala, linguagem e dos aspectos éticos e morais.

Constatamos, frequentemente, que os pais encontram-se imersos em uma ideologia dominante que valoriza o uso de eletrônicos em detrimento de brincadeiras corporais como as que ocorriam nas gerações anteriores, em que as crianças se arrastavam, engatinhavam e andavam por volta de 1 ano, posteriormente, entretinham-se com jogos e brincadeiras explorando o chão e os espaços da casa. Mais tarde, havia estímulos para soltar pipa, pular corda, subir em árvores, jogar queimada etc. Sabemos que muitas escolas infantis são adaptadas em pequenos locais e as crianças não ficam descalças ou são impedidas de correr, subir e descer por falta de espaço, por excesso de cuidados ou falta de funcionários.

Mexer o corpo em diferentes superfícies e espaços significa apropriar-se do mesmo, de sua lateralidade e ritmo. Vemos na clínica, por meio de entrevistas com os pais, que, frequentemente, as crianças ainda são colocadas em andadores ou "quadrados", ficando restritas a pequenos espaços, o que facilita que levantem e andem precocemente, pulando etapas em seu desenvolvimento.[32]

Ao transitar pelas pesquisas sobre a obesidade infantil, percebemos que diferentes autores e instituições abordam aspectos físicos, psicossociais e éticos sobre o tema, ratificando a necessidade de um cuidado multiprofissional. Além da realidade alarmante com relação à obesidade infantil já descrita anteriormente, o que estamos propondo para o próximo item é realizar um percurso por meio do sintoma "obesidade infantil", atrelando tal significante ao discurso materno por ser este constitutivo da criança como "corpo" e como singularidade atrelada ao real, simbólico e imaginário. O sintoma é o que deflagra o sujeito em seu desejo mais íntimo – sintoma e desejo são inseparáveis e constituem a mesma cadeia discursiva.

COMO O SUJEITO OBESO CONSTITUI SUA ORALIDADE

Sabendo da ambiguidade que o termo oralidade pode gerar aos leitores, esclarecemos que tal significante estará atrelado, neste contexto específico, à pulsão oral[14] e suas relações com o comer.

O bebê, que antes de nascer encontra-se imerso no líquido amniótico e se alimenta diretamente pelo cordão umbilical, terá que aprender, após o nascimento, um ritmo, de certa forma, imposto a ele ou sugerido pelo ambiente. As apreensões da mãe e familiares terão um peso significativo e decisivo no futuro dele, no que se refere aos hábitos alimentares.

A Fonoaudiologia tradicional* orienta sua prática compreendendo o sujeito da linguagem como resultante de um potencial biológico previamente determinado e que se desenvolve por meio de um processo de aprendizagem. Como o sujeito é entendido a partir de pressupostos que se sustentam na tradição empirista e na racionalista, as técnicas e estratégias clínicas traçadas e utilizadas no tratamento das alterações e disfunções decorrem de tais pressupostos, sendo que toda a clínica fonoaudiológica (desde a anamnese e avaliação até o prognóstico) se sustenta nos mesmos pilares.

Ferriolli B e Witt[33] descreveram, detalhadamente, como realizar um trabalho fonoaudiológico alicerçado em paradigmas diferentes do descrito anteriormente, partindo da noção de sujeito ideológico e inconsciente, que se constitui *na* e *pela* linguagem do outro/Outro.[4] A criança passa de ser humano biológico desenvolvido a partir de etapas (paradigmas empirista/racionalista) para sujeito historicizado e constituído pelo discurso familiar; assim, "a criança é concebida como uma posição no interior da estrutura discursiva familiar [...] o sujeito [...] também deve ser compreendido como uma posição, pois seus enunciados serão proferidos a partir dos lugares possíveis a ele em suas relações interpessoais".

Nessa perspectiva, os papéis na clínica fonoaudiológica (terapeuta e "paciente") são dialéticos e se constroem no acontecimento, e não *a priori*. De acordo com Ferriolli B e Witt:

"[...] Isso possibilita lidar com o que o sujeito nos traz, já que a relação é via significação (de uma fala ou de um silêncio) e, assim, o papel da clínica passa a ser o da investigação/interpretação de indícios dos processos discursivos ou do acontecimento. Em um movimento constante entre falar/calar, compartilhar/divergir, distanciar/aproximar, se instauram lugares novos e possíveis para a criança deixar sua posição latente e ocupar, também, um lugar ativo de falante e autor."[33]

Para Jerusalinsky[34a,b]

"O sujeito é efeito da obra da linguagem; como tal, está antecipado no discurso parental. Para que tal estrutura opere na criança, depende em parte da permeabilidade que o constitucional e o maturativo lhe ofereçam desde o

---

*Estamos considerando como "Fonoaudiologia tradicional" os discursos e práticas ortodoxos vinculados, em especial, às teorias empirista e racionalista. Para melhor compreensão de tais pressupostos, orientamos a leitura do capítulo "Desenvolvimento da Linguagem" de Palladino.

plano biológico. Porém, de forma decisiva, depende da insistência com que os personagens tutelares da criança sustentem essa estrutura na região de seu limite. Falar do desenvolvimento do sujeito é, por isso, um contrassenso: na função materna, formadora especular do "eu", está presente desde o início a função paterna. Por um lado, pelo desdobramento de seu desejo (ao filho e ao pai), e, por outro lado, porque em seu discurso (nas ações de cuidado com sua criança) já está presente o "mapa" da significação sexual e social do corpo do pequenino. O que se desenvolve é a capacidade da criança de se apropriar destas instâncias e, consequentemente, do uso dos sistemas simbólicos que organizam suas relações [...]."

Lacan[12] afirma que o inconsciente está estruturado como linguagem, e que é o mundo das palavras que cria o mundo das coisas. Sendo assim, o ser humano é ordenado pela cultura e é por meio dela que estabelece suas relações socioculturais, inclusive com a alimentação.[35]

Segundo Maia, Medeiros e Fontes[35] "o conceito de sintoma é fundamental na psicanálise, orienta a sua práxis, demarca seus limites terapêuticos e se tornou objeto de interesse a outros campos [...]". Ao longo da obra de Freud, o sintoma aparece como expressão de um conflito psíquico, mensagem do inconsciente e satisfação pulsional. Para Lacan, o sintoma se apresenta como uma invenção do sujeito, que reflete um gozo e uma mensagem endereçada ao Outro. Ele afirma, ainda, que o sintoma explicita e esconde, considerando-o como uma metáfora, já que sempre aponta para outro sentido.[36,37]

Ferriolli B[3-7] fala da constituição do sujeito a partir do discurso dos pais, e tal teoria tem-se comprovado por meio dos atendimentos clínicos e registros cuidadosos dos discursos de familiares e dos pacientes. Conforme dito anteriormente, como o sintoma é uma mensagem endereçada ao outro/Outro, é preciso que seja decifrada no contexto da clínica. A decifração ocorre via discurso e não há como compreender o sintoma e suas relações causais, além dos efeitos sobre o corpo; isso se dá somente pelo exame clínico ou pela anamnese clássica, pois corremos o risco, enquanto clínicos, de cair no engodo da transparência, acreditando que tanto a queixa como os sinais corporais são capazes de relatar todas as implicações do sujeito em seu sintoma.

Lacan,[38] em "Os complexos familiares na formação do indivíduo", assinala que:

"O complexo do desmame fixa no psiquismo a relação da alimentação, sob o modo parasitário que as necessidades dos primeiros meses de vida do homem exigem; ele representa a forma primordial da imago materna. Portanto, ele funda os sentimentos mais arcaicos e mais estáveis que unem o indivíduo à família [...] De fato, o desmame, por qualquer das contingências operatórias que comporta, é frequentemente um traumatismo psíquico, cujos efeitos individuais, anorexias ditas mentais, toxicomanias pela boca, neuroses gástricas, revelam suas causas à psicanálise."

O significante corpo nesse texto de Lacan vai além da significação cartesiana da modernidade – corpo biológico que satisfaz (ou não) as necessidades do sujeito. Trata-se de um corpo inscrito em formações imaginárias a partir do registro simbólico que trará, como consequência, uma singularidade ao sujeito. A criança se encontra totalmente vulnerável ao outro/Outro, sendo que a questão da oralidade pulsional dita, de forma vultuosa, a direção que esse corpo irá tomar. Escutar como as famílias falam de seus filhos é o início do tratamento, uma vez que os significantes que deslizam nesse discurso serão determinantes para a compreensão do funcionamento desse corpo e de sua repetição pulsional.

Lacan[14] insiste que a pulsão deve ser distinguida da necessidade, pois essa última diz respeito a uma função biológica ritmada, diferentemente do que Freud anuncia, o qual acredita que a pulsão está submetida a uma constância da pressão. Lacan ainda ressalta que "a pulsão não seria necessariamente satisfeita por seu objeto" e afirma:

"Está claro que estes com quem lidamos, os pacientes, não se satisfazem, como diz, com aquilo que são. E, no entanto, sabemos que tudo o que eles são, tudo o que vivem, seus próprios sintomas têm a ver com a satisfação. Eles satisfazem alguma coisa que, sem dúvida, vai de encontro àquilo com que eles poderiam se satisfazer, ou, melhor ainda, satisfazem a alguma coisa. Eles não se contentam com seu estado, mas ainda assim, estando neste estado tão pouco contentador, contentam-se. Toda a questão é saber o que é este *se* que é aqui contentado."

O conceito de pulsão é central com relação ao tema obesidade, pois existe uma diferença radical entre o objeto pulsional e o objeto da necessidade, e não há objeto da necessidade que possa satisfazer a pulsão. Como diz Lacan,[14] o que satisfaz a pulsão na necessidade alimentar não são os alimentos, mas o "prazer da boca". Diante disso, levantamos a seguinte questão: que objeto é este que pode responder à demanda da pulsão?

Responderemos a essa questão, retomando o nascimento e a primeira necessidade do bebê após respirar, que é a de se alimentar. A criança se encontra em uma necessidade eminentemente orgânica; ela não tem uma imagem psíquica do objeto que lhe trará satisfação, mas o leite (seja qual for a forma de aleitamento) lhe é oferecido. Nessa primeira condição, o processo pulsional é da ordem da necessidade, pois a pulsão é satisfeita sem a mediação psíquica, mas o prazer é imediato e o estado de tensão reduzido. Tal experiência imprime na criança um traço mnésico em sua psique e retornará sempre ligado à imagem/percepção do objeto. Esse traço mnésico é o que constitui a representação do processo pulsional para o sujeito. Após a primeira experiência de satisfação, a imagem do objeto e o traço são reinvestidos e a manifestação pulsional não pode mais aparecer como pura necessidade. A criança confunde, a princípio, a evocação mnésica da satisfação passada com a percepção do acontecimento presente. O que se confunde são os objetos (**representado** da satisfação passada e **real** da possível satisfação presente).

Após algumas experiências de satisfação, a criança irá diferenciar, inconscientemente, a "imagem mnésica da satisfação" com a "satisfação real". As buscas futuras da criança serão orientadas pela imagem mnésica, uma vez que o sujeito passa a associar o objeto real de satisfação a essa imagem, a qual se constitui como modelo do que será buscado na realidade para satisfazer a pulsão.

Percebe-se, dessa forma, que a pulsão busca um objeto ou uma satisfação imaginária e inexistente. E essa satisfação nunca se concretiza como o objeto almejado. Assim, a imagem mnésica funciona na psique como uma representação antecipada da satisfação ligada ao processo pulsional. Freud[39] afirma que o desejo nasce de um reinvestimento psíquico a partir de um traço mnésico de satisfação, tal traço encontra-se ligado à identificação de uma excitação pulsional. Não há um objeto que possa ser investido para satisfazer a pulsão, por isso Lacan denominou de "objeto a" ou "objeto do desejo" e ao mesmo tempo "objeto causa do desejo" ou "objeto perdido".[40]

Não há, portanto, um objeto real que possa satisfazer o sujeito em sua plenitude, entretanto, o único objeto que poderia responder à pulsão, segundo Lacan, é o objeto do desejo. Por outro lado, o que resta de lembrança de "plenitude e satisfação" ao sujeito são apenas traços mnésicos de seus primeiros contatos com o alimento (aleitamento), podendo considerar, dessa maneira, o desejo como uma parte do todo e, por isso, Lacan designará o desejo como sendo metonímico.[41]

A metonímia consiste em empregar um termo pelo outro, havendo entre ambos estreita afinidade de sentido (*metonymia* vem do grego e significa mudança de nome). Todavia, trataremos tanto da metonímia como da metáfora (substituição de um significante por outro que poderá ocorrer por similaridade semântica ou homofônica) com base nos princípios lacanianos, que afirmam estar a metáfora associada ao sintoma, e a metonímia, ao desejo do sujeito.

Tfouni e Ferriolli[6] identificaram como os pais representavam no discurso seus filhos com atraso no desenvolvimento da linguagem, demonstrando que o "atraso" já se materializava nos discursos desses pais desde a mais tenra idade. Os desejos destes se materializavam metonimicamente nos discursos e se concretizavam no sintoma daqueles de forma metafórica.

A questão da obesidade infantil está relacionada com COMO a criança se constitui na dinâmica familiar e não só com os aspectos de predisposição genética.[4-6] O imaginário da mãe (ou cuidador), que no caso pode ser uma avó ou outra pessoa que faça o papel de quem alimenta, estabelece, a partir dessa função, uma relação de dependência física e psíquica com a criança. Todos sabem, por experiência própria, que o alimento vai além da necessidade de nutrir o corpo físico, tanto que, ao longo de nossas vidas, podemos estabelecer relações de dependência ou repulsa com determinados alimentos.

O discurso do cuidador deflagra o lugar que a criança ocupa na dinâmica familiar. Vejamos no excerto abaixo como uma mãe repete a sua história alimentar com ambos os filhos com sobrepeso:

"Ela é muito seletiva para comer, atualmente, está mais adequada, mas **comia muito e errado, igual ao irmão.**

Ela larga o garfo, mastiga... porque **eu nunca tive tempo** do almoço – quando **eu era criança**. O Luiz (marido) **não tem tempo**, trabalha à noite, ele senta com as crianças... **eu tinha 10 minutos para engolir uma comida por causa do trabalho dos meus pais, foi a vida inteira assim,** *eu tinha atividade o dia todo*, **minha mãe tinha horário de almoço**... Hoje eu sento e procuro fazer isso, de mastigar com as crianças, mas o Pedro é apressado, come muito rápido. A Luiza **não para pra comer**, dá uma garfada e levanta. Meu irmão é muito ansioso, é obeso, come demais. *Eu tenho várias atividades com eles*, eu não sei se elas já fazem isso porque têm que levantar, **eu** tenho várias atividades... Quando eles eram menores, quando a Luiza nasceu, o Pedro já ia para a escolinha. O Pedro (3 anos e meio) **já comia na escola até passar mal** e a Luiza já **comia até passar mal** (2 anos). Eu não ia para lugar nenhum porque ele (Pedro) **comia até passar mal. Eu quero as coisas para ontem**... eu nem deixei ela tomar café para vir aqui, fui comprar um salgado, *achei que* a gente estava atrasada... Como eu fiz Psicologia tenho procurado melhorar esses aspectos... A ansiedade deles reflete na comida. **O Pedro abria a geladeira o dia todo, come um pedaço de bolo, ele não vai sair correndo**... Mas, é que nem aquela dificuldade que eu falei prá você, quando está comigo come direito, quando está com *os outros dão tudo que eles querem.*

O pai deles também está com sobrepeso e eu também não sou magrinha, nunca fui...

Meu irmão passou por **esse período de correria dos pais**. Ele é afobado, fala: "Vamos logo!". "Tem que acabar"...

Eu ainda sou supersossegada perto dele. No final de semana, eu procuro ficar tranquila. Todo dia eu falo para o pai que **eles têm a medida certa**, é o necessário.

A avó **compra tudo que é bom para eles comerem**. Umas 3 vezes por semana eles vão para lá."

Identificamos que a mãe ao falar dos filhos, fala de si própria: *"nunca tive tempo* do almoço **quando eu era criança**... *eu tinha 10 minutos para engolir uma comida* por causa do trabalho dos meus pais, foi a vida inteira assim, *eu tinha atividade o dia todo*, minha mãe tinha horário de almoço... Meu irmão passou por **esse período de** *correria dos pais*. Ele é afobado!"

A representação que a mãe faz da alimentação manifesta-se pelos significantes: "não ter tempo", "engolir a comida", "tinha atividade o dia todo", "correria dos pais". A mãe parece alienada aos significantes acima e torna-se "escrava" do Outro determinante desde a sua infância. Como presa a uma teia, ela não consegue desvencilhar-se do ritmo imposto pela mãe a ela na infância e promove o mesmo aos filhos, mesmo alegando que faz diferente.

Vejamos as contradições em seu discurso:

"Hoje eu sento e procuro fazer isso, de mastigar com as crianças, mas o Pedro é apressado, *come muito rápido*. A Luiza **não para pra comer**, dá uma garfada e levanta. Meu irmão é muito ansioso, é obeso, come demais. *Eu* *tenho várias atividades com eles*, eu não sei se elas já fazem isso porque têm que levantar, *eu tenho várias atividades...*"

Apesar de a mãe declarar que: "hoje eu sento e procuro fazer isso, de mastigar com as crianças...", ela afirma: "eu tenho várias atividades com eles". Tal qual em sua infância, quando tinha muitas atividades e precisava comer correndo, impõe aos filhos um ritmo parecido, mesmo declarando que sabe "[...] o que é melhor para os filhos e para si própria", mas revive com eles a mesma cena de sua infância. É visto que essa mãe está atrelada a uma rede de repetição da qual ela não consegue se libertar.

A partir da análise acima, podemos salientar que, embora a mãe relate ter informações sobre obesidade, hábitos alimentares e já ter buscado orientação na Psicologia, ainda mantém hábitos não saudáveis com os filhos: "**eu nem deixei ela tomar café para vir aqui, fui comprar um salgado, achei que a gente estava atrasada.**"

Constatamos que para se tratar a obesidade, não basta orientar a família ou a criança, pois, além de o sintoma ter uma representação explícita (conteúdo manifesto), também opera a nível inconsciente.

Ferriolli,[5] Destaca

"O sintoma, para a Psicanálise, refere-se à expressão de um conflito inconsciente e não é identificado como o sinal de uma doença. Para Lacan, o sintoma é efeito do simbólico no real, pois o sintoma é o que as pessoas têm de mais real, é o que não pode ser eliminado, mas transformado, para que continue sendo possível o desejo do sujeito."

Para Lacan,[41] o sintoma é uma metáfora e está sempre atrelado ao desejo, que é metonímico. Ferriolli[4,5] alerta para o fato de que certos problemas de fala e linguagem das crianças já estavam antecipados nos discursos dos pais, e a criança em busca do amor deles acata o lugar a ela determinado. Parece-nos que o excerto acima também demonstra que o mesmo ocorre com as crianças que construíram sua imago de obesas a partir do lugar determinado a elas. O funcionamento discursivo da mãe antecipa e fixa as crianças como obesas, possibilitando-nos destacar que a obesidade não está relacionada somente com a genética, mas com um comportamento antecipado, em um primeiro momento, pelo discurso familiar.

O corpo da criança é capturado desde o nascimento em uma cadeia significante que o determina pelo olhar e pela voz.[42] Há um ordenamento simbólico do corpo que é operado pelo Outro, o qual estrutura esse corpo não pela *Gestalt-Theorie*,[34b] mas "em uma posição imaginária". O simbólico (linguagem) cria bordas e define o corpo do sujeito a partir do "estádio do espelho".[16] Por volta de 1 ano e meio, a criança vê sua imagem refletida no espelho e se reconhece pela primeira vez separada do outro; percebe a diferença entre ela e o mundo externo. Essa é a fase de constituição do ser humano, na qual ele assume uma imagem. Lacan[16] acentua que esse estágio representa "a matriz simbólica em que o [eu] se precipita em uma forma primordial, antes de se objetivar na dialética da identificação com o outro e antes que a linguagem lhe restitua, no universal, sua função de sujeito". Portanto, para que o sujeito forme sua imago, ele necessita do outro/Outro.

Ferriolli B[5] afirma que a criança nunca deseja decepcionar os pais e, para tanto, identifica-se com significantes a ela "impostos" e que trazem uma ambiguidade existencial, pois, ao mesmo tempo em que é o lugar de identificação do sujeito, também é o lugar de aprisionamento ao Outro. No caso da criança obesa há uma hermenêutica centrada em significantes que remetem à comida, dietas, certo/errado, corpo, peso, satisfação, pressa, ansiedade e incômodo com a imagem corporal.

Como fazer, então, para ajudar a criança a desvencilhar-se, pelo menos, parcialmente, dessa rede de significantes?

Para Ferriolli B[5]

"A criança não é de todo passiva, ela dá o seu grito, vive um drama entre o **eu ideal**, identificação constituída – lugar possível de amor – e **o ideal do eu**, identificação constitutiva – transformadora pela subjetividade do sujeito, pela sua inserção na história e pelo espaço dialógico possível na língua, entre o malogro do Eu e sua subversão."

Jerusalinsky[34b] também fala acerca da autonomia necessária à criança para que ela consiga "andar com as próprias pernas" e não ficar atrelada ao outro: "Não é novidade reconhecermos que, se é desde o amor materno que a criança é chamada, ficaria presa ao corpo materno e ao seu próprio se dissesse sempre *sim* a esse chamado."

A criança, ao dizer, não coloca uma borda entre o seu corpo e o do Outro. E o autor ainda acrescenta: "Se é pelo amor da mãe que a criança sente-se chamada, é precisamente por dizer *não* a esse amor que a criança anda."

Ao dizer **o não simbólico**, a criança, inconscientemente, realiza um domínio sobre sua pulsão ou, como se refere Freud,[43] "pulsão de domínio" *(bemachtigunstrieb)*, e isso só é possível pelo espaço que a mãe concede à criança, porque a mãe não é onipotente e onipresente, não pode tudo. A criança, percebendo a presença e a ausência do outro, se apropria do simbólico e passa a representar seu meio e representar-se no mundo.

A CLÍNICA FONOAUDIOLÓGICA E A CRIANÇA OBESA

De acordo com o que foi exposto anteriormente, acreditamos que a Fonoaudiologia acadêmica ainda possui uma formação predominantemente cartesiana e, portanto, fragmentada do ser humano. Privilegia a abordagem organicista voltada para o funcionamento do corpo e suas alterações, consequentemente, a abordagem clínica está centrada em "corrigir" os desvios após identificá-los. Gostaríamos de salientar, que com relação à obesidade infantil, e também poderíamos incluir, aqui, outros transtornos da fala, motricidade oral e linguagem, a direção do diagnóstico e do tratamento precisa ser outra.

Além de avaliar a criança, as entrevistas preliminares[44] com os pais ou cuidadores são fundamentais para a direção do tratamento, e o critério adotado é sempre o discursivo, porque, como pôde ser demonstrado no recorte anterior, é pela rede de significantes que identificamos qual é o lugar possível de a criança existir para a família. O que se evidencia no discurso são atos falhos, hesitações, risos, repetições, deslizes que deflagram o desejo inconsciente dos pais com relação a seus filhos e que se encontram atrelados à própria história de constituição dos pais. Nesse sentido, a entrevista aberta é mais interessante do que uma anamnese formal.

A entrevista opõe-se à anamnese, pois a primeira descarta um roteiro formal e previamente estabelecido, substituindo-o por um espaço discursivo onde deverá ser possível ao sujeito falar; para tanto, o clínico não deve antecipar conclusões, aconselhar ou opinar, mas silenciar. É esse o espaço concedido ao outro. A escuta atenta do fonoaudiólogo facilitará o entendimento do caso e a implicação dos familiares não só na constituição da criança, mas, também, de seu sintoma.

Por ocasião da entrevista, o discurso dos pais materializa por meio dos indícios linguísticos discursivos, o sintoma do filho, sendo que partirá da mesma materialidade a direção do tratamento, os encaminhamentos e o prognóstico clínico, quando possível.

A angústia dos pais e dos pacientes vai surgindo à medida que eles falam ou, no caso específico das crianças, expressam-se por brincadeiras, pinturas e desenhos. Diante de tal materialidade, podemos realizar recortes discursivos identificando "razões emocionais" envolvidas no surgimento e na evolução da obesidade da criança. Infelicidade, rejeição dos colegas, apelidos e hostilidade levam a comportamentos agressivos em alguns casos e isolamento em outros. Esses fatores poderão conduzir a criança a transtornos psicológicos, como ansiedade, déficits de aprendizado, de interação social e depressão. Sendo assim, frequentemente, será necessário fazer um encaminhamento dessa família e/ou criança para um atendimento na área emocional, seja com psicólogo ou psicanalista, tudo irá depender da filiação teórica do fonoaudiólogo e afinidade com as diferentes abordagens.

Após a(s) entrevista(s), muito provavelmente, teremos registrado os hábitos parafuncionais da criança, os quais fazem parte das pulsões orais, como: tomar mamadeira, sugar chupeta ou dedo, roer unhas, comer o canto dos dedos, comer além do necessário para a sua saciedade, entre outros. O fonoaudiólogo poderá utilizar o roteiro que está habituado para identificar as alterações relacionadas com a motricidade orofacial, fala e linguagem, sem deixar de estar atento às vicissitudes que surgem pela intervenção dos familiares, discurso da criança, significantes que predominam e se repetem durante o exame clínico.

Da pesquisa realizada por Ferriolli B[3] participaram 11 crianças com obesidade ou sobrepeso e todas usaram a mamadeira além dos 3 anos, chegando a 8 anos e meio (época da coleta) ainda mamando. Estudos recentes demonstraram a correlação entre crianças acima do peso e uso persistente da mamadeira ou copo de transição.[25-28] Por meio de nossa experiência clínica, notamos que não se pode fazer uma relação direta entre o uso persistente da mamadeira e as alterações dentárias ou musculares, porque dependerá, também, do tipo facial relacionado com a genética do paciente. No entanto, todas as crianças que mantiveram o hábito estavam acima do peso ou obesas e apresentavam, pelo menos, um tipo de alteração nas funções orais: mastigatória, deglutição e/ou fala.

A Associação Brasileira para o Estudo da Obesidade e da Síndrome Metabólica (Abeso)[25] já alertou que o uso do copo de transição (copo com tampa furadinha) também pode colaborar com a tendência à obesidade na criança, pois ela acaba ingerindo mais líquido do que o necessário, ou seja, ingere muito líquido calórico (uso de açúcar nos sucos e leite), além do excesso de proteína. Outro fator a ser observado e que tem relação direta com o trabalho fonoaudiológico é a postura que a criança fica (inclinada ou deitada) ao se alimentar com esse tipo de copo. Ferriolli B e Ferriolli C atendem casos, na clínica, em que crianças de até 9 anos ainda fazem uso do copo de transição e possuem obesidade ou sobrepeso. Apesar de as mães serem alertadas sobre o prejuízo e a discrepância entre a idade e a fase psicoemocional em que a criança se encontra, além do uso inadequado de tal recipiente, elas resistem, sobremaneira, em retirar o copo.

O estudo de Boa-Sorte *et al.*[45] demonstrou uma discrepância na percepção das mães e na autopercepção dos filhos com relação ao peso, em especial, quando as crianças tinham excesso de peso, nem as mães nem as crianças reconheciam isso.

Notamos na clínica, que o inverso também é verdadeiro, pois mães de crianças com peso correto e bons hábitos alimentares também sofrem uma distorção quanto às reais necessidades alimentares da criança. Em um dos casos, a mãe, julgando que a filha comesse mal e se encontrava abaixo do peso, quando perguntada de onde provinha tal preocupação, já que, pelo próprio relato dela, a criança se alimentava de frutas, verduras, legumes, além dos demais alimentos necessários ao equilíbrio corporal, respondeu que essa sempre foi uma questão da mãe dela (avó da criança). Afirmou, ainda, que ela e as três irmãs são muito preocupadas com "o comer" e acrescentou: "... **sempre foi assim, desde que éramos pequenas**".

Esse caso é bastante interessante, pois, aparentemente, não há relação com a obesidade, uma vez que a criança apresenta um bom peso. No entanto, se a mãe continuar com "seus medos" e o mesmo comportamento de sua mãe ("**insistência para que as filhas comam**"), pode ser que a filha se torne uma púbere obesa. Com a manutenção da mamadeira até os 5 anos e estrutura de face facilitadora para desenvolver a mordida aberta, essa criança apresenta um sigmatismo com interposição anterior de língua para os fonemas /s/, /z/, /ʃ/ e /ʒ/ e uma deglutição adaptada.[46]

Das 11 crianças obesas ou com sobrepeso avaliadas por Ferriolli B,[3] um caso em especial se destaca pela proximidade com a pesquisa de Boa-Sorte *et al.*[45] Vamos analisá-lo na sequência.

Em visita a essa criança, notou-se, já na antessala, que a casa parecia uma loja de brinquedos. A quantidade de bichos de pelúcia em um dos cantos chegava quase até a altura do teto uns sobre os outros. Foi identificado, de imediato, que a quantidade parecia um significante importante para aquela família, pois nas outras salas (de jantar e *living*), os móveis, que normalmente as compõem, estavam amontoados em um canto e o que se via eram brinquedos e mais brinquedos: barracas, bonecas, bolas, jogos, bicicletas, motocas, entre tantos outros esparramados pelo chão. Diante disso, surgiu a questão: que excessos seriam esses?

Era hora do almoço, a criança estava sentada em uma cadeirinha junto a uma mesinha (própria para a sua altura), com o prato a sua frente e não olhava para ele, mas somente para a televisão ligada em um filme da *Disney*. O menino de 5 anos e obeso dava algumas garfadas e parava; não mastigava, embolava a comida dentro da boca e já engolia. Se havia um intervalo entre as colheradas, logo a babá enchia a colher e colocava mais na boca da criança. Ela não falava, havia somente o gesto de alimentar as crianças (a irmã de 2 anos e meio também estava almoçando).

Na entrevista com a mãe, coletamos os seguintes dados:

"Eu não conseguia engravidar, após várias tentativas, resolvemos fazer inseminação. A gravidez transcorreu bem [...] Depois que terminou a licença gestante levei ele pra escolinha, ele chorava muito no começo, **eu achava que ele tinha fome** e sempre oferecia a mamadeira e deixava várias na escola pras tias darem quando ele chorasse. Depois de um tempo que **ele** estava na escola, **começou a vomitar, comia e vomitava. Eu me sentia mal** em deixar ele na escolinha. Quando eu estava com ele em casa ficava **andando atrás dele oferecendo comida,** ele não sentava, ficava atrás dos brinquedos, só conseguia que ele sentasse quando ligava um filminho na TV. Então, ele, os dois, minha filha também acostumou assim, comendo e assistindo TV".

De acordo com o que vimos, anteriormente, há uma diferença radical entre o "objeto pulsional" e o "objeto da necessidade", pois as primeiras associações interpretativas entre o choro da criança e sua eminente necessidade quem as realiza é o cuidador/mãe. No caso dessa criança, a mãe identificava o choro dela como falta de alimento e instaurou-se "um alívio pela boca" na tentativa de sanar o desconforto que a criança sentia. O círculo desconforto – prazer pela boca – insatisfação – desconforto – prazer pela boca fica instalado e a criança tem que lidar futuramente com a sua demanda.

Com 5 anos, essa criança (um menino) comia bem e estava obesa, mesmo assim tomava cinco mamadeiras por dia, e a mãe achava que não poderia retirá-las, dizendo: *"Ele gosta"*. Mesmo não apresentando distúrbio de fala ou linguagem, o menino possuía uma alteração na função mastigatória, pois praticamente não mastigava e empurrava o alimento com o suco (bebe pelo menos um copo em todas as refeições e utiliza o copo de transição). Existem poucos estudos sobre a influência de hábitos alimentares na mastigação infantil[47,48] mesmo sendo um tema muito importante não só com relação à Fonoaudiologia, mas, também, para áreas afins.

Segundo Monte e Giugliani[48]

"É importante lembrar que o bebê, ao longo de seu desenvolvimento, não precisa usar mamadeira [...] Atualmente, a OMS recomenda às mães/cuidadores de crianças menores de 2 anos a prática responsiva, que usa os princípios de cuidados psicossociais ao se alimentar a criança. A prática inclui o respeito ao mecanismo fisiológico de autorregulação, do apetite da criança, **ajudando-a a se alimentar até estar saciada**, e requer sensibilidade da mãe/cuidador às indicações de fome e de saciedade da criança. Recomenda-se alimentar a criança lenta e pacientemente até que ela se sacie, jamais forçando-a a comer. "**As refeições devem ser prazerosas, com troca amorosa entre a criança e quem a está alimentando, por meio do contato visual, toques, sorrisos e conversa**". (grifo nosso)

Além dos cuidados anteriormente citados, sabemos da relação entre políticas públicas e mídia e a prevenção da obesidade. Fala-se muito da prática regular de atividade física, da adoção de hábitos e alimentação saudáveis, no entanto, vivemos em uma sociedade bastante incoerente, pois ao mesmo tempo em que somos sabedores dos malefícios do ritmo alucinado imposto pelo capitalismo, da massacrante influência dos *fast-foods* e eletrônicos, cada vez mais nos deparamos com crianças e adultos fazendo parte dessa roda viva, sem saber como se tornar exceção e não regra.

Por isso, apostamos tanto nos pais e cuidadores. Ao conceder um espaço de interlocução à família, estamos possibilitando outra forma de exposição e expressão por meio da qual os sujeitos passam a se conhecer melhor e refletir mais sobre seus atos (pelo menos é o que se espera). Além disso, ratificamos que a família precisa ter um lugar de escuta, justamente para que sejam identificadas as relações discursivas entre aquela criança obesa e o lugar destinado a ela na estrutura familiar.

Devido às consequências e ao maior conhecimento acerca do sobrepeso e da obesidade, adultos, pais e filhos buscam ajuda, inicialmente médica, para solucionar o problema. Entretanto, essa solução não é simples, por envolver mudanças de hábitos familiares e pessoais que, na maioria das vezes, estão arraigados. Além disso, existem os fatores emocionais envolvidos no processo, como a representação que o alimento tem na vida das pessoas, as principais emoções envolvidas na alimentação e qual sua relação na dinâmica familiar.

Programas de tratamento para a obesidade infantil[24-27] demonstram o quanto é difícil conseguir minimizar essa condição, provavelmente, pela maneira superficial que é vista e tratada. Grande parte de pais e filhos que busca auxílio não atinge o nível desejado de emagrecimento/saúde.

De acordo com o que propusemos ao longo do capítulo, fica mais evidente por que as políticas públicas falham no cuidado com a obesidade, não só a infantil, mas, também, na fase da adolescência e na adulta. Não se trata somente de uma questão de orientar e esclarecer, mas, sim, do conhecimento sobre os aspectos da constituição do sujeito relacionados com a imagem corporal introjetada a partir de uma construção linguística discursiva.

O outro diante da criança tem um papel interpretativo e recorta significantes produzidos oralmente ou pelos gestos, choro, excrementos e atribui significado a cada recorte feito, assinalando um lugar, um espaço possível para a criança existir ou, no dizer psicanalítico, "formando borda", delimitando seu espaço corporal em relação ao mundo e aos outros.

Como a significação vem do adulto, caberia à família instaurar uma mudança de hábitos no que se refere à obesidade infantil, pois são os pais que compram, preparam e oferecem os alimentos às crianças, facilitando ou dificultando o emagrecimento e a manutenção do peso saudável. No entanto, não é raro ver pais oferecendo guloseimas, lanches, salgados e refrigerantes a seus filhos, e podemos ilustrar tal fato retomando o primeiro excerto que analisamos, anteriormente.

No discurso da mãe das duas crianças com obesidade, transcrito na página 121, a mãe diz "**eu nem deixei ela tomar café para vir aqui, fui comprar um salgado, *achei* que a gente estava atrasada**" e o significante "achei" imaginariamente justificaria o fato de a mãe substituir o café da manhã da filha pelo salgado. Poderíamos estruturar várias hipóteses que pudessem justificar a mãe "alimentar" a obesidade dos filhos com tais substituições. No entanto, estaríamos no campo do imaginário e, com certeza, não chegaríamos a conclusões relevantes que pudessem conduzir de forma ética[49,50] as relações entre o sintoma dos filhos e a alteridade da mãe, que atribui sentido ao discurso dos filhos e determina inconscientemente o lugar a ser ocupado por eles na dinâmica familiar.[5]

O sujeito (mãe/cuidador), atrelado ao imperativo do Outro, não consegue, muitas vezes, subverter essa ordem sem o auxílio de um especialista que seja eficaz e constante durante um período suficiente para identificar de onde vem o "imperativo do discurso", a fim de transformar "dependência psíquica" em autonomia, pelo menos relativa.[14]

Na infância, o manejo pode ser ainda mais difícil do que na fase adulta, pois está relacionado com mudanças de hábitos e disponibilidade dos pais, além de uma falta de entendimento da criança com relação aos danos da obesidade. Reiteramos que crianças e adolescentes seguem padrões paternos, que se não forem modificados ou manejados em conjunto, o insucesso do tratamento já é previsto. Como os programas de intervenção ainda têm pouco consenso, a prevenção continua sendo o melhor caminho.

Concluímos que à Fonoaudiologia cabe repensar sua clínica para que não se transforme em um fazer puramente mecanicista, reproduzindo técnicas e ações sem olhar e escutar o paciente e sua família. Finalizamos com um recorte da letra dos Titãs:[51] "[...] a gente não quer só comida, a gente quer [...]".

REFERÊNCIAS BIBLIOGRÁFICAS

1. Ferriolli BHVM. Associação entre as alterações de alimentação infantil e distúrbios de fala e linguagem. *Rev CEFAC São Paulo* 2010 Nov./Dez.;12(6). Acesso em: 20 Out. 2014, Disponível em: <http://dx.doi.org/10.1590/S1516-18462010005000037>
2. De Almeida CCJN, Barreto RF, Oliveira VA *et al*. Atuação interdisciplinar em obesidade infanto-juvenil: a experiência do CESNI. *Rev Nutrologia* 2008 Jul./Set.;1(1):28-34.
3. Lacan J. (1945). O tempo lógico e a asserção da certeza antecipada. In: Lacan J. *Escritos*. Rio de Janeiro: Jorge Zahar, 1998. p. 197-213.
4. Ferriolli BHVM. *Como as crianças com retardo de linguagem são representadas no discurso familiar* [dissertação]. Ribeirão Preto (SP): Universidade de São Paulo, 2000, 202p.
5. Ferriolli BHVM. *Objeto do desejo: a manifestação metafórica e metonímica no retardo de linguagem* [tese]. Ribeirão Preto (SP): Universidade de São Paulo, 2003. p. 44-115.
6. Tfouni LV, Ferriolli BHVM. O retardo de linguagem como resultado do discurso dos pais. In: Del Ré A, Fernandes SD. (Eds.). *A linguagem da criança: sentido, corpo e discurso*. São Paulo: Cultura Acadêmica; 2008. p. 165-80.
7. Tfouni L, Ferriolli BHVM, Moraes J. A concepção de sujeito na clínica fonoaudiológica: a proposta de um novo paradigma. *Pró-Fono* 2002 Maio-Ago.; 14(2):275-82.
8. Cunha MC. *Deslizamentos e deslizes do campo fonoaudiológico em fonoaudiologia e psicanálise: a fronteira como território*. São Paulo: Plexus, 1997.

9. Palladino RRR. Desenvolvimento da linguagem. In: Ferreira LPF, Befi-Lopes D, Limongi SCO. *Tratado de fonoaudiologia*. São Paulo: Roca, 2000. p. 762-71, cap. 61.
10. Fonseca SC. A instância clínico-terapêutica na fonoaudiologia. In: Freire R. (Ed.). *Interfaces*. São Paulo: Roca, 2000. p. 69-78, nº 3, série Linguagem.
11. Freire RM. Sobre o objeto da fonoaudiologia. *Rev CEFAC* 2012 Mar./Abr.;14(2). Acesso em: 10 Out. 2014. Revista Eletrônica. ISSN 1982 – 0216. Disponível em: <http://dx.doi.org/10.1590/S1516-18462011005000023>
12. Lacan J. Função e campo da fala e da linguagem em psicanálise. In: Lacan J. *Escritos*. Rio de Janeiro: Jorge Zahar, 1998. p. 277.
13. Tfouni LV, Ferriolli BHVM, Mouraria CM. Reflexões sobre a queixa muda da anoréxica. *Psic Teoria Pesq* 2011;27(3):363-370. Acesso em: 2 Out. 2014. Disponível em: <https://revistaptp.unb.br/index.php/ptp/article/view/787>
14. Lacan J. *O seminário livro 11: os quatro conceitos fundamentais da psicanálise*. 2. ed. Rio de Janeiro: Jorge Zahar, 1998.
15. Lacan J. *El Seminário, libro 22: R.S.I.* Buenos Aires: Paidós, 2002.
16. Lacan J. O estádio do espelho. 1949[1966]/1998. "O estádio do espelho". In: *Escritos*. Rio de Janeiro: Jorge Zahar, 1998, p. 97.
17. Ferriolli C, Henrique M. *Estudo de caso: obesidade infantil e sua interface com a família* [monografia]. Ribeirão Preto: Universidade de Ribeirão Preto – UNAERP, 2010.
18. Ferriolli C. São José do Rio Preto: c2014. Acesso em: 24 Out. 2014. Disponível em: http://www.pensefit.com.br/
19. Roudinesco E, Plon M. *Dicionário de Psicanálise*. Rio de Janeiro: Zahar, 1998. p. 558.
20. Lacan J. *O Seminário*, livro 20: mais, ainda. 3. ed. Rio de Janeiro: Jorge Zahar, 2008.
21. Friedman R, Alves BS. Obesidade infantil. In: Bandeira F, Graf H. *Endocrinologia e diabetes*. 2. ed. Rio de Janeiro: Medbook, 2009.
22. Araújo CQB, Teixeira JVM, Coutinho LCQM. *Obesidade infantil versus modernização: uma revisão de literatura*. Tema [Internet]. 2009 Jan./Jun.;8(12). Acesso em: 10 Out. 2014;. Disponível em: <http://revistatema.facisa.edu.br/índex.php/revistatema/article/download/21/40>
23. Roz DP. Os distúrbios de apetite e a clínica pediátrica. In: Marcondes E. *Pediatria básica*. 9. ed. São Paulo: Savier, 2002.
24. Luiz AMAG, Gorayeb R, Raphael Del Roio Libertore Jr *et al*. Depressão, ansiedade e competência social em crianças obesas. *Estud Psicol* 2005;10(1). Natal jan./apr. Acesso em: 10 Out. 2014. Disponível em: <http://dx.doi.org/10.1590/S1413-294X2005000100005>
25. Associação Brasileira para o estudo da obesidade e da síndrome metabólica. Acesso em: 12 Out. 2014. Disponível em: <http://www.abeso.org.br/lenoticia/1141/caso+nada+seja+feito+em+relacao+a+obesidade+infantil+em+2025>

26. Early childhood obesity prevention. Colorado Department of Public Health and Environment. Acesso em: 12 Out. 2014. Disponível em: <https://www.colorado.gov/cdphe/categories/services-and-information/health/prevention-and-wellness/obesity>
27. Mello ED de, Luft VC, Meyer F. Obesidade infantil: como podemos ser eficazes? *J Pediatr* 2004;80(3). Acesso em: 12 Out. 2014. Porto Alegre Maio/Jun. Disponível em: http://dx.doi.org/10.2223/JPED.1180>
28. Mattos MC. *Infância e a publicidade na televisão: um estudo sobre a influência das propagandas de alimentos na escolha alimentar das crianças*. [dissertação]. Ribeirão Preto (SP), 2014, 87p.
29. Keats S, Wiggins S. *Future diets: Implications for agriculture and food prices 2014* Acesso em: 12 Out. 2014. Disponível em: <http://www.odi.org/sites/odi.org.uk/files/odi-assets/publications-opinion-files/8773.pdf>
30. Sociedade Brasileira de Endocrinologia e Metabologia. Acesso em: 15 Out. 2014. Disponível em: <www.endocrino.org.br/numeros-da-obesidade-no-brasil/>
31. UOL Notícias Saúde. Acesso em: 15 Out. 2014. Disponível em: <http://noticias.uol.com.br/saude/ultimas-noticias/efe/2014/04/15/obesidade-e-sobrepeso-infantil-cresceram-1000-no-brasil-em-40-anos.htm>
32. Ferriolli BHVM. "Antroposofiando" na Fonoaudiologia. *Jornal Peregrino* 2007. Disponível em: <www.jperegrino.com.br>
33. Ferriolli B, Witt M. Interação mãe e filho: um percurso através da análise do discurso para a compreensão do retardo de linguagem. *Rev Est Ling, Belo Horizonte* 2009 Jul./Dez.;17(2):143-59.
34a. Jerusalinsky A. Questões psicanalíticas sobre o desenvolvimento Infantil. In: Jerusalinsky A. *Psicanálise e desenvolvimento infantil; um enfoque transdisciplinar*. 5 ed. Porto Alegre: Artes e Ofícios, 2010. p. 29-30.
34b. Jerusalinsky A. A formação da imagem corporal. In: Jerusalinsky A. *Psicanálise e desenvolvimento infantil; um enfoque transdisciplinar*. 5. ed. Porto Alegre: Artes e Ofícios, 2010. p. 72-73.
35. Maia AB, Medeiros CP, Fontes F. O conceito de sintoma na psicanálise: uma introdução. *Estilos Clin* 2012;17(1). Acesso em: 2 Nov. 2014. Disponível em: <http://pepsic.bvsalud.org/scielo.php?pid=S1415-71282012000100004&script=sci_arttext>
36. Ocariz MC. O sintoma e a clínica psicanalítica: o curável e o que não tem cura. *Via Lettera* 2003;7(12):195-97. Acesso em: 2 Nov. 2014. Disponível em: <http://www.redalyc.org/articulo.oa?id=30701218>
37. Conde H. *Sintoma em Lacan*. São Paulo: Escuta, 2008.
38. Lacan J. *Os complexos familiares na formação do indivíduo*. 2. ed. Rio de Janeiro: Jorge Zahar, 2008. p. 19-20.
39. Freud S. *A interpretação dos sonhos*. Rio de Janeiro: Imago, 2006.
40. Lacan J. As cinco formas do objeto a. In: Lacan J. O Seminário, livro 10: A angústia. Rio de Janeiro: Jorge Zahar Ed; 2005. p. 235-366.
41. Lacan J. *O seminário, livro 5: As formações do inconsciente*. Rio de Janeiro: Jorge Zahar, 1998.

42. Assoun PL. *O olhar e a voz*. Rio de Janeiro: Companhia de Freud, 1999.
43. Freud S. Os instintos e suas vicissitudes. In: *Edição standard brasileira das obras psicológicas completas de Sigmund Freud*. Rio de Janeiro: Imago, 1996. p. 117-44, vol. XIV.
44. Quinet A. *As 4 + 1 condições da análise*. Rio de Janeiro: Zorge Zahar, 1991.
45. Boa-Sorte N, Neri LA, Leite MEQ *et al*. Percepção materna e autopercepção do estado nutricional de crianças e adolescentes de escolas privadas. *J Pediatr* 2007;83(4):349-56.
46. Marchesan IQ. Deglutição – Diagnóstico e possibilidades terapêuticas. In: Marchesan IQ. *Fundamentos em fonoaudiologia – Aspectos clínicos da motricidade oral*. Rio de Janeiro: Guanabara Koogan, 1998. p. 51-58.
47. Antunes DK. A influência dos hábitos alimentares na mastigação infantil. [Monografia]. Fortaleza: *CEFAC* 1999. Acesso em: 10 Nov. 2014. Disponível em: <www.cefac.br/library/teses/bba64aa7013732b7ee0b14f5f7147ed3.pdf>
48. Monte CMG, Giugliani ERJ. Recomendações para alimentação complementar da criança em aleitamento materno. Rio de Janeiro: *J Pediatria* 2004. Acesso em: 10 Nov. 2014. Disponível em: <http://www.scielo.br/pdf/jped/v80n5s0/v80n5s0a04.pdf>
49. Lacan J. *A ética da psicanálise*. 2. ed. Rio de Janeiro: Jorge Zahar, 2008.
50. Lacan J. *A transferência*. 2. ed. Rio de Janeiro: Jorge Zahar, 2010.
51. Titãs. *Comida*. Disponível em: <www.vagalume.com.br ›Rock›T›Titãs>

CAPÍTULO 9
Cirurgia Bariátrica e Metabólica – Um Campo em Ascensão para a Atuação Fonoaudiológica

Andréa Cavalcante dos Santos

INTRODUÇÃO

A Fonoaudiologia é uma ciência versátil, com profissionais que, por intermédio de seus estudos e pesquisas científicas, conseguem descobrir nichos que apresentam a necessidade dessa intervenção em lugares nunca antes explorados, fato que vislumbra a conquista de ainda mais espaço no mercado de trabalho.

Por meio de um breve histórico, pode-se datar a inserção do fonoaudiólogo dentro de uma equipe de cirurgia bariátrica a partir do mês de novembro do ano de 2003, segundo microfilmagem como registro em cartório (Morais Correia 2º RTD – Registro de Títulos e Documentos), sob nº 442.625, cujo número do selo de autenticidade é AA-556612, realizado no município de Fortaleza, CE.

Outro acontecimento importante foi a primeira participação da Fonoaudiologia em um Congresso Brasileiro de Cirurgia Bariátrica, datado do ano de 2004 e realizado na cidade do Rio de Janeiro, ocorrendo a apresentação da atuação fonoaudiológica nesse interim.

A partir dessa data inicial e de participações em eventos que envolvem estudos no campo do tratamento, cirúrgico ou não, da obesidade, foram observados outros profissionais sendo inseridos em equipes multidisciplinares para o desempenho desta função.

Constata-se, ainda, um número ínfimo dessa inserção fonoaudiológica no atendimento em cirurgia bariátrica, mas já solidificada, para as poucas equipes que a incorporaram.

Pode-se considerar, então, que a inserção da Fonoaudiologia no âmbito da cirurgia bariátrica ainda se dá como recente e com uma variedade de informações a serem pesquisadas para se descobrir, constatar, corroborar e/ou confrontar ideias.

Com o início desta atividade, constata-se mais um campo aberto e complexo para estudos e aprofundamentos de teorias e novas atuações, quer sejam na área de Motricidade Orofacial, hoje já um pouco mais estabelecida, como também nos campos de estética, voz e/ou audiologia, dentre outros que comportem novas e descobridoras pesquisas.

Citando alguns estudos publicados,[1-3] os autores perceberam a necessidade da atuação fonoaudiológica com obesos mórbidos, por apresentarem dificuldades no ato mastigatório. E manter essa função com eficiência garante tanto a saúde física como social e psicológica.[3]

Em outro estudo[4] foi observado que, com a redução do peso, os pacientes submetidos à gastroplastia poderiam apresentar alterações em seus parâmetros vocais. Este fato foi confirmado em publicação posterior,[5] quando referiram que o aumento de tecido adiposo no trato vocal interferiu nos parâmetros vocais em mulheres com obesidade mórbida.

Em publicação recente,[6] pode-se observar que, ao contrário do que apresentavam todas as pesquisas, quando confirmavam que – em amostra envolvida com a população em geral – os homens têm maior força de mordida que as mulheres, dentro do universo da obesidade mórbida, com pacientes candidatos à gastroplastia, houve o confronto com esta ideia, quando observados os dados que citam que a força de mordida se mostrou inferior às descritas para a população em geral e que o gênero não constituiu variável.

Em outra pesquisa,[7] comprovou-se que a existência da documentação fonoaudiológica, instituída no protocolo de avaliação do candidato à gastroplastia, corrobora com a atuação profissional mais científica e satisfatória na evolução do paciente em seus processos morfológicos e funcionais.

Diante dessas ocorrências, faz-se necessário discursar sobre a doença em questão – obesidade mórbida – e o atendimento fonoaudiológico na cirurgia bariátrica.

OBESIDADE E CIRURGIA BARIÁTRICA E METABÓLICA

A obesidade é uma doença crônica. Segundo a OMS (Organização Mundial da Saúde), sua etiologia não é de conhecimento claro e vários são os agentes envolvidos neste processo que alteram o balanço energético, sendo este inferior à queima calórica e, com o acúmulo, há a contribuição para a severidade desta patologia.[8-10]

Utiliza-se o Índice de Massa Corporal (IMC) como uma forma simples de classificação da obesidade, obtido pela divisão do peso corporal (medido em kg) pelo quadrado da sua altura (com medição em metros) e seus resultados comparados com os riscos para as doenças da síndrome metabólica,[11] como se pode observar no Quadro 9-1.

A partir desses resultados, observam-se alguns critérios de indicação cirúrgica para o tratamento da obesidade mórbida, como IMC acima de 40kg/m², caracterizando a obesidade mórbida; IMC entre 35 e 40kg/m², neste critério são incluídas também as comorbidades que comprometem a qualidade de vida e estas devidamente respaldadas pelos médicos especialistas que os acompanham; intratabilidade clínica por um tempo maior que 2 anos e faixa etária compreendida entre 16 e 65 anos.[13,14]

Atualmente, quatro intervenções são autorizadas pelo Ministério da Saúde e Conselho Federal de Medicina – *Duodenal Switch*, Banda Gástrica Ajustável, o *Bypass* Gástrico (Gastroplastia com reconstituição em Y-de-Roux) e a Gastrectomia Vertical (também chamada de *SleeveGastrectomy*).

Quadro 9-1. Riscos para as Doenças da Síndrome Metabólica[12]

IMC (kg/m²)	Classificação OMS	Descrição Usual	Risco (Doenças da Sd. Metabólica)	Risco Corrigido (Doenças da Sd. Metabólica)
< 18,5	Baixo peso	Magro	Aumentado	Aumentado
18,5-24,9	Faixa normal	Peso saudável	Baixo	Aumentado
25-29,9	Grau I	Sobrepeso	Aumentado	Moderado
30-34,9	Sobrepeso Grau IIa	Obesidade	Moderado	Grave
35-39,9	Sobrepeso Grau IIb	Obesidade	Grave	Muito grave
> 40	Sobrepeso Grau III	Obesidade mórbida	Muito grave	Muito grave

Cada serviço de cirurgia bariátrica e metabólica elege a técnica operatória e uma via de acesso que mais sejam adequadas a melhorar a abordagem de todo o processo cirúrgico e a consolidação de sua rotina de atendimento.[15]

São objetivos da proposta cirúrgica,[16] a perda ponderal variando de 30 até 45% do peso inicial, a regressão, o controle e até a cura de grande parte das doenças associadas à obesidade severa e mórbida, prioritariamente à síndrome metabólica (diabetes melito tipo II, *acantose nigricans*, hipertensão arterial sistêmica, dentre outras).

Constata-se, inclusive, que o tratamento cirúrgico, se bem indicado por parte médica e com adesão para as mudanças exigidas, por parte do paciente, é o procedimento com maior eficácia em redução e posterior estabilização do peso a médio e longo prazos.[17]

A CLÍNICA E O PACIENTE OBESO NA CIRURGIA BARIÁTRICA

Em um relato de experiência, a atuação fonoaudiológica ocorre em uma clínica particular, situada no município de Fortaleza, CE, com referência no atendimento da pessoa com obesidade mórbida, pensada em todos os aspectos para melhor atender, diante de todas as dificuldades apresentadas pelo paciente, em sua obesidade.

Sua estrutura é totalmente climatizada, composta de recepção acolhedora, com cadeiras espaçosas, acolchoadas e sem delimitação lateral (de braços), estas também sendo observadas no interior dos consultórios, facilitando o conforto do paciente obeso. Além disso, todos os profissionais que acolhem esse paciente têm salas estruturadas com portas largas, que têm possibilidade de trânsito com cadeirantes.

Na sala de atendimento odontológico, há cadeira adaptada, comportando paciente de até 260 kg, sendo que, na maioria dos consultórios, o peso limite é de 120 kg.

Dispõe-se de um auditório, com capacidade para aproximadamente 45 lugares, com a mesma atenção para as cadeiras, com nivelamento em curtos degraus, climatizado e com sistema de áudio e vídeo para acolher grupos em reuniões propostas em pré e pós-operatório de cirurgia bariátrica.

Na rotina desta clínica particular de Fortaleza/CE, são indicados para a cirurgia de redução do estômago, também chamada de gastroplastia ou cirurgia bariátrica, aqueles pacientes, independente do sexo, com nível de obesidade mórbida, com comprovação de comorbidades associadas à obesidade e com diversas tentativas de emagrecimento frustradas, além do mesmo ser encaminhado a orientações e laudos da equipe transdisciplinar (Nutrição, Cardiologia, Ortopedia, Endocrinologia, Odontologia, Fonoaudiologia, Psicologia e, quando necessário, Psiquiatria, entre outros).

A avaliação, a seleção e o preparo do paciente candidato à gastroplastia segue um algoritmo, sendo a primeira consulta informativa com o cirurgião, e havendo o encaminhamento à reunião pré-operatória (momento de esclarecimentos sobre todo o processo cirúrgico, riscos, benefícios, presença de membros da equipe e explanação de dúvidas ao candidato e à família). Em uma segunda consulta,[16] é realizado o encaminhamento para a seleção e o preparo na respectiva área de atuação, incluindo-se as orientações fonoaudiológicas.

ATUAÇÃO FONOAUDIOLÓGICA NA CIRURGIA BARIÁTRICA

As categorias profissionais que se agregam ao tratamento da obesidade têm um grupo específico, dentro da Sociedade Brasileira de Cirurgia Bariátrica e Metabólica (SBCBM), o qual é designado COESAS – Comissão de Especialidades Associadas.

A COESAS foi fundada no ano de 2003, a partir de congresso realizado na cidade de Fortaleza, CE. O grupo envolvia, inicialmente, especialidades, como Psiquiatria, Cardiologia, Nutrição, Psicologia, Enfermagem, Fisioterapia, dentre outros. E, mais recentemente, agregaram-se Educação Física, Cirurgia Plástica, Fonoaudiologia, Odontologia, Endoscopia e Gastroenterologia.[18]

Para garantir o bom atendimento ao paciente e um movimento uníssono dentro da equipe multiprofissional, foi aprovado o Consenso Brasileiro Multissocietário em Cirurgia da Obesidade, em 2006, que rege:

> "(...) obrigatoriedade da presença da 'equipe de profissionais habilitados ou com conhecimentos suficientes para o atendimento do paciente obeso mórbido em programas de cirurgias bariátricas'."
> SBCBM, 2006

Com este consenso, motivam-se a pesquisa e o aprofundamento do conhecimento profissional da categoria fonoaudiológica para um atendimento objetivo e com melhor possibilidade de adequação e compreensão do paciente diante das exigências que a cirurgia apresenta, além de agregar à equipe cirúrgica, a adequação do paciente ao processo, com mais segurança.

A relação entre a Fonoaudiologia e a proposta de tratamento cirúrgico da obesidade se dá no tocante aos fatores que podem interferir para o bom funcionamento do ato mastigatório,[16] dentre estes se podem citar:

- Ingestão aumentada de alimentos, interferindo no controle intraoral e, por conseguinte, na função mastigatória.
- Velocidade em que ocorrem os ciclos mastigatórios.
- Irregularidade nos horários das alimentações diárias.
- Alterações odontológicas, como má-oclusões, disfunções da articulação temporomandibular (ATM), ausências importantes de elementos dentários, próteses mal adaptadas, além de alterações hormonais, como a gengivite juvenil, dentre outros.
- Utilização de dieta composta, muitas vezes, por alimentos com resistência macia e friável.
- Necessidade, por parte do paciente, de sempre acompanhar as principais refeições com líquidos, demonstrando a falta de habilidade em mastigar bem os alimentos.
- Questões psicológicas e/ou psiquiátricas, que podem alterar a consciência da quantidade da ingestão alimentar.
- Alterações em tônus muscular.
- Medicações com princípios ativos que podem interferir/alterar a função mastigatória, dentre outros.

Toda essa abordagem é elucidada no momento da anamnese fonoaudiológica.

> "A função mastigatória é o único exercício fisiológico que envolve todos os sentidos (visão, olfato, paladar, tato e audição)."
> Santos & Moura Jr, 2013

Já é sabido, por meio de publicações,[1-3,6,16,19,20] que uma grande parte de pacientes obesos apresenta alterações na função mastigatória, o que causa dificuldades no retorno à ingestão de alimentos em diferentes consistências e resistências.

A presença do fonoaudiólogo em uma equipe de cirurgia bariátrica se faz de fundamental importância, pois o processo de reinserções alimentares na dieta do paciente deverá conter alimentos cada vez mais saudáveis, e a pessoa precisará se sentir apta e segura a ingeri-los sem dificuldades ou transtornos.

Segundo todo o tempo decorrido em atendimento com a prática clínica, observou-se que o acompanhamento fonoaudiológico ao paciente deve sempre ser realizado, impreterivelmente, tanto no período pré-operatório quanto no pós-operatório.

A presença do profissional com a devida assessoria, tanto no conhecimento do perfil do paciente como nos momentos das maiores mudanças alimentares (consistência, resistência e comportamento mastigatório), dá ao paciente a segurança ideal e o conforta na ideia de entender que sempre estará sendo bem assistido.

Quando se fala em "**Idade Mastigatória**", como sendo a soma da idade biológica, costumes e hábitos nutricionais adquiridos ao longo do tempo,[16] é importante especificar que essa idade é composta pelos movimentos automáticos e pelo comportamento alimentar que o paciente fez durante toda a sua vida de hábitos errados e rápidos.

Mudar um comportamento não é simples, demonstrá-lo em pré-operatório é fundamental, mas para o momento pós-cirúrgico é inevitável, e fazer o paciente compreender como se comportava antes e o que precisa mudar agora, é papel do fonoaudiólogo.

Da mesma forma, quando se menciona o "**Corte de Olho**", considerando-se o tamanho da porção que compõe uma garfada,[16] deverá também ser abordado esse comportamento para sua mudança.

Inicialmente, a garfada não deverá conter a mesma quantidade, porém à medida que o paciente treina seu controle intraoral, e se percebe nessa condição de controle eficiente, sim, o mesmo pode e deve aumentar sua porção na garfada.

A ideia é indicar para esse paciente que, dependendo de sua determinação e treino, o mesmo estará capacitando sua musculatura para força, eficiência e resistência ideais para conseguir comer alimentos em porções maiores, como o sushi, quando autorizado pela nutrição, ou muito mais resistentes, como um corte de churrasco, minimizando quaisquer dificuldades.

Evita-se, assim, possíveis constrangimentos ao cortar alimentos com talheres, como no caso do sushi, ou a falta de ingestão de alimentos tão resistentes, como o churrasco. E estimula-se a liberdade de escolha de forma real para esses pacientes.

MOMENTO PRÉ-OPERATÓRIO

Atuar na cirurgia bariátrica é demonstrar a capacidade de saber ouvir, é livrar-se de "pré-conceitos e preconceitos" e entender o mundo e as dificuldades a que estão expostos os pacientes com obesidade mórbida, e perceber que qualquer uma das decisões que essa pessoa deverá tomar, será sempre um passo muito importante e bastante difícil dentro desse contexto.

Conseguir estabelecer um contato mais aproximado, entendendo as necessidades que o paciente traz e as expõe durante todo o processo, é muito importante! Com uma filosofia de trabalho centrada na pessoa,[21] pode aproximá-lo de suas metas. E todo o processo de tratamento da obesidade também envolve vários outros aspectos, como culturais, sentimentais, comportamentais, que influenciarão nas decisões tomadas pelo paciente. Por isso, é tão importante o trabalho em equipe. A Psicologia estará sempre envolta no contexto.

As regras pertinentes à cirurgia são exigidas e devem ser cumpridas, mesmo que com um comprimento extenso para a organização e elaboração das mesmas.

Avaliar, orientar e acompanhar são prioritários para o bom funcionamento muscular para o melhor desempenho mastigatório.

A avaliação fonoaudiológica é alicerçada na Motricidade Orofacial; e as orientações de exercícios, bem como o acompanhamento em sessões com a explanação de todas as mudanças necessárias, vão decorrer do raciocínio clínico juntamente aos comportamentos apresentados pelo paciente, caracterizando um atendimento personificado.[16,19]

É explícita a surpresa que os pacientes apresentam quando expostos à função mastigatória sob orientação profissional. O quanto eles não atentavam às estruturas envolvidas no processo e o quanto é automático esse ato. Sendo assim, proporcionar a propriocepção do paciente é um caminho lógico e que irá garantir, em muitos casos, a atenção e um pouco mais da disciplina do mesmo em sua função mastigatória.

Exemplificar as mudanças que ocorrerão, fornece ao paciente uma prospecção de como o mesmo deverá treinar para iniciar um certo "costume de mastigar mais".

Algo muito importante para salientar, e que aqui faço uma analogia, é, primordialmente, a mudança de uma musculatura, muitas vezes caracterizada pelo aspecto "velocista" (aquela que age com muita rapidez, porém não tendo a eficiência real de um velocista) para ser estabelecido um aspecto "maratonista" (com a resistência muscular que será exigida pelo ato de mastigar mais e melhor).

MOMENTO PÓS-OPERATÓRIO

Para o momento pós-operatório, organizou-se um protocolo de atendimento, o qual evoluiu da última publicação[16] para as regras estabelecidas a partir do ano de 2013.

Atualmente, em nossa experiência, são duas as técnicas mais utilizadas:

1. Gastroplastia com Derivação em Y-de-Roux (DGYR).
2. Gastrectomia Vertical (ou *SleeveGastrectomy*).

Os critérios para a indicação de uma ou de outra técnica sempre deverão ser bem esclarecidos em conversa entre o paciente e seu cirurgião, além de ser apresentado um termo bioético de consentimento livre e esclarecido, conforme termos éticos e legais, ora estabelecidos de rotina no tratamento cirúrgico da obesidade.

Nos primeiros 15 (quinze) dias, o paciente ingere líquidos prescritos pela nutrição, em espaço de tempo medido de 10 em 10 minutos e com volume de 20 mL; já na segunda quinzena, estipulou-se a mudança para o tempo de 30 em 30 minutos e o volume do líquido evoluindo para 50 mL.

Dentro desses primeiros 15 dias, após o procedimento cirúrgico, faz-se necessária uma reavaliação fonoaudiológica, tanto para acompanhamento desse momento como para a retirada de dúvidas com o paciente, dando um reforço nas orientações dadas pela equipe, inclusive, as fonoaudiológicas.[16]

Aproximadamente, aos 28 (vinte e oito) dias, a nutrição prescreve dieta classificada como pastosa, sendo administrados alimentos semissólidos e sólidos, o que caracteriza a reintrodução da função mastigatória.

Para a administração do início da refeição, incluindo a função mastigatória, concorda-se com a orientação de pratos e talheres em tamanhos normais, sendo de extrema e fundamental importância a orientação fonoaudiológica, promovendo a consciência de limite e conforto na administração do tamanho de uma garfada, por parte do paciente, e de acordo com a necessidade e aspecto muscular apresentados pelo mesmo e em comum acordo com a prescrição, tanto pelas opções como as quantidades, realizada pela nutrição.

Os alimentos propostos são um corte específico de frango cozido (uma coxa ou uma sobrecoxa), sem gordura e com temperos simples, sem a adição de componentes industrializados e duas colheres (sopa) de purê consistente com grumos de batata.[16]

Para essa primeira alimentação, desaconselha-se o uso de molhos ou caldinhos que possam "facilitar" o processo de mastigação, fato que difere de publicação na área,[3] pois o objetivo desse alimento, juntamente à orientação profissional é de proporcionar a propriocepção intraoral do paciente, desde a primeira porção, com sua mastigação.

Orientar a percepção do paciente à sua produção de saliva durante toda a refeição e relatar a importância da emulsificação do alimento por esta saliva é parte importante da atuação fonoaudiológica e garante conforto em todas as deglutições. Além do que, o próprio alimento (as partes específicas do frango) já fora selecionado, em acordo com a nutrição, por apresentar determinada suculência no ato mastigatório.

Entre as porções, deve existir um tempo mínimo de repouso dos talheres, porém não será medido de forma objetiva, por ser influenciado de acordo com a resistência dos alimentos que deverão ser mastigados. Retomam-se os talheres apenas quando já deglutida toda a porção.[16] Esse repouso ocorre para minimizar a velocidade de deglutição da porção ainda pouco mastigada, já que, quando se forma uma nova porção no garfo, algumas pessoas têm tendência a realizar deglutição imediata, não observando a necessidade de melhor mastigação da porção em mastigação.

Durante esse "novo" tempo e maior número de ciclos mastigatórios, é importante o fonoaudiólogo observar aspectos, como a ansiedade, a persistência e a disciplina, para que os mesmos sejam também abordados com o psicólogo da equipe e o atendimento seja realmente holístico.

Acompanhar o paciente durante toda uma refeição para ajudá-lo a entender seu momento de saciedade também é de extrema importância e evita qualquer desconforto no excesso de ingestão alimentar.

Na passagem dos 45 (quarenta e cinco) dias de cirurgia, o paciente receberá nova dieta, com inserções alimentares, sendo orientado a dar continuidade ao mesmo modelo de mastigação indicado na sessão inicial, pois as consistências inseridas ainda são muito similares às administradas na sessão diante do fonoaudiólogo.

Aos 60 (sessenta) dias de pós-cirúrgico, a prescrição nutricional envolve uma gama melhor de alimentos, em que o paciente terá muito mais opção, escolha e, assim, conquiste sua evolução de acordo com suas aceitações; uma boa supervisão fonoaudiológica é importante para orientá-lo diante dessas mudanças.

Nesse momento, o prato deverá ser composto de uma porção de carne tipo churrasco, de consistência mais endurecida (solicita-se um corte de, no mínimo, 200 g de maminha na brasa), com uma porção de arroz, feijão e salada crua (alface ou acelga e tomate em rodelas). Solicita-se a salada sem acréscimo de temperos.

A inserção de salada crua, muitas vezes repudiada por uma parcela de pacientes, é orientada à experimentação diante do fonoaudiólogo, pois como há uma mudança com uma melhor percepção de paladar, estes, muitas vezes, referem aceitação melhor destes alimentos. A regra é que esse paciente "tem o **DIREITO** de referir que não gosta do alimento, porém ele tem o **DEVER** de provar". E essa prova deve sempre ocorrer com orientação profissional.

Esta sessão determina a evolução real para uma alimentação mais cotidiana, mas com escolhas ainda mais saudáveis. É um momento em que o paciente percebe sua evolução diante de tanta dedicação ao ato mastigatório, pois sua musculatura se apresenta em melhor tonicidade e resistência.

Aos 90 (noventa) dias, o paciente é orientado a retornar para uma reunião, com a presença dos pacientes que completam 3 meses de cirurgia, seus familiares e a equipe transdisciplinar.

Este é um momento organizado em grupo, ordenado a acontecer com a fala dos pacientes, expondo sua experiência com a obesidade, e seu percurso até a cirurgia e todo o processo pós-cirúrgico. Após todas as falas, a equipe se manifesta, produzindo as orientações a partir das dúvidas dos pacientes. Em um terceiro momento, é facultado o espaço aos familiares, estes podendo explanar sobre suas experiências no acompanhamento e a observação das conquistas e persistências em alguns comportamentos.

PERSPECTIVAS DE/PARA UM FUTURO... PRÓXIMO?

Para um campo que está em ascensão – a atuação fonoaudiológica em cirurgia bariátrica – em uma ciência inovadora – a Fonoaudiologia – e que busca sempre por caminhos científicos para se estabelecer com embasamentos teórico e prático (e todos com uma natureza bastante científica), será sempre de se esperar que mais portas sejam abertas.

Priorizar a pesquisa científica, apesar de todo o trabalho que esta traz na vida do profissional, será sempre o melhor e mais sólido caminho para que continue o crescimento dessa linda e apaixonante ciência.

Pesquisar com ética e profissionalismo, seguindo preceitos estabelecidos, e enfrentar novas provocações cabe a qualquer profissional que queira assumir para si todo o curso do enfrentamento de desafios com o retorno de "aonde?" a pesquisa pode nos levar, descobrindo que existem ainda mais caminhos a percorrer.

Estima-se um ganho fundamental, com a inserção de mais fonoaudiólogos dentro de equipes inter, multi e, principalmente, transdisciplinares, tanto para a própria área da saúde como para todos os componentes envolvidos em todos os trabalhos que se estabelecem por parcerias.

Aqui, suscito a ideia de mais uma especialidade – Fonoaudiologia Bariátrica – com o principal objetivo do reconhecimento para a categoria e estimular ainda mais pesquisas e aprofundamento nos conhecimentos, endossando a classe para se conquistar cada vez mais espaço, para mais discussões científicas e esclarecedoras sobre a vasta atuação fonoaudiológica.

REFERÊNCIAS BIBLIOGRÁFICAS

1. Santos AC, Barroso LMBS. O início da atuação fonoaudiológica junto aos pacientes com obesidade. In: Resende JHC. *Tratado de cirurgia plástica na obesidade*. Rio de Janeiro: Rubio, 2008. p. 63-67.
2. Gonçalves RFM, Chehter EZ. Perfil mastigatório de obesos mórbidos submetidos à gastroplastia. *Rev. CEFAC, São Paulo* 2012 June;14(3). Acesso em: 16 Jan. Disponível em: <http://www.scielo.br/scielo.php?script=sci_arttext&pid=S1516-18462012000300013&lng=en&nrm=iso>. 2015. Epub Dec 08, 2011. http://dx.doi.org/10.1590/S1516-18462011005000137>
3. Canterji MB. *Fonoaudiologia e cirurgia bariátrica*. São José dos Campos, SP: Pulso, 2012.
4. Dell'Acqua RM, Pereira JC. Emagrecimento e voz. In: Resende JHC. *Tratado de cirurgia plástica na obesidade*. Rio de Janeiro: Rubio, 2008. p. 79-84.

5. Souza LBR *et al*. Frequência fundamental, tempo máximo de fonação e queixas vocais em mulheres com obesidade mórbida. Fundamental frequency, phonationmaximum time and vocal complaints in morbidlyobesewomen. *ABCD, Arq Bras Cir Dig*, São Paulo, 2014 Mar.;27(1). Acesso em: 8 Jan. 2015. Disponível em: <http://www.scielo.br/scielo.php?script=sci_arttext&pid=S0102-67202014000100043&lng=en&nrm=iso> <http://dx.doi.org/10.1590/S0102-67202014000100011>
6. Santos AC, Silva CAB. Força de mordida em pacientes candidatos à gastroplastia. *ABCD, Arq Bras Cir DIG*, São Paulo, 2013 Dec.;26(4). Acesso em: 8 Jan. 2015. Disponível em: <http://www.scielo.br/scielo.php?script=sci_arttext&pid=S0102-67202013000400012&lng=en&nrm=iso> <http://dx.doi.org/10.1590/S0102-67202013000400012>
7. Silva ASG, Tanigute CC, Tessitore A. A necessidade da avaliação fonoaudiológica no protocolo de pacientes candidatos à cirurgia bariátrica. *Rev CEFAC*, São Paulo 2014 Oct.;16(5). Acesso em: 16 Jan. 2015. Disponível em: <http://www.scielo.br/scielo.php?script=sci_arttext&pid=S1516-18462014000501655&lng=en&nrm=iso> <http://dx.doi.org/10.1590/1982-0216201413713>
8. Coutinho W. Etiologia da obesidade. Acesso em: 13 Maio 2014. Disponível em: <http://www.abeso.org.br/pdf/Etiologia%20e%20Fisiopatologia%20-%20Walmir%20Coutinho.pdf>
9. Ramos AMPP, Barros Filho AA. Prevalência da obesidade em adolescentes de Bragança Paulista e sua relação com a obesidade dos pais. *Arq Bras Endocrinol Metab*, São Paulo, 2003 Dec.;47(6). Acesso em: 23 Aug. 2014. Disponível em: <http://www.scielo.br/scielo.php?script=sci_arttext&pid=S0004-27302003000600007&lng=en&nrm=iso> <http://dx.doi.org/10.1590/S0004-27302003000600007>
10. Francischi RPP, *et al*. Obesidade: atualização sobre sua etiologia, morbidade e tratamento. *Rev Nutr*, Campinas 2000 Apr.;13(1). Acesso em: 23 Aug. 2014. Disponível em: <http://www.scielo.br/scielo.php?script=sci_arttext&pid=S1415-52732000000100003&lng=en&nrm=iso> <http://dx.doi.org/10.1590/S1415-52732000000100003>
11. Goulart AO, Tock L, Carnier J *et al*. Etiologia da obesidade. In: Dâmaso A. *Obesidade*. 2. ed. Rio de Janeiro: Guanabara Koogan, 2009. p. 03-17.
12. Segal A, Cardeal MV, Cordás TA. Aspectos psicossociais e psiquiátricos da obesidade. *Rev Psiq Clín* 2002;29(2):81-89.
13. Segal A, Fandiño J. Indicações e contra-indicações para realização das operações bariátricas. *Rev Bras Psiquiatr*, São Paulo, 2013. Acesso em: 8 Dez. 2014. Disponível em: <http://www.scielo.br/scielo.php?script=sci_arttext&pid=S1516-44462002000700015&Ing=en&nrm=iso> <http://dx.doi.org/10.1590/S1516-44462002000700015>
14. Nasser D, Elias AA. Indicação de tratamento cirúrgico da obesidade grave. In: Garrido Jr AB *et al*. *Cirurgia da Obesidade*. São Paulo: Atheneu, 2006. p. 45-46.
15. Lima JD. Ações intraoperatórias. In: Segal A, Franques ARM. *Atuação multidisciplinar na cirurgia bariátrica: a visão da COESAS-SBCBM*. São Paulo: Miró, 2012. p. 290-303.

16. Santos AC, Moura Jr LG. Atuação fonoaudiológica na cirurgia bariátrica e metabólica. In: Klein D et al. *Avaliação em motricidade orofacial: Discussão de casos clínicos*. São José dos Campos, SP: Pulso, 2013. p. 117-27.
17. Cordás TA, Filho APL, Segal A. Transtorno alimentar e cirurgia bariátrica: Relato de caso. *Arq Bras Endocrinol Metab* 2004 Ago.;48(4):564-71. Acesso em: 30 Dez. 2014. Disponível em: <http://www.scielo.br/pdf/abem/v48n4/a19v48n4.pdf>
18. SBCBM – Sociedade Brasileira de Cirurgia Bariátrica e Metabólica (BR). *Coesas – História*. Acesso em: 12 Dez. 2014. Disponível em: <http://sbcbm.org.br/coesa.php?menu=1>
19. Santos AC, Capistrano SFS, Barroso LMBS. Análise do processo de alimentação em pacientes obesos. In: Resende JHC. *Tratado de cirurgia plástica na obesidade*. Rio de Janeiro: Rubio, 2008. p. 69-75.
20. Santos AC. *Análise da força de mordida e de ciclos mastigatórios em pacientes candidatos à gastroplastia*. [dissertação]. Fortaleza: Universidade de Fortaleza, 2013. Acesso em: 8 Dez. 2014. Disponível em: <http://uolp.unifor.br/oul/conteudosite/F1066342680/Dissertacao.pdf>
21. Rogers CR, Rosenberg RL. *A pessoa como centro*. [Reimpr.]. São Paulo: E.P.U., 2012.

CAPÍTULO 10
Ronco e Apneia – Tratamento Fonoaudiológico

Adriana Tessitore

INTRODUÇÃO

Quando fui convidada para escrever sobre este tema, que nos últimos anos estudo e atendo em meu consultório, pensei: como poderei escrever sem ser repetitiva com relação ao Capítulo 6 – *Terapia Fonoaudiológica em Ronco (Como eu trato), páginas: 111-122,* Editorial Pulso, 2012,[1] que escrevi no livro produzido pela ABRAMO – Associação Brasileira de Motricidade Orofacial?, que teve como tema "Terapia Fonoaudiológica em Motricidade Orofacial".

Aqui, o assunto é o mesmo em outras palavras. Então, pensei em ser bastante objetiva e ir diretamente ao ponto. Abordo como relacionar este aspecto com a terapia miofuncional orofacial, que utilizamos para a reabilitação das funções orofaciais (sucção, respiração, deglutição, mastigação e fala).

Pretendo desenvolver neste capítulo um raciocínio funcional para tratar o fenômeno do ronco e quem sabe ajudar na minimização dos eventos de apneia e hipopneia.

Tenho como principal referência bibliográfica, neste tema, os estudos e publicações da Dra. Kátia C. Guimarães.[2-5]

É ciência que nós, fonoaudiólogos, não eliminamos o ronco, assim como todas as outras terapias que se propõem a isto. O ronco, por si só, causa flacidez em toda a musculatura do complexo orofaríngeo e, principalmente, na musculatura do palato mole e da úvula. Aí começa o nosso raciocínio: quem são estes músculos ou esta cadeia muscular?

CADEIA MUSCULAR ENVOLVIDA COM O RONCO

O ronco pode ser produzido pelo nariz, ou seja, na passagem do ar pela rinofaringe. Se encontrarmos estruturas, como adenoide, cisto, desvio de septo, dentre outros acometimentos, podemos ter a presença do ronco. Portanto, é fundamental o papel do médico otorrinolaringologista na avaliação das Vias Aéreas Superiores (VAS), assim como na conduta, seja medicamentosa ou cirúrgica.

O ronco também pode ser causado pelo posicionamento na cama. Em geral, quando deitado em supino (de barriga para cima), as estruturas moles da boca, como úvula, palato mole e língua, acabam se retroposicionando, ficando mais posteriorizadas e causando vibrações em região de orofaringe. Mesmo que a respiração seja nasal ou oral, quando o ronco está na região de orofaringe, todos os músculos desta região tenderão a uma flacidez importante. O ronco causa flacidez em toda a musculatura local.

O complexo velofaríngeo é formado pelo arco palatal:

A) Músculo próprio da úvula.
B) Músculo palatofaríngeo.
C) Músculo tensor do véu palatino.
D) Músculo levantador do véu palatino.
E) Músculo constrictor da faringe.

Já na região da orofaringe, há na parte oral os músculos da face que atuam no fechamento da boca:

- Músculo orbicular da boca.
- Músculos bucinador e risório.
- Músculos zigomáticos e levantadores do lábio superior e narina.
- Músculos próprios do nariz: prócero, transverso do nariz e dilatadores das narinas.

Há, também, a musculatura mastigatória:

- Músculo masseter.
- Músculo temporal.
- Músculos pterigóideos medial e lateral.

E há a musculatura supra-hióidea:

- Músculos digástrico, ventre anterior e posterior.
- Músculo estilo-hióideo.

Ronco e Apneia – Tratamento Fonoaudiológico

- Músculo gênio-hióideo.
- Músculo milo-hióideo.

A musculatura infra-hióidea também participa desta cadeia muscular, que são:

- Músculo esterno-hióideo.
- Músculo tireo-hióideo.
- Músculo esternotireóideo.
- Músculo homo-hióideo.

Outra musculatura importante para este tratamento é a musculatura intrínseca e extrínseca da língua:

- Intrínseca:
  - Músculo longitudinal superior e inferior.
  - Músculo transverso da língua.
  - Músculo vertical da língua.
- Extrínseca:
  - Músculo palatoglosso.
  - Músculo estiloglosso.
  - Músculo hioglosso.
  - Músculo genioglosso.

E, para finalizar, há a musculatura do pescoço fechando a parte posterior da orofaringe:

- Músculo trapézio.
- Músculo esternocleidomastóideo.

AVALIAÇÃO

Para a avaliação, sugere-se seguir o protocolo desenvolvido pela fonoaudióloga Katia C. Guimarães (Quadro 10-1).[5,6]

A avaliação de um caso de ronco e apneia deve contar sempre com a complementariedade da polissonografia, que traz vários dados sobre o estado geral do sono do paciente. É considerada padrão ouro para a medicina do sono. Neste exame, é possível realizar o eletroencefalograma, avaliar o ritmo cardíaco em cada evento, a oxigenação sanguínea, os movimentos torácicos e das pernas, a ocorrência de microdespertares, as hipopneia, apneias. Somente assim o médico poderá definir o diagnóstico.

Quadro 10-1. Protocolo de Avaliação Fonoaudiológica para Ronco e Apneia

Dados Gerais: **Data:**

Nome: _____

R.G: _____

Idade: _____ anos e _____ meses

Data de nascimento: _____

Sexo: M ( ) F ( ) Raça: B ( ) N ( ) A ( ) P ( )

Escolaridade 1 ( ) 2 ( ) 3 ( )

Estado civil: _____

Telefone: _____

Profissão: _____

Comorbidades: _____

Medicações: _____

- Fuma: 0 = ( ) não 1 = ( ) sim
- Disfunção tireoidiana: 0 = ( ) não 1 = ( ) sim
- Hipertensão arterial sistêmica: 0 = ( ) não 1 = ( ) sim
- Diabetes Melito: 0 = ( ) não 1 = ( ) sim

Face:

I. Olhos:

- Simétricos: 1 = ( ) sim 2 = ( ) não

II. Nariz:

- Narinas: 1 = ( ) simétricas 2 = ( ) assimétricas

III. Lábios:

- Postura: 1 = ( ) ocluídos 2 = ( ) entreabertos
- Ressecados: 1 = ( ) sim 2 = ( ) não

IV. Bochechas:

- Marcas internas: 1 = ( ) sim 2 = ( ) não

V. Mandíbulas:

- Lateralidade: 1 = ( ) boa 2 = ( ) com dificuldade
- Abertura: 1 = ( ) boa 2 = ( ) com dificuldade

VI. Língua:

- Frênulo: 1 = ( ) normal 2 = ( ) curto
- Ponta da língua: 1 = ( ) alta 2 = ( ) baixa
- Dorso da língua: 1 = ( ) alto 2 = ( ) baixo

- Espessura: 1 = ( ) normal 2 = ( ) aumentada
- Musculatura supra-hióidea: 1 = ( ) flácida 2 = ( ) rígida

VII. Palato:

- Úvula: 1 = ( ) curta 2 = ( ) longa

  1 = ( ) normal 2 = ( ) edemaciada (alargada)

- Palato mole: 1 = ( ) alto 2 = ( ) alongado
- Mobilidade (usar/a/x/ã/): 1 = ( ) boa 2 = ( ) ruim

Funções Neurovegetativas:

VIII. Respiração:

1 = ( ) nasal   2 = ( ) oronasal   3 = ( ) oral

IX. Mastigação:

Solicitar que mastigue de forma habitual e observar:

- Muito rápido: 1 = ( ) sim 2 = ( ) não
- Bilateral alternada: 1 = ( ) sim 2 = ( ) não
- Por esmagamento: 1 = ( ) sim 2 = ( ) não
- Unilateral: 1 = ( ) direita 2 = ( ) esquerda

X. Deglutição:

- Com projeção de língua anterior: 1 = ( ) sim 2 = ( ) não
- Com movimentação de cabeça: 1 = ( ) sim 2 = ( ) não
- Com dificuldade: 1 = ( ) sim 2 = ( ) não

XI. Fala:

1 = ( ) normal 2 = ( ) alterada

Obs.: Qual alteração: _____

A avaliação do espaço oral pode ser feita pela análise de Mallampati:

- *Classe I* = visão total da parede posterior da faringe, arcos das fauces e úvula.
- *Classe II* = visão parcial da úvula (aproximadamente 50% do corpo) e parede posterior da faringe.
- *Classe III* = visão parcial da úvula, limitada por sua inserção no palato mole, sem visão da parede posterior da faringe e arcos das fauces.
- *Classe IV* = visão completamente obstruída, somente com pequenos pedaços visíveis de palato mole.

As alterações fonoaudiológicas mais encontradas no paciente com ronco e apneia são:

- Respiração mista (tipo e modo).
- Secura na boca diurna e noturna.
- Sensação de obstrução nasal.
- Sensação de "bolo" na garganta.
- Deglutição com dificuldade.
- Padrão mastigatório rápido por esmagamento lingual.
- Aumento da altura do dorso lingual.
- Alongamento de palato mole.
- Dor em região de ATM.
- Flacidez da parede lateral faríngea.
- Flacidez do bucinador.
- Pouca mobilidade nos OFA e face.
- Flacidez da musculatura supra-hióidea.
- Espaço aéreo diminuído.
- Úvula flácida e longa.
- "Rouquidão."

Mediante as alterações encontradas no paciente, será definida a proposta terapêutica, tendo sempre em mente que devemos melhorar o tônus da musculatura comprometida, com diversos recursos que a terapia miofuncional orofacial nos propõe. Neste capítulo, sugiro os exercícios principais para trabalhar a musculatura da orofaringe. O objetivo principal será ampliar o diâmetro da orofaringe e das VAS e, se possível, ajudar a melhorar a qualidade de vida do paciente mediante a aplicação da **Escala de Sonolên-**

cia Epworth, do Questionário de qualidade do sono de Pitsburg e do Questionário de Berlim para o ronco (Quadro 10-2).

Quadro 10-2. Escala de Sonolência de Epworth

Qualifica grau de sonolência:

0 – nenhuma chance de cochilar
1 – pequena chance de cochilar
2 – moderada chance de cochilar
3 – alta chance de cochilar

Situação:				
Sentado ou lendo	0	1	2	3
Assistindo TV	0	1	2	3
Sentado em lugar público (cinema, igreja, sala de espera)	0	1	2	3
Como passageiro de trem, carro ou ônibus, andando uma hora sem parar	0	1	2	3
Deitando para descansar à tarde, quando as circunstâncias permitem	0	1	2	3
Sentado e conversando com alguém	0	1	2	3
Sentado calmamente após o almoço (sem álcool)	0	1	2	3
Dirigindo um carro, enquanto para por alguns minutos ao pegar trânsito intenso	0	1	2	3

Resultados:
Até 10 = normal.
> 10 = sonolência excessiva diurna.

QUESTIONÁRIO DE QUALIDADE DE VIDA DE PITTSBURG

Questionário de qualidade de sono.

Responda as questões, a seguir, de acordo com as características do seu sono, apenas no último mês:

1. Durante o mês passado, a que horas você foi se deitar à noite, na maioria das vezes? _____
2. Durante o mês passado, quanto tempo (em minutos) você demorou a pegar no sono? _____
3. Durante o mês passado, a que horas você acordou de manhã, na maioria das vezes? _____
4. Durante o mês passado, quantas horas de sono por noite você dormiu? (pode ser diferente do número de horas que você ficou na cama) _____
5. Para cada uma das questões seguintes, escolha uma única resposta, que você ache mais correta. Por favor, responda a todas as questões. Durante o mês passado, quantas vezes você teve problemas para dormir por causa de:

A) Demorar mais de 30 minutos para pegar no sono:
   ( ) nenhuma vez
   ( ) menos de 1 vez por semana
   ( ) 1 ou 2 vezes por semana
   ( ) 3 vezes por semana ou mais

B) Acordar no meio da noite ou de manhã muito cedo:
   ( ) nenhuma vez
   ( ) menos de 1 vez por semana
   ( ) 1 ou 2 vezes por semana
   ( ) 3 vezes por semana ou mais

C) Levantar-se para ir ao banheiro:
   ( ) nenhuma vez
   ( ) menos de 1 vez por semana
   ( ) 1 ou 2 vezes por semana
   ( ) 3 vezes por semana ou mais

D) Ter dificuldade para respirar:
   ( ) nenhuma vez
   ( ) menos de 1 vez por semana
   ( ) 1 ou 2 vezes por semana
   ( ) 3 vezes por semana ou mais
E) Tossir ou roncar muito alto:
   ( ) nenhuma vez
   ( ) menos de 1 vez por semana
   ( ) 1 ou 2 vezes por semana
   ( ) 3 vezes por semana ou mais
F) Sentir muito frio:
   ( ) nenhuma vez
   ( ) menos de 1 vez por semana
   ( ) 1 ou 2 vezes por semana
   ( ) 3 vezes por semana ou mais
G) Sentir muito calor:
   ( ) nenhuma vez
   ( ) menos de 1 vez por semana
   ( ) 1 ou 2 vezes por semana
   ( ) 3 vezes por semana ou mais
H) Ter sonhos ruins ou pesadelos:
   ( ) nenhuma vez
   ( ) menos de 1 vez por semana
   ( ) 1 ou 2 vezes por semana
   ( ) 3 vezes por semana ou mais
I) Sentir dores:
   ( ) nenhuma vez
   ( ) menos de 1 vez por semana
   ( ) 1 ou 2 vezes por semana
   ( ) 3 vezes por semana ou mais
J) Outras razões (por favor, descreva):
   Quantas vezes você teve problemas para dormir por esta razão, durante o mês passado?
   ( ) nenhuma vez
   ( ) menos de 1 vez por semana
   ( ) 1 ou 2 vezes por semana
   ( ) 3 vezes por semana ou mais

6. Durante o mês passado, como você classificaria a qualidade do seu sono?
   ( ) muito boa   ( ) boa   ( ) ruim   ( ) muito ruim
7. Durante o mês passado, você tomou algum remédio para dormir, receitado pelo médico, indicado por outra pessoa (farmacêutico, amigo, familiar) ou mesmo por sua conta?
   ( ) nenhuma vez
   ( ) menos de 1 vez por semana
   ( ) 1 ou 2 vezes por semana
   ( ) 3 vezes por semana ou mais
8. Durante o mês passado, se você teve problemas para ficar acordado enquanto estava dirigindo, fazendo suas refeições ou participando de qualquer outra atividade social, quantas vezes isto aconteceu?
   ( ) nenhuma vez
   ( ) menos de 1 vez por semana
   ( ) 1 ou 2 vezes por semana
   ( ) 3 vezes por semana ou mais
9. Durante o mês passado, você sentiu indisposição ou falta de entusiasmo para realizar suas atividades diárias?
   ( ) nenhuma vez
   ( ) menos de 1 vez por semana
   ( ) 1 ou 2 vezes por semana
   ( ) 3 vezes por semana ou mais
10. Para você o sono é:
    ( ) um prazer   ( ) uma necessidade
    Outro
    Qual?_____
11. Você cochila?
    ( ) sim   ( ) não
    Caso afirmatico – você cochila intencionalmente, ou seja, por que quer cochilar?
    ( ) sim   ( ) não
12. Para você cochilar é:
    ( ) um prazer   ( ) uma necessidade
    Outro
    Qual? _____

Este questionário é composto por 19 itens, agrupados em sete componentes, cada qual pontuado em uma escala de 0 a 3. Os componentes são, respectivamente:

1. A qualidade subjetiva do sono.
2. A latência do sono.
3. A duração do sono.
4. A eficiência habitual do sono.
5. As alterações do sono.
6. O uso de medicações para o sono.
7. A disfunção diurna.

Os escores dos sete componentes são somados para conferir uma pontuação global do PSQI, a qual varia de 0 a 21. Pontuações de 0-4 indicam boa qualidade do sono, de 5-10 indicam qualidade ruim e acima de 10 indicam distúrbio do sono.

QUESTIONÁRIO DE BERLIM PARA RONCO

Categoria 1 – Positiva, se você somou 2 ou mais pontos:

1. Seu peso mudou nos últimos tempos?
   A) aumentou
   B) diminuiu
   C) não mudou
2. Você ronca?
   A) sim 1
   B) não 0
   C) não sei 0
3. Seu ronco é?
   A) um pouco mais alto que respirando 0
   B) tão alto quanto falando 0
   C) mais alto que falando 1
   D) muito alto, ouvido nos quartos próximos 1
4. Com que frequência você ronca?
   A) praticamente todos os dias 1
   B) 3-4 vezes por semana 1
   C) 1-2 vezes por semana 0
   D) 1-2 vezes por mês 0
   E) nunca ou praticamente nunca 0

5. O seu ronco incomoda outras pessoas?
   A) sim 1
   B) não 0
6. Com que frequência seu companheiro notou que você para de respirar quando dorme?
   A) praticamente todos os dias 1
   B) 3-4 vezes por semana 1
   C) 1-2 vezes por semana 0
   D) 1-2 vezes por mês 0
   E) nunca ou praticamente nunca 0
   F) não aplicável – o paciente dorme sozinho 0
   TOTAL _____

Categoria 2 – Positiva, se você somou 2 ou mais pontos:

7. Você se sente cansado ao acordar?
   A) praticamente todos os dias 1
   B) 3-4 vezes por semana 1
   C) 1-2 vezes por semana 0
   D) 1-2 vezes por mês 0
   E) nunca ou praticamente nunca 0
8. Você se sente cansado durante o dia?
   A) praticamente todos os dias 1
   B) 3-4 vezes por semana 1
   C) 1-2 vezes por semana 0
   D) 1-2 vezes por mês 0
   E) nunca ou praticamente nunca 0
9. Você alguma vez dormiu enquanto dirigia?
   A) não 0
   B) não aplicável – o paciente não dirige 0
   Se sim, quantas vezes isto ocorreu?
   C) praticamente todos os dias 1
   D) 3-4 vezes por semana 0
   E) 1-2 vezes por semana 0
   F) 1-2 vezes por mês 0
   G) nunca ou praticamente nunca 0
   TOTAL _____

Categoria 3 – Positiva, se você somou 1 ponto ou IMC mais que 30:
10. Você tem pressão alta?
   A) sim 1
   B) não 0
   C) não sei 0
11. Calcule o seu índice de massa corporal (IMC) IMC = Peso × 2 (altura)
   Peso: _____ Altura: _____ IMC: _____
   TOTAL _____

Respostas
- CATEGORIA 1: é positiva, se você somou 2 ou mais pontos nesta categoria.
- CATEGORIA 2: é positiva, se você somou 2 ou mais pontos nesta categoria.
- CATEGORIA 3: é positiva, se você somou 1 ponto e/ou IMC maior de 30.
- RESULTADO FINAL: duas ou mais categorias positivas indicam uma grande possibilidade de distúrbios do sono.

Tratamento

Quando pensamos em fortalecer a musculatura que envolve toda a OROFARINGE, temos que:[1,7]

- Regular o tônus muscular da região cervical.
- Manter o paciente sentado com a lombar apoiada na cadeira e os pés apoiados no chão.
   A) Terapeuta coloca a mão na região do osso temporal do lado direito do paciente e solicita que ele empurre a sua mão, e esta faz resistência ao movimento do paciente.
   B) Terapeuta coloca a mão na região temporal do lado esquerdo do paciente e solicita que ele empurre sua mão, e esta faz força contra, dando resistência à força do paciente.
   C) Terapeuta coloca a mão na testa do paciente e solicita que ele empurre a mão dela, e esta faz força contra o movimento do paciente.
   D) Terapeuta coloca as duas mãos na região da base do crânio, no osso occipital, e solicita que o paciente faça força para trás, dando resistência e elevando um pouco a cabeça do paciente.

Repetir 3 vezes as quatro manobras cervicais.

Em seguida, devemos iniciar os exercícios de orofaringe propriamente ditos:

A) Estalar a língua (utilizar este exercício nas 2 primeiras semanas, apenas para aumentar o controle motor desta musculatura).

B) Varrer o céu da boca da frente para trás. Iniciar com 30 segundos de exercícios e chegar a 3 minutos.

C) Levar a língua para trás, sem elevar a ponta, para que o dorso da língua desça. Iniciar com 30 segundos de exercícios e chegar a 3 minutos.

D) Solicitar que o paciente faça a vogal [a] intermitente, 3 vezes com voz e 3 vezes sem voz. Quando o paciente conseguir fazer o exercício sem voz, igual à com voz, podemos retirar o exercício com a voz para minimizar o impacto vocal. Iniciar com 30 segundos de exercícios e chegar a 3 minutos.

E) Quando o paciente dominar o exercício anterior sem vocalização, devemos passar para a sustentação da úvula. Solicitamos que leve a língua para trás, para descer o dorso, elevar a úvula e sustentá-la o máximo que conseguir. Realizar por 3 minutos. **Este exercício deverá ser mantido mesmo depois da alta do paciente.**

F) Solicitar ao paciente inspirar pelo nariz. Inflar as bochechas e sustentar o ar na boca por 4 segundos e, em seguida, soltar o ar pelo nariz novamente. Repetir 10 vezes. Este é um exercício bem completo, pois trabalha toda a musculatura da orofaringe, alonga os faciais, fortalece o orbicular, eleva a úvula e o osso hioide.

G) Solicitar manobras bidigitais na face, principalmente no raio de sol superior. Músculos: mirtiforme, orbicular da boca, levantador comum da asa do nariz e do lábio superior, levantador do lábio superior, zigomático menor e maior e bucinador. Ir e voltar 3 vezes.

H) Alongar o músculo bucinador e solicitar que empurre o dedo que está alongando o músculo. Este exercício faz contrarresistência e aumenta a força muscular para o fechamento da boca.

I) Solicitar escovar a língua quando apresentar náuseas. Escovar de trás para frente e vice e versa. Três vezes em cada lateral e no centro da língua.

J) Garrafas para sopro: inspirar pelo nariz, soltar o ar soprando com o intuito de passar a água de uma garrafa para a outra. Este exercício solicita o músculo tensor do véu palatino.

Sugiro passar 4 exercícios para casa, com realização, se possível, 2 vezes ao dia. Conforme for ocorrendo a evolução e o fortalecimento, trocar os exercícios e, quando chegar ao processo final, orientar e acompanhar o paciente com 2 ou 3 exercícios de manutenção, principalmente os exercícios 2, 3 e 5.

CONSIDERAÇÕES FINAIS

Este tipo de terapia miofuncional também pode ser realizada com pacientes que fazem uso do CPAP. O fortalecimento dos músculos ajuda em uma melhor adaptação do uso da máscara facial ou até na diminuição e retirada da mesma.

Cabe ressaltar que o sucesso da proposta terapêutica é dependente da colaboração do paciente, isto tem que ficar bem claro desde o primeiro dia, pois a não adesão do paciente ou a adesão parcial, provavelmente não trará bons resultados. Portanto, o nosso trabalho de conscientização é fundamental para que o paciente colabore na realização dos exercícios e no entendimento dos mesmos.

REFERÊNCIAS BIBLIOGRÁFICAS

1. Tessitore A. Terapia fonoaudiológica em ronco (Como eu trato). In: Marchesan IQ, Silva HJ, Berrentin-Felix G. *Terapia fonoaudiológica em motricidade orofacial.* São José dos Campos, SP: Pulso, 2012. p. 111-22.
2. Guimarães KC. Alterações no tecido mole de orofaringe em portadores de apneia do sono obstrutiva. *J Bras Fonoaudiol* 1999;1(1):69-75.
3. Guimarães KC. *Efeitos dos exercícios orofaríngeos em pacientes com apneia obstrutiva do sono moderada: estudo controlado e randomizado.* Tese de Doutorado da Faculdade de Medicina de São Paulo: São Paulo, 2008.
4. Guimarães KC, Drager LF, Genta PR *et al.* Effects of oropharyngeal exercises on patients with moderate obstructive sleep apnea syndrome. *Am J Respir Crit Care Med* 2009;179(10):962-66.
5. Guimarães KC. *Apneia e ronco – Tratamento miofuncional orofacial.* São José dos Campos: Pulso, 2009. p. 96.
6. Kayamori F. Avaliação fonoaudiológica na apneia obstrutiva do sono e ronco. In: Klein D, Silva HJ, Marchesan IQ *et al. Avaliação em motricidade orofacial: discussões de casos clínicos.* São José dos Campos, SP: Pulso, 2013. p. 69-88.
7. Bussi M. Ronco e apneia obstrutiva do sono. In: Tessitore A, Marchesan IQ, Justino H *et al. Práticas clínicas em motricidade orofacial.* Pinhais: Melo, 2014. p. 117-27.

11 Fonoaudiologia e Gerontologia

Deborah Gampel

INTRODUÇÃO

Em todo o mundo, a faixa etária que mais rapidamente cresce é a de indivíduos com 60 anos ou mais. Entre 1970 e 2025, espera-se um crescimento de 223% no número de pessoas mais velhas, prevendo-se para 2025, 1,2 bilhões de pessoas com mais de 60 anos.[75]

No Brasil, tem ocorrido uma mudança demográfica que se deve à relação da diminuição da taxa de natalidade, iniciada em meados da década de 1960, frente ao aumento da longevidade e à queda da mortalidade. A projeção da porcentagem de idosos para 2020 é de 13,8% e para 2060 é de 33,7%, sendo que após 2030, o grupo de idosos será maior que o de crianças com até 14 anos de idade.[35] Vários idosos participam ativamente da sociedade, inclusive no mercado de trabalho, fato que resulta em maior renda e que, por sua vez, permite maior consumo e movimentação da economia. Ganha força também as atividades intergeracionais,[49] em que o idoso pode transmitir ensinamentos e experiências profissionais e pessoais, e, em troca, ele não só toma contato com as novas tecnologias, mas, também, enriquece a linguagem, com novos termos e expressões utilizados pelos mais jovens.

Nos últimos anos, houve um significativo aumento da demanda de pacientes idosos em busca de atendimento fonoaudiológico, com interesse em aprimorar a comunicação. Esse fato leva à necessidade de se buscar conhecimento específico da área de Gerontologia, para um melhor entendimento desses sujeitos, e visa estimular o exercício da multidisciplinaridade.

O estudo do envelhecimento é composto por um grande número de disciplinas e profissionais de diferentes áreas. Dessa forma, serão apresentados, a seguir, alguns termos e expressões mais utilizados na área:

- *Envelhecimento:* é um processo universal, progressivo e dinâmico, marcado por mudanças físicas (anatômicas), funcionais, bioquímicas, sociais e psicológicas. Essas mudanças não são produzidas por doenças, variam de indivíduo para indivíduo e determinam a perda progressiva da capacidade de adaptação do indivíduo ao meio ambiente, tornando-o mais vulnerável e sujeito à maior incidência de processos patológicos que acabam por levá-lo à morte. Os órgãos, os sistemas e as funções não envelhecem ao mesmo tempo, em parte, em razão da própria biologia, mas a vivência de cada um também tem um papel determinante nesse processo. Os vários períodos da vida (adolescência, maturidade e envelhecimento) não podem ser vistos de forma isolada, mas, sim, relacionados entre si e dentro dos contextos social, cultural, político e econômico para um melhor entendimento do desenvolvimento humano.[20,51,70]

  Várias teorias tentam explicar o envelhecimento, com foco em processos de células individuais, em moléculas responsáveis pela transmissão genética de nossas características ou nas mudanças que ocorrem nos vários órgãos ou sistemas. Independentemente da abordagem que se escolhe para explicar o envelhecimento, o que não é objetivo deste trabalho, todas as teorias reconhecem mudanças nas estruturas do corpo e que, por sua vez, afetam seu desempenho: acurácia, velocidade, resistência, estabilidade, força, coordenação, velocidade de condução dos estímulos nervosos, trabalho cardíaco e função renal também mudam em razão do envelhecimento.[67]

- *Idoso:* nos países em desenvolvimento, um indivíduo com idade cronológica igual ou superior a 60 anos é considerado idoso, enquanto em países desenvolvidos sobe para 65 anos. Entretanto, sob alguns aspectos legais, o limite de 65 anos também é adotado no Brasil.[47]

- *Idade cronológica, biológica e funcional:* a idade cronológica é uma definição socialmente construída e não biologicamente determinada. A idade serve apenas como um índice superficial do *status* biológico, psicológico e social, pois os indivíduos não envelhecem da mesma forma e nem ao mesmo tempo.[42,70] O critério cronológico é adotado nos trabalhos científicos devido à dificuldade de se definir idade biológica, uma vez que além da discussão sobre quando se dá o início do processo de envelhecimento, não há marcadores biofisiológicos eficazes para esse processo. A idade funcional, embora tenha estreita relação com o conceito de idade biológica, pode ser definida como o grau de conservação da capacidade adaptativa, em comparação com a idade cronológica.[47]

- *Capacidade funcional:* é a resultante da interação entre saúde física, mental, independência na vida diária e econômica, integração social e suporte familiar.[61]
- *Senescência:* é a somatória de mudanças orgânicas funcionais e psicológicas próprias do envelhecimento normal.
- *Senilidade:* caracterizada por modificações determinadas por afecções que acometem a pessoa idosa. O limite exato entre ambos não é preciso e, frequentemente, apresenta zonas de transição entre um e outro.
- *Envelhecimento bem-sucedido, saudável ou com sucesso:* é aquele em que as afecções não estão presentes ou aparecem com pequena importância. Está associado a um envolvimento ativo com a vida, excelente funcionamento físico e mental e baixo risco de doenças. O envelhecimento com sucesso: deve ser o objetivo final do estudo do envelhecimento, o que só pode ser obtido por meio dos estudos multidisciplinares, da integração das áreas biológicas e sociais e da formação de recursos humanos com profissionais de várias áreas interessados no estudo do processo de envelhecimento.[47]
- *Envelhecimento normativo:* é uma definição difícil, em virtude da grande heterogeneidade entre os idosos, decorrente da influência de fatores extrínsecos associados à amplitude da faixa etária considerada idosa. É muito difícil selecionar pessoas idosas normais para estudo ou grupo-controle, de modo que a expressão envelhecimento normativo significa o processo natural de desenvolvimento na fase avançada da vida.[19] Pode ser subdividido em primário e secundário.
- *Envelhecimento primário:* é universal e geneticamente determinado.
- *Envelhecimento secundário:* são interações entre as manifestações decorrentes do primário e os fatores geográficos, sociais, psicológicos, culturais, contexto socioeconômico e história de vida.[47] Entretanto, a heterogeneidade do envelhecimento e a dificuldade para distinguir entre envelhecimento fisiológico e aquele associado a doenças não são totalmente esclarecidas.
- *Autonomia:* é a capacidade de decisão, de comando.

- *Independência:* capacidade de realizar algo por seus próprios meios. No caso dos idosos, a autonomia é mais importante que a independência, pois pode ser restaurada por completo mesmo que o idoso continue dependente, por exemplo, em um caso de cirurgia em que o paciente necessite de cadeira de rodas; apesar de dependente, o idoso pode ter autonomia. O que se procura é obter a manutenção da autonomia com um mínimo de dependência. Na ausência da capacidade de autonomia e independência, surge a figura do cuidador de idosos e, em muitos casos, a necessidade de institucionalização.[47]
- *Estereótipos com relação à velhice:* estereótipo é um conjunto de ideias e crenças atribuído a pessoas, como um grupo ou categoria social. Pode referir-se a algumas características ou atributos que seguramente descrevem alguns pertencentes do grupo, mas geralmente falham na captura de todos os indivíduos. A velhice é normalmente associada à perda, incapacidade, dependência, doença, solidão, entre outros; e o idoso é visto, como rabugento, chato, difícil e incapaz de aprender algo novo.[57]
- *Geriatria:* ramo da ciência do envelhecimento voltado aos aspectos de prevenção e cura de problemas de saúde e que tem uma estreita relação com disciplinas das áreas médica e gerontologia.
- *Gerontologia:* é uma disciplina científica, multi e interdisciplinar, que tem por objetivo estudar os idosos, as características desta fase da vida, o processo de envelhecimento em si e seus determinantes biopsicossociais.[47]
- *Qualidade de vida em idosos:* sofre os efeitos de numerosos fatores, entre eles: saúde; capacidade funcional e psicológica; autonomia; aspecto social; familiar e econômico; hábitos; estilo de vida; meio ambiente; espiritualidade e transcendência. Além disso, por ser uma autoavaliação, a relação entre a idealização e aquilo que foi realizado ao longo da vida e os estereótipos relacionados com a velhice, vindos da sociedade, do próprio idoso e mesmo de profissionais, também influenciam nesta percepção. Desta forma, há necessidade de instrumentos multidimensionais que sejam sensíveis para captar a heterogeneidade dos diferentes grupos de idosos e de sua qualidade de vida. Alcançar uma boa qualidade de vida na velhice não depende apenas do indivíduo, mas em grande parte está condicionado ao empenho da sociedade e das políticas públicas para garantirem condições de favorecer os fatores determinantes desta boa qualidade de vida.[52]

COMUNICAÇÃO E GERONTOLOGIA

A comunicação é fundamental para o estabelecimento de relações interpessoais, transmissão e aquisição de conhecimentos, experiências acumuladas, sensações, emoções, sentimentos e necessidades em vários contextos da vida. É um processo em constante inovação e criação, favorece a participação ativa em vários âmbitos. As mensagens podem ser recebidas e transmitidas por meio da linguagem falada, escrita ou ainda por outros sinais sonoros associados ou não aos visuais. A comunicação envolve habilidades sensoriais, motoras, cognitivas e linguísticas. Uma restrição ou limitação em alguma dessas pode afetar a capacidade de comunicação e a qualidade de vida.[38,50]

À medida que o homem envelhece, pode mudar suas necessidades psicológicas e de comunicação, as atitudes e a maneira como passa a lidar com as mudanças.[34] As mudanças na habilidade de comunicação associadas ao envelhecimento também são heterogêneas devido às diferenças individuais decorrentes de aspectos biológicos (inclusive genéticos), neurocognitivos, socioculturais e econômicos, associados à história de vida de cada um, ocupação e profissão.[38] A compreensão da relação entre as manifestações da diversidade do envelhecimento e os efeitos na comunicação e deglutição é fundamental para adequado atendimento ao idoso na área de Fonoaudiologia.

PRINCIPAIS MANIFESTAÇÕES DO ENVELHECIMENTO NA ÁREA DE COMUNICAÇÃO

Para efeito didático, este trecho será dividido em quatro áreas da Fonoaudiologia: audição, linguagem, motricidade e funções orofaciais e voz. Apesar de a disfagia ser uma das áreas de especialização da Fonoaudiologia, nesse capítulo será considerada como uma alteração da função de deglutição, embora, conforme exposto, anteriormente, delimitar envelhecimento saudável e patológico não é tarefa fácil, os limites nem sempre são muito claros.[15]

Linguagem

Independente da idade, todos nós podemos apresentar sintomas descritos como característicos de idosos, por exemplo: faltar palavras, falar de modo confuso, não entender direito, cometer erros fonéticos e de escrita, não completar frases, distrair-se no meio de uma conversa, mas mantermos a comunicação de forma efetiva.[11]

No envelhecimento natural, desde que não haja intercorrência de transtornos cognitivos e de saúde, as competências comunicativa e linguística não são significativamente afetadas. As mudanças que ocorrem na habilidade de comunicação são heterogêneas, em razão das diferenças individuais que marcam o processo de envelhecimento.

No envelhecimento padrão, o aspecto fonético-fonológico tem pouca variação quando comparado ao de indivíduos mais jovens. O conhecimento vocabular não é afetado, embora muitas vezes ocorra uma dificuldade para tarefas de nomeação devido à demora para a recuperação de uma palavra da memória.

De modo geral, não acontece uma grande modificação da sintaxe e da estruturação frasal até por volta de 80 anos, entretanto, na capacidade de narrativa, pode haver mudanças quanto à organização das informações, acrescida de dificuldade na recuperação rápida do léxico. Pode ser observada desorganização sintática com a interrupção de segmentos, repetições, e autocorreção que interfere na fluência do discurso e que pode significar o uso das estratégias compensatórias para suas dificuldades.

Após os 75 anos, há uma tendência de os idosos apresentarem uma queda no ritmo de desempenho em provas de fluência verbal, com tempo fixado para a resposta.[38] Dessa forma, o desempenho em testes de linguagem sem problema de velocidade e tempo de resposta é geralmente melhor, portanto, o idoso precisa de mais tempo para responder ou expressar uma ideia. Por outro lado, quanto maior a idade cronológica e menor o nível de escolaridade, maior a manifestação desta dificuldade.[40]

Os distúrbios de linguagem associados ao envelhecimento, não fazem parte do processo padrão normativo. Entre eles, podemos citar as afasias e os quadros demenciais, como, na doença de Alzheimer.

As afasias são distúrbios de linguagem oral e escrita, geralmente decorrentes de acidente vascular encefálico, os quais alteram o conteúdo, a forma, o uso da linguagem e os processos cognitivos, como memória e percepção. O distúrbio ocorre em variados graus, na produção e/ou na compreensão da linguagem.[12]

A demência é uma deterioração das habilidades cognitivas que interfere na atividade diária do sujeito. Dentre os quadros demenciais, merece destaque a doença de Alzheimer, em que há uma piora progressiva dos prejuízos iniciais de memória e falha de evocação, de modo a surgirem dificuldades em atenção, interpretação de sentidos e informações contextuais, capacidade de julgamento, comportamento e alternância de humor. A deterioração progressiva da capacidade de compreensão e expressão leva a um quadro de dependência, com necessidade de cuidados.[12,38]

Dentro do estudo do idoso não saudável, é importante destacar o transtorno cognitivo leve (TCL) e a depressão. O TCL refere-se a pacientes com declínio no desempenho cognitivo, que geralmente apresentam alterações em testes neuropsicológicos, mas não preenchem o critério para demência, embora tenha sido verificada maior incidência de demência em sujeitos com este diagnóstico em uma fase anterior.[13]

A depressão pode afetar as relações sociais, a comunicação e a linguagem. Por outro lado, as alterações nas habilidades cognitivas e os distúrbios de linguagem também podem contribuir para que os efeitos da depressão comprometam mais sensivelmente os idosos.[38]

Audição

As principais mudanças anatômicas e fisiológicas decorrentes do envelhecimento são: diminuição da elasticidade do tecido epitelial e da membrana timpânica, diminuição da tonicidade muscular, aumento da produção de cerume e pelos, calcificação de ligamentos e ossículos e modificações degenerativas no ouvido interno.

Estas modificações associadas à constante exposição do ouvido a ruídos intensos, uso indiscriminado de medicamentos, doenças de forma geral, tensão diária e predisposição genética contribuem para o déficit de audição.[12,63]

A perda auditiva neurossensorial associada ao envelhecimento é chamada de presbiacusia. Geralmente é bilateral, compromete o monitoramento da própria voz, acomete as frequências mais altas, o que dificulta a percepção de sons consonantais e gera dificuldades na compreensão da fala, especialmente em ambientes ruidosos, e consequentemente produz um impacto psicossocial. É mais frequente em homens e cerca de 40 a 45% dos sujeitos têm zumbido e perda da capacidade de discriminação vocal.[63]

Muitos idosos queixam-se de intolerância a sons de alta intensidade, fenômeno conhecido como recrutamento, de modo que a elevação de intensidade causa desconforto, o idoso fica irritado, sendo comum dizer "não grite, não sou surdo". Portanto, isto exige cuidado na indicação de prótese auditiva.[63] O recrutamento significa um aumento desproporcional da sensação de intensidade com relação ao aumento da intensidade física e implica em uma redução do campo dinâmico de audição.[67]

A manutenção da linguagem falada e da voz requer, entre outras coisas, uma audição perfeita, pois atualiza o uso da linguagem, permite a autorregulação e é imprescindível como mecanismo de alerta e defesa contra o perigo.

Várias condições são necessárias para que o ouvinte tenha compreensão dos sinais de fala, como: atenção; intensidade suficiente da mensagem e maior do que o ruído ambiental; domínio da língua e do vocabulário; percepção de pausas, de variações de entonação, de frequência, de intensidade, de ritmo e velocidade. O falante, por sua vez, deve ter voz, articulação, pronúncia e expressividade suficientemente adequadas para permitir que a mensagem seja detectada e entendida.[64] Além dessas condições, a redundância intrínseca (dependente da integridade periférica e central da via auditiva do ouvinte) e extrínseca (dependente das pistas do contexto e do conhecimento da linguagem) também contribuem para a compreensão da mensagem. Entretanto, o ruído ambiental, o uso de vocábulos desconhecidos ou distorcidos e voz em intensidade fraca do falante tendem a diminuir o efeito dessas redundâncias.[69]

Com o envelhecimento, a redundância intrínseca inerente ao sistema auditivo central tende a diminuir. Surgem dificuldades de atenção seletiva, fechamento auditivo, figura-fundo e análise-síntese auditiva que afetam a percepção de fala, principalmente em ambientes com presença de ruído de fundo, que em associação com a redução no desempenho do sistema auditivo periférico, levam a uma redução na taxa de processamento da informação e, consequentemente, há deterioração no desempenho comunicativo do indivíduo.[33]

A dificuldade de memória, principalmente de curta duração, é uma importante manifestação da alteração em processamento auditivo central, com sérias implicações psicossociais, como: frustração, depressão, vergonha, medo e raiva. O idoso é considerado por sua família como confuso, distraído, zangado e não comunicativo. Isto gera grande ansiedade e, consequentemente, isolamento social.[63]

MOTRICIDADE E FUNÇÃO OROFACIAL

O sistema estomatognático é composto por estruturas estáticas ou passivas (ossos cranianos, hioide, arcos osteodentários, maxila, mandíbula, relacionados entre si pela articulação temporomandibular) e estruturas dinâmicas ou ativas (unidade neuromuscular que mobiliza as estruturas estáticas). O equilíbrio entre essas estruturas e o controle pelo sistema nervoso central são fundamentais para o funcionamento harmônico da face.

Esse conjunto interligado forma um sistema que desenvolve as funções de sucção, deglutição, mastigação e fala.[73]

O envelhecimento afeta também esse sistema, embora de modo heterogêneo. As principais manifestações serão expostas a seguir.

Mudanças Anatômicas Principais

A mucosa oral pode sofrer atrofia do tecido epitelial, tornando-se mais fina, lisa, seca, com perda da elasticidade e espessura[54] e com maior suscetibilidade a lesões, úlceras e candidíase, que é agravado com o uso de próteses. Na língua tende a ocorrer a redução da concentração de células sensoriais nas papilas gustativas, afetando a capacidade de gustação e, em muitos casos, podendo levar o idoso ao declínio no prazer de se alimentar.[53]

Os órgãos fonoarticulatórios tornam-se mais flácidos, há uma diminuição da força de língua e uma lentificação ou maior dificuldade para as funções de mastigação, fala e deglutição.

Nos dentes e nas estruturas de suporte correspondentes ocorrem várias modificações, resultado de anos de hábitos nocivos, como: fumo, má escovação, bruxismo, que podem estar associados a doenças, diminuição da vascularização e da capacidade de cicatrização. Pode haver inclusive perda de dentes, que em muitos casos acarreta a necessidade do uso de próteses ou de implantes, que se mal-adaptados ou mal feitos podem prejudicar a fala e inclusive levar o paciente a mudanças na posição de cabeça e pescoço, com alterações na coluna, que seriam compensatórias dessa inadaptação.[43]

Os idosos com uso de prótese têm mais dificuldade para morder e mastigar os alimentos, além de mais ferimentos orais. Há maior ocorrência de escape de alimento da boca, dificuldade para engolir e sobra de alimentos na boca após deglutir.[17]

Além disso, podem ocorrer problemas na articulação temporomandibular, dores, diminuição do tônus muscular, dificuldades para fechar a boca e abertura bucal diminuída.[43,53]

Principais Mudanças Funcionais

Com o avanço da idade, há uma tendência à diminuição do controle neurológico das estruturas e funções orais, com perda progressiva da capacidade funcional das funções sensoriais e motoras das inervações, além de modificações das funções gustativas e olfativas.

A mastigação é mais lenta, pode ser ainda mais prejudicada pela falta de dentes, uso de próteses, implantes mal-sucedidos ou decorrente do uso de alguns medicamentos, que comprometem a atividade muscular dos órgãos envolvidos nas funções orofaciais. Há também necessidade de mais movimentos para compensar a xerostomia, inerente à idade, de modo que todos esses fatos podem levar a episódios de fadiga e, em última análise, acarretam dificuldades para a deglutição.[12,43]

A tendência à atrofia dos músculos envolvidos no processo de deglutição lentifica e dificulta a função, que requer contrações rápidas, sincronizadas e atividade muscular ágil e brusca. Pode haver uma diminuição da pressão da orofaringe, redução do limiar de excitabilidade para a deglutição, penetração no vestíbulo faríngeo e diminuição do reflexo de proteção, que geralmente estão acompanhados de aumento de episódios de refluxo gastroesofágico.

As mudanças que ocorrem no envelhecimento com o mecanismo de deglutição geralmente não levam à disfagia, mas podem levar a um quadro de presbifagia, caracterizado por ações motoras mais lentas e descoordenadas, diminuição de saliva, lentificação dos processos de mastigação, do trânsito do bolo alimentar e da deglutição. Pode haver sobras de pequenas quantidades de alimento nos seios piriformes, tosse e aspiração esporádica, porém, em pequenos níveis.[43]

Em resumo, as modificações decorrentes do processo de envelhecimento podem levar a uma alteração na deglutição, porém, para que se caracterize um quadro de disfagia, é necessário que o indivíduo esteja colocado em uma situação de risco de aspiração pulmonar, desnutrição ou desidratação.[12]

A disfagia geralmente está associada a afecções que comprometem a atividade motora visceral, quadros de paralisia de pregas vocais, acidente vascular encefálico, traumatismo cranioencefálico, doenças neurodegenerativas e pós-cirúrgicos ablativos de câncer de cabeça e pescoço. O sujeito é colocado em risco de aspiração, desnutrição e/ou desidratação, e ela é considerada um sintoma de um problema maior.[43] Os episódios de aspiração são frequentes em indivíduos internados, cujas consequências podem levá-los a um prolongamento do tempo de internação.[12]

É importante ressaltar que, diferente das mudanças que ocorrem com a deglutição, a disfagia está associada a quadros de boca muito seca ou baba, grandes dificuldades para mastigar e manter o alimento na boca, movimentos incoordenados ou repetitivos, o mesmo alimento é deglutido várias vezes, há dificuldade para iniciar a deglutição, inclusive de saliva, tosse e engasgo frequente, pigarro, mau hálito, refluxo nasal, cansaço para comer, falta de percepção de restos de comida na boca, voz rouca ou molhada após a deglutição.

É comum a mudança nos hábitos alimentares ou o paciente evitar comer, necessidade de mudanças posturais de cabeça, compensatórias e podem ocorrer febre e perda de peso.[22,43]

VOZ

Vários estudos demonstram mudanças estruturais no sistema respiratório e nas pregas vocais com a idade.[2] As mudanças anatômicas mais importantes na laringe decorrentes do envelhecimento vocal não são homogêneas e há variação entre homens e mulheres. Pode ocorrer a calcificação e ossificação progressiva das cartilagens laríngeas com redução da flexibilidade[36] e atrofia dos músculos laríngeos intrínsecos, principalmente tireoaritenoídeo, que podem levar a mudanças de *pitch* e redução na amplitude de movimentação das aritenoides.[30]

Quanto à histologia, há variações entre os sujeitos e também não é possível fazer generalizações. Foi verificada uma diminuição da espessura da lâmina própria e da densidade das células epiteliais, mais evidentes em indivíduos idosos do sexo masculino.[77] Na camada intermediária, ocorre uma menor densidade e atrofia das fibras elásticas, e na camada profunda, o tamanho e a densidade das fibras colágenas tendem a aumentar de modo a tornar mais espessa essa camada da lâmina própria com tendência à fibrose[36] e redução do ácido hialurônico.[31]

Além disso, também deve ser considerado o aumento do metabolismo glicolítico, as anormalidades mitocondriais, as alterações de mielinização dos nervos laríngeos, a diminuição do suporte vascular e as mudanças hormonais.[74]

Nas mulheres, nota-se muitas vezes um edema na prega vocal, associado às mudanças hormonais, que leva à diminuição da frequência fundamental (Fo); enquanto nos homens, a atrofia ocorre em maior porcentagem. O termo presbilaringe é utilizado para referência à laringe do idoso, cujas características glóticas denotam uma forte correlação entre o arqueamento das pregas vocais e a proeminência dos processos vocais durante a respiração, e a fenda glótica fusiforme na região membranácea da prega vocal durante a fonação. Nesses casos, a alteração de mucosa das pregas vocais é menor, pois há menor índice de contato entre elas devido ao arqueamento, fato que parece proteger a prega vocal, evitando assim alterações de mucosa. Portanto, o fechamento glótico incompleto é uma importante característica da presbilaringe. Entretanto, muitas vezes o idoso pode apresentar, durante a fonação, um comportamento supraglótico compensatório ao funcionamento glótico alterado, como a constrição mediana das pregas vestibulares.[56]

Principais Mudanças Funcionais

O envelhecimento é bastante heterogêneo, isto é, indivíduos de mesma idade cronológica mostram *performance*s variadas do ponto de vista sensorial, motor e cognitivo. O controle laríngeo depende do equilíbrio entre os aparatos pulmonar, laríngeo, ressonador e articulatório, que, por sua vez, dependem da integridade estrutural e funcional dos sistemas neurológico, endócrino, esquelético e muscular. Modificações no funcionamento de qualquer um desses sistemas podem alterar a qualidade vocal, tanto no envelhecimento como em doenças em geral. Portanto, apesar de a idade cronológica ser um fator importante nas características acústicas de uma voz, as condições fisiológicas também têm um papel determinante nas mudanças vocais decorrentes do envelhecimento.[62]

O envelhecimento vocal e suas manifestações poderiam interferir na capacidade de comunicação dos idosos e levar a repercussões sociais com impacto na qualidade de vida.[16,75]

Os ouvintes podem identificar os os sujeitos idosos por meio de suas vozes.[55] Entretanto, apesar da existência de estereótipos referentes à voz envelhecida, vários estudos demonstram que as vozes de sujeitos idosos em boas condições de saúde,[1,59] ou fisicamente ativos,[23,68] são difíceis de serem distinguidas das vozes de falantes mais jovens.

Além das condições gerais de saúde, o maior tempo de prática de atividade física está relacionado com uma qualidade vocal com menos desvios em idosos não professores,[23] uma vez que os docentes constituem um grupo com alta incidência de problemas vocais.[18,72] Por outro lado, professoras idosas, apesar dos desvios vocais, foram consideradas por ouvintes leigos, como tendo vozes mais agradáveis do que aquelas que não fazem uso profissional da voz.[24] Nesses casos, houve significância entre a agradabilidade e os parâmetros vocais de *loudness* e variação de *pitch*, importantes para a expressividade vocal, a qual, quanto maior, mais agradável é a voz do sujeito.

A autopercepção do envelhecimento vocal também está relacionada com o uso ou não da voz profissionalmente, quando aplicado o questionário de qualidade de vida e voz (QVV).[26] Os professores apresentam mais problemas no domínio físico do QVV, provavelmente relacionado com a exigência profissional. Os não professores que perceberam o envelhecimento vocal apresentaram dificuldade em aspectos físicos e socioemocionais.[25]

Geralmente, o *pitch* alterado, a voz rouca e fraca são termos aplicados à voz do idoso.[45] Vários estudos apontam uma tendência para a diminuição da frequência fundamental nas mulheres, relacionado com os efeitos da menopausa, e nos homens uma elevação de F_0, especialmente após os 70 anos de idade.[1,6,48]

Entretanto, não há um consenso quanto à mudança da frequência fundamental e a sensação psicofísica correspondente denominada *pitch*.[23] Os idosos com perda auditiva elevada, com prejuízo na capacidade de monitoramento auditivo, apresentam um aumento da frequência fundamental e redução da extensão vocal.[4]

A intensidade e o correspondente psicofísico *loudness*, as variações de *pitch* e de *loudness* apresentam tendência à redução,[1,6,75] embora para alguns autores esses parâmetros estejam dentro da faixa de normalidade ou mais elevados, para ambos os gêneros.[23,32]

Da mesma forma, o foco de ressonância mais baixo para mulheres,[7] mas com aumento do grau de nasalidade para homens,[1] assim como uma tendência à lentificação da velocidade de fala[1,71] não são mudanças homogêneas inerentes ao envelhecimento.[23]

A qualidade vocal sofre uma modificação. Pode haver a presença de tremor,[1,6,23,71] voz crepitante,[71,75] voz rouca, soprosa[1,6,23] ou áspera, sendo que esses tipos estariam entre os estereótipos atribuídos a vozes envelhecidas.[1,71] Em muitos idosos, nota-se fadiga vocal e estratégias inapropriadas para a compensação das mudanças vocais na tentativa de produzir uma voz melhor, além de instabilidade vocal.[1,6]

A capacidade respiratória vital pode estar reduzida como consequência do processo de envelhecimento,[1,8] e, portanto, haveria uma tendência à incoordenação por falta de suporte respiratório[6] e provável aumento na velocidade de fala.[23]

Os desvios na qualidade vocal, com presença de tremor e, ruído e alteração na velocidade de fala, podem ser parâmetros importantes para que ouvintes leigos identifiquem a voz envelhecida de sujeitos idosos do sexo masculino.[28]

A lentificação da fala, por outro lado, parece ser mais significativa do que a elevação da frequência fundamental para a percepção de voz de idosos do sexo masculino.[29]

A produção vocal depende da integridade do sistema neurológico para manter a tensão, a adução e abdução adequada das pregas vocais, o fluxo e pressão de ar adequados. O idoso está mais exposto a desenvolver vários tipos de doenças, entre elas os distúrbios neurológicos degenerativos, cujos desvios na voz, na deglutição ou na fala podem ser uma das primeiras manifestações.[9] Os distúrbios neurológicos degenerativos não são manifestação exclusiva do envelhecimento, entretanto, alguns quadros neurológicos surgem, geralmente, nessa fase da vida, pois o idoso é mais vulnerável ao surgimento de doenças, inclusive câncer, e, por isso, são aqui mencionados, não fazendo parte do envelhecimento padrão, normativo. Não é objetivo desse capítulo fazer um aprofundamento sobre os distúrbios neurológicos e suas manifestações na área da Comunicação, mas apenas citar alguns quadros mais comuns de acontecer nessa fase, a saber: doença de Parkinson, Esclerose Múltipla, Esclerose Lateral Amiotrófica e Miastenia *Gravis*. Com manifestação predominante na área de voz, podendo comprometer a deglutição, merecem destaque as lesões no Nervo Vago (Paralisias Laríngeas), Tremor Vocal Essencial e Disfonia Hipercinética Distônica.[9]

Nas Paralisias Laríngeas, os efeitos vocais dependem do nível em que ocorre a lesão, se ocasiona paralisia unilateral ou bilateral e qual o grau de afastamento da prega vocal paralisada com relação à linha mediana. Independente desses aspectos, nota-se paresia ou paralisia dos músculos laríngeos, bem como disfonia ou afonia.[9] A disfonia hipercinética distônica, quando atinge especificamente a fonação, é conhecida por disfonia espasmódica de adução (qualidade vocal tensa, rouquidão, aspereza, tremor, esforço fonatório e compensações fonatórias, como fala sussurrada ou em som basal) e de abdução (soprosidade, prolongamento dos sons surdos que antecedem os sonoros, dificuldade para iniciar e manter a sonorização).[3,9] Além disso, é importante mencionar os casos de pacientes submetidos a cirurgias ablativas de câncer de cabeça e pescoço que consequentemente desenvolvem uma alteração vocal de funções orofaciais, principalmente de fala e de deglutição, inerentes ao envelhecimento primário. Merecem ser citados os casos de disfonia psicogênica, além de certas lesões benignas, como edema de Reinke, pólipo e processo inflamatório, como a laringite *sicca*, apesar de que podem se manifestar em qualquer idade, mas também podem ocorrer nessa faixa etária, sendo que o tratamento será direcionado pela equipe multidisciplinar e pelo fonoaudiólogo.[9]

A manifestação do processo de envelhecimento na área de comunicação não pode ser vista de forma isolada, apenas como um problema auditivo, ou de linguagem, ou exclusivamente de voz ou de motricidade orofacial. Cabe ao fonoaudiólogo procurar reconhecer sinais de eventuais dificuldades em outras áreas da Comunicação que possam ser a causa, o fator mantenedor ou o agravante da queixa inicial. Além disso, estar atento a sinais e sintomas de eventuais doenças neurodegenerativas e sistêmicas, e fazer os encaminhamentos necessários, uma vez que as alterações decorrentes de doenças ou trauma neurológico também podem afetar a voz, o sistema de ressonância, o mecanismo velofaríngeo, a mastigação, a deglutição e a fala.[66]

INTERVENÇÃO FONOAUDIOLÓGICA

O objetivo da intervenção fonoaudiológica é promover a adaptação da comunicação e/ou deglutição à condição física, funcional e psicossocial do idoso, de modo a minimizar o impacto negativo das manifestações do envelhecimento, quer seja primário ou secundário, na qualidade de vida. Não se trata de comunicação e deglutição ideais, boas ou ruins, mas sim adaptadas, dentro da capacidade do sujeito e o mais próximo possível da expectativa do idoso e dos familiares, de modo a procurar preservar a autonomia e a independência para melhor qualidade de vida.

Considerações Gerais

Na relação do profissional de saúde com o idoso, deve ser evitado o uso de linguagem infantilizada, com palavras no diminutivo, ou que reflitam estereótipos normalmente associados à velhice. O idoso deve ser encarado como um sujeito que se encontra em uma fase de desenvolvimento denominada velhice.

Uma das perguntas que muitas vezes surge para o fonoaudiólogo diante de um paciente idoso é qual seria a especialidade desse fonoaudiólogo que teria condições para atendê-lo. Muito tem sido discutido sobre a criação da especialidade de Gerontologia dentro da Fonoaudiologia, fato que levaria à abertura de um importante mercado de trabalho. O fonoaudiólogo que pretende atuar com pacientes idosos, além do conhecimento teórico e prático na área do problema, deve ter empatia e respeito com o paciente, postura e disponibilidade para atuar em equipe multidisciplinar, com a família e o cuidador do idoso.

Avaliação Fonoaudiológica

Na entrevista inicial, a ênfase é dada ao processo de escuta do paciente idoso – a queixa, a autoavaliação e a autopercepção que tem do problema. A família e o cuidador, quando houver, também participam da entrevista inicial, mas, sempre que possível, o idoso é quem tem a preferência para falar. É obtida a história clínica do paciente, dados sobre saúde geral e estado psicológico, descrição detalhada dos medicamentos utilizados, pesquisa dos hábitos alimentares e eventuais mudanças, dados sobre escolaridade, ocupação atual, profissão, vida social e familiar, rotina de vida atual, presença de hábitos nocivos, motivação, antecedentes familiares, dados para contato com os profissionais de saúde que atendem o idoso, além de outros itens que sejam relevantes para o caso. No contato inicial, é importante que seja criada uma atmosfera de respeito, confiança mútua e empatia, em que o idoso perceba que o profissional tem interesse no seu problema.[38,65]

O paciente que vai a uma consulta inicial com o fonoaudiólogo espera uma solução para o seu problema, portanto, deve ser fornecido suporte e alguma informação sobre a queixa trazida. Sempre que o idoso tiver condição de responder, a aplicação de protocolos de autopercepção, validados para o português e específicos à área que constitui o foco do problema de comunicação e/ou deglutição, constituem uma significativa medida do impacto que a queixa trazida tem na qualidade de vida desse sujeito. Além disso, esses protocolos podem fornecer dados comparativos, pré e pós-intervenção fonoaudiológica, importantes para a avaliação dos efeitos do tratamento.

No momento da entrevista e avaliação, pode haver necessidade de encaminhamento do paciente para outros profissionais da área da saúde, por exemplo, neurologista, otorrinolaringologista, geriatra, dentista, fisioterapeuta, nutricionista ou outros e/ou solicitação de exames complementares, a depender da área afetada, como: avaliação audiológica para eventual indicação de aparelho de amplificação sonora, eletromiografia de superfície, avaliação neuropsicológica, além de videofluoroscopia, deglutograma e nasoendoscopia, realizados por médicos e geralmente acompanhados por fonoaudiólogo, além de outros que se fizerem necessários.

A avaliação fonoaudiológica toma por base os preceitos da avaliação gerontológica, multidimensional, a qual é frequentemente interdisciplinar, tem um enfoque nas capacidades e problemas de saúde, psicossociais e funcionais e visa enfatizar o estado funcional e a qualidade de vida.[47]

Os instrumentos a serem utilizados na avaliação do idoso (testes, protocolos e questionários) devem ser adequados e adaptados a cada paciente para que a avaliação reflita a realidade da comunicação e da deglutição do paciente. O fonoaudiólogo tem importante papel na avaliação do paciente idoso para o estabelecimento de um diagnóstico diferencial,[38] para que o trabalho efetivo possa ser adaptado às necessidades de comunicação do paciente, do cuidador e da família. A documentação da avaliação por meio de fotografia, filmagem e gravação é recomendada sempre que possível. O objetivo final da avaliação é desenvolver um plano adequado de intervenção fonoaudiológica, de modo a evitar ou minimizar a incapacidade funcional, promover a inserção do paciente nos programas de tratamento e acompanhamento, a longo prazo, quando necessário, e produzir efeitos psicológicos positivos para o idoso e a família.[47,65] A partir da análise da relação entre a queixa, a avaliação multiprofissional e a avaliação fonoaudiológica propriamente dita, pode ser desenvolvido um planejamento com visão global do paciente e que irá determinar a direção do trabalho: se será de prevenção, de aprimoramento ou de reabilitação.

O planejamento terapêutico depende da decisão da equipe profissional com o paciente e, se necessário, com a família. O envelhecimento é um processo que afeta a comunicação como um todo, porém de maneira heterogênea. A atenção aos aspectos psicossociais e ao desenvolvimento de estratégias que poderiam facilitar a comunicação entre o fonoaudiólogo e o idoso devem ser consideradas. O foco do tratamento pode ser em uma área, mas os recursos para a intervenção fonoaudiológica precisam considerar os outros aspectos envolvidos na comunicação. Por exemplo, um paciente idoso com queixa de engasgos ou disfagia leve, mas que possui um importante déficit de audição, irá se beneficiar do uso de aparelho de amplificação sonora, sessões de terapia em um lugar mais silencioso, terapeuta falando pausadamente, frases mais curtas, de frente para ele, entre outros.

A intervenção fonoaudiológica visa otimizar a capacidade funcional de modo a resultar em melhoria na qualidade de vida desses indivíduos. O foco do trabalho é a qualidade de vida e não apenas a doença ou a manifestação na comunicação.[38,47,65] O trabalho do fonoaudiólogo não é uma simples receita de métodos e técnicas para as diversas áreas da comunicação que podem estar afetadas. Não que os métodos e técnicas não sejam importantes, mas um foco nessa preocupação apenas daria uma visão reducionista do papel do fonoaudiólogo como profissional de saúde.

A intervenção fonoaudiológica, além da seleção apropriada de métodos e técnicas, requer que se olhe o paciente como um todo, é customizada para cada sujeito, sendo fundamental o contato com o clínico para o levantamento de eventuais limitações em exercícios. As terapias podem ser individuais, em grupo, ou uma combinação de ambas. Os trabalhos em grupo favorecem uma maior demanda de comunicação, além de terem um importante efeito no aspecto social.

O fonoaudiólogo junto à equipe médica do paciente deve incentivar o idoso a manter alimentação e peso adequados e a praticar atividade física. Os exercícios apropriados auxiliam os sistemas cardiorrespiratório, nervoso e vascular, além de colaborar para a manutenção e coordenação muscular.[68] As atividades sociais também são recomendadas, pois mantêm e desenvolvem o potencial de comunicação.

A orientação para que o paciente faça exercícios da terapia fonoaudiológica em casa deve ser estimulada. Geralmente, são recomendados poucos exercícios, mas várias repetições ao dia. A seguir, serão expostas algumas considerações sobre o tratamento fonoaudiológico por área comprometida.

LINGUAGEM

A estimulação cognitiva de idosos por equipe multiprofissional, associada a atividades de inserção e participação sociais pode trazer benefício à função cognitiva, independentemente de esta apresentar déficit ou não.[5]

Nas afasias, o objetivo da intervenção fonoaudiológica é reabilitar ou adaptar a linguagem oral ou escrita, desenvolver meios de comunicação alternativa, quando necessário, por exemplo, por meio de gestos, de modo a promover a reinserção ocupacional, facilitar a socialização e melhorar a qualidade de vida do idoso.[12,41]

Nos quadros de demência, o trabalho fonoaudiológico visa promover a adaptação gradativa da comunicação do idoso à evolução da doença, junto aos seus familiares, cuidadores, se houver, e equipe responsável. O fonoaudiólogo deve possibilitar o desenvolvimento de estratégias facilitadoras de comunicação, em produção e compreensão, inclusive por meio de recursos visuais e multissensoriais, além de incentivar o contato visual com o interlocutor.[39] Entre essas estratégias, deve ser evitado o uso de léxico abstrato, complexidade sintática e falar muito rápido. O treinamento de cuidadores quanto ao desenvolvimento de estratégias de comunicação alternativa com idosos comprometidos é benéfico inclusive para a qualidade de vida do próprio cuidador.[5]

AUDIOLOGIA

Após a avaliação global do idoso, seguida da seleção cuidadosa de aparelho de amplificação sonora, o fonoaudiólogo deve fazer um aconselhamento inicial com o paciente, acompanhado de algum familiar e/ou cuidador. Os objetivos desse são: facilitar a recuperação ou a adaptação do paciente ao seu problema de comunicação, orientar sobre manuseio e limpeza do aparelho auditivo e desenvolver estratégias de motivação e autoestima. É recomendado falar devagar e bem articulado com o idoso, em linguagem simples e clara.[63]

Os pacientes submetidos a um trabalho de reabilitação auditiva tiveram melhor desempenho na comunicação, quando comparados àqueles sem essa estimulação. Esse trabalho visa facilitar a comunicação do idoso por meio do fornecimento de informações a respeito de audição e fatores interferentes na comunicação e na percepção da fala, que são fundamentais ao desenvolvimento de estratégias de comunicação compensatórias da limitação auditiva. O idoso é encorajado a informar sobre a perda às pessoas com quem deseja se comunicar, pedir repetição ou mais clareza por parte do falante, certificar-se de que o ruído ambiental e a iluminação sejam adequados, manter proximidade com o falante de modo a poder fazer leitura labial e tentar entender os elementos essenciais e o contexto. Os idosos que não usam ou não se beneficiam da prótese auditiva, também se beneficiam dessas estratégias. O treinamento auditivo, portanto, é acompanhado de técnicas para a observação de fatores correlatos da comunicação, como: pista facial, gestual e corporal do falante, além do próprio contexto da mensagem.[37,65]

MOTRICIDADE E FUNÇÕES OROFACIAIS

O trabalho inicia-se com uma orientação geral quanto aos seguintes aspectos: higiene bucal, consistência e tamanho de alimento mais apropriados, alimentação para evitar o refluxo gastresofágico, alerta sobre o uso de medicamentos que reduzem a quantidade de saliva, atenção à diminuição da hidratação como consequência da idade, excesso de peso e hábitos deletérios, se houver. Além disso, no caso de pacientes que utilizam prótese ou têm implantes, a adaptação adequada dos mesmos é fundamental.[43]

Os aspectos a serem trabalhados na terapia miofuncional orofacial devem levar em conta a individualidade e as limitações de cada paciente.

O trabalho envolve as seguintes etapas:

A) Promover a propriocepção, percepção e conscientização dos órgãos fonoarticulatórios e das funções alteradas.
B) Realizar exercícios para adequar força, mobilidade e coordenação dos movimentos, que podem ser necessários antes do trabalho com a função orofacial.
C) Treinar as funções alteradas.[44,58]

Em casos de ronco, principalmente com apneia obstrutiva do sono, o objetivo principal é abrir a via aérea superior (VAS) e evitar o colapso das estruturas que fazem parte da VAS.[27]

As abordagens para o tratamento da disfagia incluem um foco na alimentação mais adequada, na determinação junto a equipe médica da via alimentar mais apropriada e na posição para receber a dieta. Além disso, é realizado um trabalho de higiene oral da mucosa e dos dentes, estimulação sensorial para pacientes com atraso no início da deglutição, exercícios apropriados para a melhora do controle motor oral visando facilitar a deglutição, maximizar o esfíncter e a elevação laríngea, além da testagem e utilização das manobras posturais de proteção das vias aéreas superiores. Principalmente em casos de câncer, podem ser indicadas próteses para pacientes que foram submetidos à ressecção de estruturas do aparelho estomatognático.[21] É importante lembrar que em muitos casos, não há condições de restabelecer a função orofacial alterada, mas cabe ao fonoaudiólogo minimizar o problema e adaptar a função às condições do paciente.[22]

VOZ

No tratamento dos problemas de voz é importante uma compreensão da queixa, se o que incomoda é a qualidade vocal ou o desconforto para produzir a voz e o quanto as modificações vocais interferem na vida do paciente idoso.[14]

As causas do problema vocal devem estar compreendidas, assim como as eventuais limitações trazidas por diferentes problemas de saúde, entre os quais, aqueles de natureza endócrina, refluxo gastroesofágico, deficiência auditiva, doenças neurodegenerativas, principalmente. Geralmente, em se descartando a presença desses problemas, é importante que haja uma distinção entre hipofunção pela configuração glótica associada ou não à dificuldade de suporte respiratório e controle de fluxo aéreo e hiperfunção compensatória com constrição supraglótica.[14,46] Além disso, a análise da relação entre os parâmetros vocais que estão alterados, o papel que o sujeito desempenha na comunicação, o uso vocal que faz e a psicodinâmica vocal são determinantes do planejamento terapêutico.[10]

O fonoaudiólogo deve incentivar o paciente a realizar exercícios físicos e a participar de atividades sociais.[10] O tratamento implica em uma integração da orientação quanto à higiene vocal com as técnicas vocais apropriadas para cada caso. O trabalho de higiene vocal com ênfase em hidratação inclui orientação para evitar falar em ambiente ruidoso (TV alta, restaurante), uso apropriado do telefone, principalmente celular, postura ao falar, interferência de medicamentos, fumo, álcool, alergias, poluição, hábitos vocais inadequados (pigarrear, tossir, gritar, sussurrar). Além disso, o paciente deve ser incentivado a manter o peso e a nutrição adequados.[1,10]

A aplicação das técnicas vocais depende do objetivo a ser atingido. Como em qualquer trabalho de voz, para a escolha da técnica, sugere-se a aplicação de provas terapêuticas, de modo a verificar mudanças imediatas após o uso de determinada técnica, a familiaridade do terapeuta, a facilidade e aceitação do paciente para executá-la.[10]

Quando o objetivo principal é eliminar a compensação supraglótica, são utilizadas estratégias que promovam um ajuste muscular mais relaxado, com afastamento das estruturas supraglóticas, visando atingir uma fonação menos tensa.[1,10] Nos casos em que o objetivo é melhorar a coaptação glótica, são empregadas técnicas combinadas ao aumento do suporte respiratório com aquelas que favorecem a aposição suficiente das pregas vocais, com alongamento correspondente à frequência de voz utilizada e resistência glótica apropriada, de modo a se obter um ajuste muscular equilibrado que permita o uso contínuo da voz sem a presença de fadiga vocal.[1,3,10,46]

Além disso, é importante mencionar o Método Lee Silvermann-LSVT® – *Lee Silverman Voice Treatment*.[60] Esse método foi desenvolvido para o tratamento de pacientes com doença de Parkinson e tem sido sugerido para o treinamento vocal intenso do idoso e para pacientes com esclerose múltipla. O foco do trabalho é a fonação e consiste de exercícios sequenciais apoiados no uso vocal em alta intensidade. Favorece o fechamento glótico; o aumento da pressão subglótica, da intensidade vocal, do tempo máximo de fonação, da extensão vocal e da capacidade de articulação; estabiliza a qualidade vocal e a frequência fundamental. A terapia é intensiva, são realizadas 16 sessões, 4 vezes por semana e treinamento diário em casa, 2 vezes ao dia, havendo progressão de vogais para frases funcionais. Esse método exige esforço mental mínimo, mas é fundamental que haja a recalibração do paciente, isto é, ele deve aprender a perceber a intensidade de voz que utiliza para falar. O fonoaudiólogo deve estar habilitado e certificado para utilizar esse método.

Nos casos de paralisias laríngeas periféricas – a depender do nível em que ocorre a lesão no nervo vago, se a paralisia é uni ou bilateral, posição da prega vocal paralisada com relação ao grau de afastamento da linha mediana e efeitos e sinais associados, entre esses, dificuldade respiratória, aspiração – além da fonoterapia, pode haver necessidade de procedimento cirúrgico. Na disfonia hipercinética distônica e em casos de tremor vocal essencial, o uso de medicação ou aplicação de toxina botulínica nas pregas vocais, são indicados pelo médico, além da fonoterapia.[3,10]

CONCLUSÃO

O envelhecimento faz parte do processo de desenvolvimento humano, e como tal, é universal, heterogêneo, resultante da interação de aspectos físicos, funcionais, psicológicos e socioculturais. O aumento da expectativa de vida e da porcentagem de idosos na população, nada significam se não houver qualidade de vida. Esse é o grande desafio da equipe de profissionais que se dispõem a estudar a Gerontologia.

O fonoaudiólogo, como profissional de saúde, tem um importante papel na equipe de atendimento de idosos, pois pode fornecer subsídios teóricos e práticos às manifestações do envelhecimento na área de comunicação. Dessa maneira podem ser criados e realizados melhores planos de saúde e atenção ao idoso e, especificamente na área de Fonoaudiologia, uma direção para a realização de trabalhos nas áreas de prevenção, aprimoramento e tratamento dos problemas de comunicação e deglutição, com o objetivo de melhorar a qualidade de vida do paciente idoso.

REFERÊNCIAS BIBLIOGRÁFICAS

1. Andrews ML. Adult and geriatric disorders. In: *Manual of voice treatment. Pediatrics through geriatrics.* 2nd ed. San Diego: Singular, 1999. p. 219-333.
2. Aronson AE, Bless DM. Normal voice development. In: Aronson AE, Bless DM *Clinical Voice Disorders.* 4th ed. 2009. p. 10-23.
3. Aronson AE, Bless DM. Treatment of voice disorders. In: Aronson AE, Bless DM *Clinical Voice Disorders.* 4th ed. 2009. p. 231-270.
4. Baraldi GS, Almeida LC, Calais L L et al. Estudo da frequência a fundamental de idosas portadoras de diferentes graus de perda auditiva. *Rev Bras Otorrinol.* 2007 Mai.-Jun.;73(3):378-383.
5. Baraldi GS, Corral IR, Beker C. Efeito da estimulação multiprofissional na função cognitiva. Anais do 4º Congresso Paulista de Geriatria e Gerontologia 2004 Nov; Santos, São Paulo.
6. Behlau M. Presbifonia: Envelhecimento Vocal Inerente à Idade. In: Russo I. *Intervenção fonoaudiológica na terceira idade.* 1ª reimp. Rio de Janeiro: Revinter, 2004. p. 25-46.
7. Behlau M, Azevedo R, Pontes P. Conceito de voz normal e classificação das disfonias: In: Behlau, M. organizadora. *Voz – O livro do especialista.* Rio de janeiro: Revinter, 2001. p. 54-84, vol. 1.
8. Behlau M, Pontes P. O desenvolvimento ontogenético da voz. In: *Avaliação e tratamento das disfonias.* São Paulo: Lovise, 1995. p. 39-52.
9. Behlau M, Madazio G, Azevedo R et al. Disfonias neurológicas. In: Behlau M. (Ed.). *Voz - O livro do especialista.* Rio de Janeiro: Revinter, 2005. p. 111-61, vol. II.

10. Behlau M, Madazio G, Feijó D *et al*. Aperfeiçoamento vocal e tratamento fonoaudiológico das disfonias. In: Behlau M. (Ed.). *Voz – O Livro do especialista*. Rio de Janeiro: Revinter. 2005. p. 409-564, vol. II.
11. Bilton T, Viúde A, Sanchez EP. Fonoaudiologia. In: Freitas EV, Py L, Neri AL *et al*. *Tratado de geriatria e gerontologia*. Rio de Janeiro: Guanabara Koogan, 2002. p. 820-27.
12. Bilton TL, Suzuhi L, Soares LT *et al*. Fonoaudiologia em gerontologia. In: Freitas EV, PY L. *Tratado de geriatria e gerontologia*. 3. ed. Rio de Janeiro: Guanabara Koogan, 2011. p. 1372-81.
13. Bottino CM, Louzã Neto MR, Campide Castro C *et al*. Doença de Alzheimer, transtorno cognitivo leve e envelhecimento normal: avaliação por medidas de ressonância magnética e volumétricas. *Rev Psiq Clín* 1998;25(2):88-97. Acesso em: 9 Out. 2014. Disponível em: <http://www.hcnet.usp.br/ipq/revista/r252/arti252e.htm>
14. Brasolotto AC. Voz e qualidade de vida na terceira idade. In: Fernandes FDM, Mendes BCA, Navas ALPGP. (Eds.). *Tratado de fonoaudiologia*. 2. ed. São Paulo: Roca, 2010. p. 709-14.
15. Casanova-Sotolongo P, Casanova-Carrilo P, Casanova-Carrilo C. La memoria-introduccional estúdio de los transtornos cognitivos em elenvejecimiento normal e patológico. *Rev Neurol* 2004;38(5):469-72.
16. Costa HO, Matias C. O impacto da voz na qualidade de vida da mulher idosa. *Rev Bras Otorrinolaringol* 2005;71(2).
17. Fazito LT, Perim JV, DiNinno CQMS. Comparação das queixas alimentares de idosos com e sem prótese dentária. *Rev CEFAC* 2004;6:24-28.
18. Ferreira LP, Giannini SPP, Figueira S *et al*. Condições de produção vocal de professores da prefeitura do município de São Paulo. *Distúrbios da Comunicação* 2003;14(2):275-307.
19. Fox RA, Hollander CF. Selection of subjects for aging research. In: Horan MA, Brouwer A (Eds). *Gerontology. Aproaches to biomedical and clinical research*. London: Edward Arnold, 1990. p. 27-38.
20. Freitas EV, Miranda RD, Nery MR. Parâmetros clínicos do envelhecimento e avaliação geriátrica global. In: Freitas EV *et al*. *Tratado de geriatria e gerontologia*. Rio de Janeiro: Guanabara Koogan, 2002. p. 609-17.
21. Furia CLB. Disfagias mecânicas. In: Fernandes FDM, Mendes BCA, Navas ALPGP. (Eds.).*Tratado de fonoaudiologia*. 2. ed. São Paulo: Roca, 2010. p. 513-28.
22. Furkim AM. Fonoterapia nas disfagias orofaríngeas. In: Furkim AM, Santini CS. *Disfagias Orofaríngeas*. Carapicuiba, São Paulo: Pró Fono, 1999. p. 229-258, cap. 14.
23. Gampel D, Karsch U, Ferreira LP. Envelhecimento, voz e atividade física. *Rev Soc Bras Fonoaudiol*. 2008;13(3):218-225.
24. Gampel D, Karsch U, Ferreira LP. Agradabilidade da voz de sujeitos idosos professores e não professores. *Revista Kairós* 2008;11(2):215-34.
25. Gampel D, Karsh UM, Ferreira LP. Percepção de voz e qualidade de vida em idosos professores e não professores. *Ciência, Saúde Coletiva* 2010;15(6):2907-16.

26. Gasparini GGO. *Validação do questionário de avaliação de qualidade de vida e voz (QVV)*. (Dissertação) Mestrado Distúrbios da Comunicação Humana. UNIFESP. 2005.
27. Guimarães KCC. *Apnéia e Ronco: Tratamento Miofuncional Orofacial*. São José dos Camps: Pulso, 2009. 96p.
28. Harnsberger JD, Brown Jr WS, Shrivastav R et al. Noise and tremor in the perception of vocal aging in males. *J Voice* 2010;24(5):523-30.
29. Harnsberger JD, Shrivastav R, Brown Jr WS et al. Speaking rate and fundamental frequency as speech cues to perceived age. *J Voice* 2008;22(1):58-69.
30. Hirano M, Kurita S, Nakashima T. Growth, development and aging of human vocal folds. In: Bless DM, Abbs JH. *Vocal fold physiology*. San Diego: College-Hill, 1983. p. 23-43.
31. Hirano M, Bless DM, Rio AM et al. Therapeutic potential of growth factors for aging voice. *Laryngoscope* 2004 Dec.;114:2161-67.
32. HollienH. Old voices: Whatdo we really know about them? *J Voice*, New York 1987;(1):2-17.
33. Hull RH. *Hearing and Aging*. San Diego, Singular Publishing Group, 1995.
34. Hummert ML, Wiemann JM, Nussbaum JF. *Interpersonal communication in older adult hood. Interdisciplinary theory and research*. Califórnia: Sage, 1994. 272p.
35. IBGE. *Síntese de indicadores sociais: uma análise das condições de vida da população brasileira*. 2013. Acesso em: 29 Out. 2014. Disponível em: <ftp://ftp.ibge.gov.br/Indicadores_Sociais/Sintese_de_Indicadores_Sociais_2013/SIS_2013.pdf>
36. Kahane J. Lifespan changes in the larynx: an anatomical perspective. In: Brown WS, Vinson BP, Crary MA (eds). *Organic voice disorders. Assessment and treatment*. San Diego: Singular, 1996. p. 89-110.
37. Lesner SA, Kricos PB. Audiologica reahabilitation assessment: a holistic approach. Hearing Care for Older Adult Audiologic Rehabilitation. Boston: Butterworth-Heinemann, 1995 apud. Russo ICP. Intervenção audiológica no idoso. In: Fernandes FDM, Mendes BCA, Navas ALPGP. (Eds.). *Tratado de fonoaudiologia*. 2. ed. São Paulo: Roca, 2010. p. 193-201.
38. Mac-Kay APMG. Linguagem e gerontologia. In: Fernandes FDM, Mendes BCA, Navas ALPGP. (Eds.). *Tratado de fonoaudiologia*. 2. ed. São Paulo: Roca, 2010. p. 386-91.
39. Mac-Kay APMG. Distúrbios de linguagem: demência. In: Russo IP. *Intervenção fonoaudiológica na terceira idade*. Rio de janeiro: Revinter, 1999, 1ª reimp. 2004. p. 121-32.
40. Mansur IL, Viude A. Aspectos fonoaudiológicos do envelhecimento. In: Netto MP. *Gerontologia: a velhice e o envelhecimento na visão globalizada*. São Paulo: Atheneu, 1996. p. 184-96.
41. Mansur LL, Machado TH. Afasias: uma visão multidimensional da atuação do fonoaudiólogo. In: *Tratado de fonoaudiologia*. 2. ed. São Paulo: Roca, 2010. p. 386-91.
42. Markson EW, Hollis-Sawyer LA. *Intersections of aging. readings in social gerontology*. Los Angeles: Roxbury, 2000, 512p.

43. Marchesan IQ. Distúrbios da motricidade oral. In: Russo IP. *Intervenção fonoaudiológica na terceira idade.* Rio de janeiro: Revinter, 1999, 1ª reimp. 2004, p. 83-100.
44. Marchesan IQ. Prática baseada em evidência-desafios da motricidade orofacial. In: Pernambuco LA, Silva HJ, Souza LBR et al. (Eds.). *Atualidades em motricidade orofacial.* Rio de Janeiro: Revinter, 2012, p. 1-12.
45. Menezes LN, Vicente LCC. Voz em idosos institucionalizados. *Rev CEFAC* 2007 Jan.-Mar.;9(1):90-98.
46. Morrison MD, Ramage L. Voice disorders in the elderly. In: *The management of voice disorders.* San Diego: Singular, 1994. p. 141-149, cap. 8.
47. Netto MP. O estudo da velhice: histórico, definição de campo e termos básicos. In: Freitas EV, Py L. *Tratado de geriatria e gerontologia.* 3. ed. Rio de Janeiro: Guanabara Koogan, 2011. p. 3-13.
48. Nishio M, Niimi S. Changes in speaking fundamental frequency characteristics with aging. *Folia Phoniatr Logop* 2008;60:120-27.
49. Ory M, Hoffman MK, Hawkins M et al. Challenging aging stereotypes-Strategies for creating a more active society. *Am J Prev Med* 2003;25:164-71.
50. Panico ACB. Expressividade na fala construída. In: Kyrillos LR. (Ed.). *Expressividade da teoria à prática.* Rio de Janeiro: Revinter, 2005. p. 43-56.
51. Papaléo Netto M, Pontes JR. Envelhecimento: desafio na transição do século. In: Papaléo Netto M. (Ed.). *Gerontologia.* São Paulo, Rio de Janeiro, Belo Horizonte: Atheneu, 1996. p. 3-12.
52. Paschoal SMP. Qualidade de vida na velhice. In: Freitas EV, Py L. (Eds.). *Tratado de geriatria e gerontologia.* 3. ed. 2011. p. 99-106.
53. Pedrão RAA. O idoso e os órgãos dos sentidos. In: Freitas EV, Py L. (Eds.). *Tratado de geriatria e gerontologia.* 3. ed. 2011. p. 959-69.
54. Pereira SRM. Fisiologia do envelhecimento. In: Freitas EV, Py L. (Eds.). *Tratado de geriatria e gerontologia.* 3. ed. 2011. p. 947-58.
55. Pittam J. *Voice in the social interaction: an interdisciplinary approach.* London: Sage, 1994, 197p.
56. Pontes P, Brasolotto A, Behlau M. Glottic characteristics and voice complaint in the elderly. *J Voice* 2005;19(1):84-94.
57. Quadagno J. *Aging and the life course. An introduction to social gerontology.* 2nd ed. New York: Mc Graw Hill, 2006, 512p.
58. Rahal A. Bases da terapia miofuncional. In: Tessitore A, Marchesan IQ, Justino H et al. (Eds.). *Práticas clínicas em motricidade orofacial.* Pinhais: Melo, 2014. p. 147-52.
59. Ramig LO, Ringel RL. Effects of physiological aging on selected acoustic characteristics of voice. *J Speech Hearing Res* 1983;26(1):22-30.
60. Ramig LO, Gray S, Baker K et al. The aging voice: a review, treatment data and familial and genetic perspectives. *Folia Phoniatr Logop* 2001;53:252-65.
61. Ramos LR. Fatores determinantes do envelhecimento saudável em idosos residentes em centro urbano: Projeto Epidoso de São Paulo. *Cadernos de Saúde Pública* (Rio de Janeiro) 2003;19(3):793-98.

62. Ringel RL, Chodzko-Zajko WJ. Vocal indices of biological age. *J Voice*, New York 1987;1(1):31-370.
63. Russo ICP. Distúrbios da audição: a presbiacusia. In: Russo ICP. *Intervenção fonoaudiológica na terceira idade*. 1ª reimp. Rio de Janeiro: Revinter, 2004. p. 51-82.
64. Russo ICP, Behlau M. *Percepção da fala: análise acústica do português brasileiro*. São Paulo: Lovise, 1993.
65. Russo ICP. Intervenção audiológica no idoso. In: Fernandes FDM, Mendes BCA, Navas ALPGP. (Eds.). *Tratado de fonoaudiologia*. 2. ed. São Paulo: Roca, 2010. p. 193-201.
66. Santini CS. Disfagia neurogênica. In: Furkim AM, Santini CS. *Disfagias orofaríngeas*. São Paulo: Pró-fono, 1999. p. 19-34, cap. 2.
67. Santos TMM, Russo ICP. *A prática da audiologia clínica*. 3. ed. São Paulo: Cortez, 1993.
68. Sataloff RT, Rosen DC, Hawkshaw M et al. The three ages of voice. The aging adult voice. *J Voice* 1997;11(2):156-60.
69. Schochat E. *Processamento auditivo*. São Paulo: Lovise, 1996.
70. Settersten RA. Propositions and controversies in life-course scholarship. In: Settersten RA. *Invitation to the life course: toward new understandings of later life*. Amityville, New York: Baywood, 2003. p. 15-45.
71. Shipp T, Qi Y, Huntley R et al. Acoustic and temporal correlates of perceived age. *J Voice*, New York 1992;6(3):211-16.
72. Simões M. A voz do professor. Histórico da produção científica de fonoaudiólogos brasileiros sobre o uso da voz nessa categoria profissional. In: Ferreira LP, Oliveira SMRP. *Voz profissional. Produção científica da fonoaudiologia brasileira*. São Paulo: Roca, 2004. p. 1-31.
73. Tanigute CC. Desenvolvimento das funções estomatognáticas. In: Marchesan I. *Fundamentos em fonoaudiologia: aspectos clínicos da motricidade oral*. Rio de Janeiro: Guanabara Koogan, 1998. p. 1-6.
74. Thomas LB, Harrisson AL, Stemple JC. Aging thyroarytenoid and lim skeletal muscle: a review. *J Voice* 2008;22(4):430-50.
75. Verdonck-de Leeuw IM, Mahieu HF. Vocal aging and the impact on daily life: a longitudinal study. *J Voice* 2004;18(2):193-202.
76. World HealthOrganization. *Envelhecimento ativo: uma política de saúde*. Trad. Gontijo, S. Brasília: Organização Pan-Americana de Saúde, 2005.
77. Ximenes JAF, Tsuji DH, Nascimento PH et al. Histologic changes in human vocal folds correlated with aging: a histomorphometric study. *Ann Otol Rhinol Laryngol* 2003;112(10):894-98.

CAPÍTULO 12
Exames Complementares em Disfagia

Maria Cristina de Almeida Freitas Cardoso

INTRODUÇÃO

A deglutição é uma função do sistema estomatognático que se define como o ato de deglutir, e passa por maturação e modificações sensório-motoras ao longo do crescimento e desenvolvimento neuropsicológico, cuja função é de alimentação, no encaminhamento do bolo alimentar pelo trato digestório.[1,2]

A função alimentar ocorre de forma coordenada com a função respiratória, com a formação do bolo alimentar, o seu encaminhamento da porção anterior da boca para a porção posterior, sua ejeção para a faringe, do fechamento das vias respiratórias superior e inferior e do seu direcionamento através do esôfago. A deglutição acontece a partir do funcionamento eficiente das estruturas orofaciais, como válvulas, por meio da constrição muscular e dos movimentos peristálticos.[1]

A deglutição é um processo dinâmico que pode ser dividido em etapas sucessivas, dependendo da localização do bolo alimentar no trato digestório, sendo essas: preparatória oral, oral, faríngea e esofágica.[1] Considera-se, também, a etapa antecipatória como a fase de início do processo de deglutição, em que se fará a escolha do alimento. Esta etapa considera as informações dos estímulos sensoriais visual, gustativo e olfativo.[1,3]

A disfagia é definida como um distúrbio de deglutição em que ocorre uma dificuldade no transporte do alimento ou saliva da boca ao estômago. Trata-se de um distúrbio de interesse multidisciplinar, devido à possibilidade de comprometimento clínico do indivíduo com sua vida, ao que se refere à hidratação, à nutrição e à função básica da respiração, pela possibilidade de penetração laríngea e/ou aspiração laringotraqueal que, em quadros clínicos graves, gera risco de morte.[1,4]

A classificação da disfagia é dada pela etiologia, pela etapa ou fase da deglutição na qual ocorre a dificuldade e pela consistência do alimento.

A avaliação fonoaudiológica junto ao leito para a disfagia tem como objetivo a confirmação dos sintomas, referidos pelo paciente, e dos sinais clínicos observados pelo avaliador, a fim de estabelecer a relação de déficits relacionados com a função de deglutição. A avaliação estabelece a funcionalidade da deglutição, possibilita a classificação do grau de comprometimento e as estruturas envolvidas, determina a necessidade de uma avaliação instrumental, assim como, fornece dados para a realização do planejamento fonoterapêutico.[1]

A avaliação clínica da disfagia conta com a utilização de dois recursos instrumentais: a ausculta cervical, através do estetoscópio, que fornece dados quanto aos ruídos da deglutição na etapa faríngea e a saturação de oxigênio, estabelecida por meio da gasometria ou pela medida do oxímetro de pulso, durante o processo de deglutição. Os dados da ausculta cervical e da variação de saturação de oxigênio têm sido foco de estudos de pesquisas na busca de parâmetros de diagnóstico da disfagia e que fortaleçam a avaliação clínica.

Os sinais clínicos encontrados na avaliação clínica das disfagias podem sugerir a ocorrência da penetração laríngea (material que se introduz na laringe, até a altura das pregas vocais) e/ou da aspiração laringotraqueal (a entrada de material deglutido abaixo das pregas vocais e que não são expectorados).[1,4]

Outros sinais clínicos são identificados como independentes e preditivos da disfagia, entre eles se encontram: fraqueza palatal ou assimetria de elevação laríngea; clareamento oral incompleto; presença de tosse antes, durante ou após a deglutição; e ruídos anômalos na ausculta cervical.[1,4]

O grau de comprometimento da disfagia é estabelecido a partir da presença dos sinais e sintomas de transtorno na realização da função de deglutição, ou seja: **leve**, quando da ocorrência de adequação articulatória, coordenação pneumofonoarticulatória – PFA, incoordenação do sistema sensório-motor oral, dificuldade em posteriorizar o bolo alimentar e presença de estase de alimento ou saliva em pequena quantidade; **moderada**, com dificuldades em repetir palavras ou imprecisão articulatória, incoordenação

PFA, incoordenação do sistema sensório-motor oral, dificuldade em posteriorizar o bolo alimentar, estase de alimento ou saliva em pequena quantidade, ausculta cervical alterada e a presença de tosse antes, durante e/ou após a deglutição; e **grave**, com a ocorrência de confusão mental, não cooperação do paciente para a realização do teste, compreensão afetada, dificuldades em repetir palavras ou imprecisão articulatória, incoordenação PFA, incoordenação do sistema sensório-motor oral, dificuldade em posteriorizar o bolo alimentar, estase de alimento ou saliva em grande quantidade, ausculta cervical alterada, presença de tosse antes, durante e/ou após a deglutição, ou pela ausência de reflexo de tosse.[4]

Escalas de funcionalidade da alimentação vêm sendo utilizadas com o intuito de se estabelecer marcadores que possam ser utilizados na intervenção clínica, tanto na avaliação como na reabilitação. A Escala Funcional de Alimentação *(Functional Oral Intake Scale – FOIS)* compreende uma hierarquia de funcionalidade em 7 níveis (Quadro 12-1) e é uma das mais utilizadas.[5]

Os dados clínicos encontrados direcionam a necessidade de avaliações instrumentais complementares, pois a sugestão da presença da aspiração laringotraqueal é somente um dos aspectos da avaliação clínica da disfagia. Nela é possível estabelecer a possível localização do distúrbio, as consistências e texturas dos alimentos que interferem na deglutição, o caráter permanente ou intermitente dos sintomas e sua duração.

Quadro 12-1. Escala Funcional de Alimentação
(Functional Oral Intake Scale – FOIS)[4]

Níveis	Funcionalidade da Alimentação
Nível I	Nada por via oral
Nível II	Dependência de via alternativa, com mínima oferta de via oral, para estímulos gustativos, ou ofertas ocasionais de pequeno volume por via oral
Nível III	Dependência de via alternativa, com oferta de uma única consistência por via oral, propiciando prazer alimentar
Nível IV	Via oral total, mas limitada a uma única consistência
Nível V	Via oral total, com mais de uma consistência, necessitando preparo especial
Nível VI	Via oral total, com mais de uma consistência e limitações específicas do alimento ou com alguma restrição
Nível VII	Alimentação por via oral total, sem quaisquer restrições

Os exames complementares instrumentais utilizados na verificação da realização da deglutição ou de seu distúrbio são: videofluoroscopia da deglutição – VFD ou deglutograma de bário modificado; nasofibroscopia da deglutição ou videoendoscopia da deglutição – VED; endoscopia digestiva alta; e/ou a ultrassonografia – ecodoppler disgestiva.[6]

VIDEOFLUOROSCOPIA DA DEGLUTIÇÃO – VFD

A VFD é uma avaliação radiográfica dinâmica que possibilita a visualização das estruturas envolvidas na deglutição e das áreas adjacentes, contribuindo no diagnóstico da disfagia. Este exame determina a anatomia e a fisiologia da deglutição e permite o entendimento diagnóstico, o estabelecimento do grau de severidade, da etiologia do distúrbio e contribui com o processo de reabilitação do paciente disfágico, associado às diferentes consistências, quantidades, posturas corporais e manobras facilitadoras.[7]

O procedimento conta com o registro em mídia magnética, fornecida por uma filmadora e exibida por um monitor de televisão, dos eventos biológicos dinâmicos, observados em *écran* ou filme fluoroscópico* gerados pela exposição continuada à radiação X.[7,8]

Para a sua realização, os pacientes adultos são posicionados em pé ou sentados, com o ajuste do foco da imagem fluoroscópica definido anteriormente para os lábios, superiormente para o palato duro, posteriormente para a faringe e inferiormente para a bifurcação da via aérea e esôfago, na altura da sétima vértebra cervical, com a proteção das regiões não necessárias à exposição radiográfica.[7]

O protocolo de avaliação VFD é do registro orofaringolaríngeo em perfil durante a inspiração e expiração nasal e oral profundas, e durante a fonação (com a solicitação para que conte de 1 a 10; repetição das diadococinesias articulatórias de /pataka/, /fisiʃi/ e /nalara/; emissão vocálicas contínuas de /a/, /i/ e /u/); registro oral e cervical anteroposterior e em perfil durante a deglutição de diferentes consistências (seca – saliva, líquido –

Écrans ou filmes Intensificadores para Raios X absorvem a energia em um feixe de raio X e a convertem em um padrão de luz que tem a mesma informação que o feixe de raio X original. Um *écran* proporciona menos exposição aos raios X e um tempo de exposição mais curto para expor o filme. In: DeCs. Disponível em: http://decs.bvs.br/cgi-bin/wxis1660.exe/decsserver/?IsisScript=../cgi-bin/decsserver/decsserver.xis&task=exact_term&previous_page= homepage& interface_language=p& search_language=p&search_exp=ecrans%20intensificadores%20para%20raios%20x.

água, pastoso – sólido) em quantidades variadas e contrastadas com bário*; e a verificação de posturas corporais e manobras de proteção das vias aéreas inferiores.[7,8]

Na visão anteroposterior, visualiza-se a simetria da descida do bolo alimentar e a presença ou não de estases. Nas fases da deglutição, verificam-se:[7,8]

- *Preparatória oral:* a ausência ou o aumento do tempo do início da manipulação do bolo alimentar; a incontinência labial; a alteração da formação do bolo coeso e único.
- *Oral:* o modo de organização do bolo na consistência líquida pode ser dos tipos:
    - TIPPER: quando o bolo alimentar se apresenta sobre a língua e é transferido de uma só vez para a faringe; ou do tipo.
    - DIPPER: o bolo encontra-se sobre e sob a língua e é transferido com esforço; do tipo:
    TIPPER adaptado: quando o bolo é transferido com a interposição da língua entre os dentes.
    DIPPER adaptado: quando o bolo encontra-se entre os espaços lateral e inferior da língua.
    - Em dois tempos: em que o conteúdo oral inicia a transferência para a faringe do bolo sobre a língua, sendo que a ejeção efetiva ocorre posteriormente.
    - E/ou com escape intraoral: o esforço da ejeção faz com que parte do volume do bolo escape para sob a língua ou de volta para a cavidade bucal; aumento do tempo de trânsito oral (> que 1 segundo – s); estase em cavidade oral; perda prematura do bolo para a orofaringe.
- *Faríngea:* atraso para o início da fase faríngea; a não sincronia do fechamento do esfíncter velofaríngeo, elevação do hioide e da laringe, assim como a abertura da transição faringoesofágica; redução do contato da língua contra a faringe; estase em valéculas ou em recessos piriformes; redução da elevação da laringe; estase na transição faringoesofágica; deglutições

---

*O Sulfato de Bário ($BaSO_4$) é um sal insolúvel em água e em gordura, utilizado mundialmente como contraste em exames radiológicos, administrado por via oral ou retal. A absorção desta substância pode levar a reações tóxicas, que surgem nas primeiras horas após o uso. Os sinais e sintomas de intoxicação por bário são: náuseas, vômitos, diarreia, dor abdominal; agitação, ansiedade; astenia, lipotimia, sudorese; tremores, fibrilação muscular, hipertonia dos músculos da face e pescoço; dispneia, arritmia cardíaca; parestesias de membros superiores e inferiores; crises convulsivas e coma. In: ANVISA. Disponível em: http://www.anvisa.gov.br/divulga/noticias/2003/180603.htm.

múltiplas (mais que 4 deglutições por bolo); aumento do tempo de trânsito faríngeo (> que 1 s); penetração laríngea e/ou aspiração laringotraqueal.
- *Esofágica:* trânsito esofágico estudado em posição ortostática, com o maior volume confortável e possível, registrados em posição frontal, perfil e oblíquas, com resultados de preservado; livre (com alterações associadas); lento (> que 10 s) e com resíduos (com obstáculo mecânico ou funcional por longo e indefinido tempo); e presença de distúrbio da condução motora.

A análise do exame permite estabelecer o grau de penetração e aspiração entre 1 a 8, considerando os dados de Robbins *et al.** (Quadro 12-2). A conclusão do exame pressupõe o nível da disfagia, segundo a escala de Severidade da Disfagia *(Dysphagia Outcome and Severity Scale – DOSS)*, proposta por O'Neil *et al.***, que classifica a deglutição em 7 níveis, inferindo as possibilidades de viabilizar a dieta por via oral normal, modificada ou suspensa (Quadro 12-3).

Quadro 12-2. Escala de Penetração e Aspiração[9]

Graus de Penetração	Observação
1	O contraste não entra em vias aéreas
2	O contraste está presente até acima das pregas vocais, sem presença de resíduos
3	O contraste permanece acima das pregas vocais, com resíduos visíveis
4	O contraste atinge as pregas vocais, sem presença de resíduos
5	O contraste atinge as pregas vocais, com resíduos visíveis
Graus de Aspiração	**Observação**
6	O contraste passa o nível glótico, sem presença de resíduos em espaço subglótico
7	O contraste passa o nível glótico, com presença de resíduos em espaço subglótico, embora o paciente responda
8	O contraste passa o nível glótico, com presença de resíduos em espaço subglótico, mas o paciente não responde

*Robbins KT, Fontanesi J, Wong FSH, Vicario D, Seagren S, Kumar P. A novel organ preservation protocol for advanced carcinoma of the larynx and pharynxn. *Arch Otolaringol Head Neck Surg* 1996;122:853-7.
**O'Neil KH, Purdy M, Falk J, Gallo L. The dysphagia outcome and severity scale. *Dysphagia.* 1999;14(3):139-45.

Quadro 12-3. Escala da Severidade da Disfagia (DOSS)[10]

Níveis	Severidade da Disfagia	Via Oral – VO/Dieta
7	Deglutição normal em todas as situações; sem estratégias ou tempo extra necessário	VO/Dieta normal, sem restrições
6	Deglutição funcional. Deglutição dentro dos limites funcionais, com presença de compensações espontâneas. Podem ser observados: discreto atraso oral ou faríngeo; estase ou vestígio cobrindo a epiglote; clareamento espontâneo; pode haver necessidade de tempo extra; sem ocorrência de penetrações ou aspirações em todas as consistências	VO/Dieta normal, sem restrições
5	Disfagia discreta: com supervisão distante e possibilidade de restrição de uma consistência	VO/Dieta modificada e/ou independência
4	Disfagia discreta a moderada: com supervisão assistemática, com restrição para uma ou duas consistências. Podem ser observados: estase na faringe; clareamento sob orientação; aspiração com uma consistência; reflexo de tosse fraco ou ausente; penetração laríngea sem presença de tosse com uma ou duas consistências	VO/Dieta modificada e/ou independência
3	Disfagia moderada: total assistência; restrição para duas ou mais consistências; estase moderada em cavidade oral, com clareamento sob orientação; penetração laríngea sem tosse com duas ou mais consistências; aspiração com duas consistências com reflexo de tosse fraco ou ausente; ou aspiração com uma consistência sem tosse na penetração laríngea	VO/Dieta modificada e/ou independência
2	Disfagia moderada a grave: necessidade de máxima assistência ou uso de estratégias com via oral parcial. Podem ser observados: estase severa na faringe; incapacidade para o clareamento ou sua ocorrência após vários comandos; aspiração com duas ou mais consistências; ausência de reflexo de tosse voluntario ou reflexo de tosse fraco; e aspiração de uma ou mais consistências	VO suspensa/ necessidade de via de alimentação alternativa
1	Disfagia grave: com necessidade de suspensão de VO. Podem ser observados: estase severa em faringe; incapacidade para o clareamento; estase ou perda de bolo alimentar em fase oral com incapacidade para a limpeza; aspiração silente com duas ou mais consistências, com tosse voluntária funcional ou incapacidade para deglutir	VO suspensa/ necessidade de via de alimentação alternativa

VIDEOENDOSCOPIA DA DEGLUTIÇÃO – VED

A VED ou a nasofibrofaringolaringoscopia *(Functional Endoscopic Swallow Study – FEESS)* é a avaliação laringofaríngea da deglutição realizada com o nasolaringofibroscópio, por fibra óptica flexível, com iluminação e câmera, introduzida pela narina, depois de descongestionada e anestesiada. A endoscopia é introduzida através da cavidade nasal mais larga.[8,11]

A avaliação abrange a verificação direta da anatomia e fisiologia dos músculos e mucosa laringofaríngea, a função faríngea da deglutição, a dinâmica das pregas vocais em repouso e na fonação, e a efetividade das intervenções comportamentais nas diferentes posturas corporais e consistências dos alimentos.[8,11]

A partir da introdução da fibra óptica flexível, verifica-se a integridade da anatomia e a funcionalidade da nasofaringe, o fechamento do véu palatino (esfíncter velofaríngeo – EVF) e a contração das paredes da faringe pela produção dos fonemas plosivos sequenciados (k/k/k/k) ou do vocábulo "coca-cola". Após, solicita-se a inspiração/expiração nasal que faz com que o palato mole se relaxe, facilitando a passagem do endoscópio para a faringe. Examina-se, então, a anatomia da base da língua, valécula e recessos piriformes, assim como a endolaringe. A função faringolaríngea é verificada durante a deglutição seca, na fonação, respiração e tosse. A deglutição direta é realizada com as diferentes consistências dos alimentos e volumes correspondentes a uma colher de café, de chá e de sopa, corados com corante comestível na cor azul.[11,12]

A avaliação da deglutição se dá pela verificação do trânsito oral, averiguando o atraso ou não do bolo, a presença e duração da fase de oclusão (ou do tempo no qual a faringe se mantém contraída) e, após a deglutição, examina-se a área laringofaríngea, na busca de retenção de secreção ou de alimentos, a possibilidade da penetração laríngea e/ou da aspiração laringotraqueal. Por fim, solicita-se a produção de sons vocálicos e a tosse voluntária.[11,12]

Com os dados observados, estabelece-se a efetividade dos mecanismos da deglutição, fonação e de defesa do organismo, ao mesmo tempo em que se estima a extensão da penetração e aspiração, assim como o momento do distúrbio da deglutição, ou seja, antes, durante ou após a deglutição.[11]

O ganho importante da VED é a possibilidade de testar a sensibilidade faríngea e laríngea e o reflexo protetivo das vias aéreas.[8]

ENDOSCOPIA DIGESTIVA ALTA

A endoscopia é realizada com a introdução de um endoscópio de fibra óptica através da boca, que é direcionado até o interior do estômago, com visualização detalhada do trato gastrointestinal superior. O seu uso é orientado para a verificação da disfagia esofágica para sólidos ou sólidos e líquidos, cujos sinais e sintomas se encontram abaixo da fúrcula esternal, com ocasional presença de tosse após a deglutição.[6] Este instrumento pode ser utilizado no diagnóstico e no tratamento curativo ou paliativo.[13]

ULTRASSONOGRAFIA – ECODOPPLER DISGESTIVA

A ultrassonografia (USG) permite a observação da dinâmica da deglutição para o exame das fases oral e faríngea, pois possibilita a visualização das estruturas anatômicas e da relação temporal dos movimentos dessas fases da deglutição.[14]

A investigação por meio da aplicação da USG se dá com o paciente sentado e em ângulo de 90° entre o assoalho da boca e o pescoço. Solicita-se a deglutição de alimentos das consistências líquida e pastosa em três volumes de deglutição: ou seja, 0,5 mL, 1,0 mL e 2,5 mL. O transdutor é posicionado na região cervical, no nível do complexo hiolaríngeo e realizam-se cortes longitudinais dessa região, a fim de estabelecer as medidas de amplitude dos movimentos relacionados com a distância entre a porção superior do osso hioide e a borda superior da laringe (cartilagem tireoide). No momento da máxima elevação laríngea, realiza-se a mensuração deste segmento hiolaríngeo, sendo medidos em centímetros. Outros resultados são os tempos de duração em cortes laterais faríngeos, nas diferentes manobras executadas.[14]

A USG tem baixo custo e não utiliza meios de contraste nem radiação ionizante.[14,15]

Outros exames de imagem vêm sendo realizados no estudo das disfagias. Entre eles encontram-se:[6,13]

- *Manometria esofágica:* método diagnóstico em que se tem o registro computadorizado da pressão da luz esofágica a partir da introdução de sondas com transdutores internos sólidos, com a utilização de sondas de perfusão e/ou de alta resolução – MEAR (que utiliza sonda de perfusão com múltiplos canais), sendo indicada frente a suspeita de uma causa esofágica ou no tratamento adequado antirrefluxo. Trata-se de um exame que tem por finalidade o estudo do funcionamento do esôfago, em que se avaliam as pressões dentro deste e a atividade muscular de suas três diferentes partes funcionais (esfíncter inferior, corpo e esfíncter superior), durante a deglutição e nos períodos de repouso.

- *Cintilografia de trânsito esofágico com radionuclídeos*:* método em que se tem a ingestão de um líquido adicionado a um marcador radioativo** ou radiofármacos, que são utilizados para visualizar a extensão da doença, pela medição da radioatividade no interior do esôfago.

Os exames de diagnóstico das disfagias são ações multiprofissionais que permitem a análise do transtorno da deglutição do paciente sob diferentes focos. Comparativamente, a VFD e a VED são os exames considerados de padrão ouro, sendo marcadores de pesquisa para outros exames.

Cada exame complementar em disfagia apresenta diferente particularidade da análise da deglutição. Dados comparativos evidenciam que a maior disponibilidade de acesso para a população é a VED, de menor custo; enquanto para a melhor detecção da aspiração o exame é a VFD.[16] Os dados comparativos entre as avaliações das disfagias encontram-se no Quadro 12-4.

---

*Radionuclídeos são átomos com núcleos instáveis, que emitem radiação.
**Um marcador radioativo consiste em uma substância radioativa, geralmente um isótopo radioativo, que é introduzida em um sistema para determinar a sua ação ou a sua estrutura. In: Infopédia. Disponível em: http://www.infopedia.pt/$marcadores-radioactivos.

Exames Complementares em Disfagia

Quadro 12-4. Dados Comparativos entre as Avaliações da Disfagia[7,15]

Avaliações	Definição Anatômica	Detecção da Aspiração	Quantidade de Aspiração	Etiologia	Acesso	Custo
Avaliação Clínica das Disfagias	−	±	−	±	++	1
VFD*	+	++	+	+	+	3
VED**	++	+	−	+	++	2
US***	±	−	−	−	±	4
Cintilografia	−	++	++	−	±	5

*Videofluoroscopia da deglutição.
**Videoendoscopia da deglutição.
***Ultrassonografia.

CONSIDERAÇÕES FINAIS

A avaliação clínica das disfagias é o procedimento que direciona as ações clínicas junto ao paciente, quer para a sua reabilitação ou para o gerenciamento do seu transtorno de deglutição. As diferentes avaliações instrumentais para o diagnóstico das disfagias são complementares às avaliações clínicas e permitem diferentes informações sobre a qualidade da deglutição.

REFERÊNCIAS BIBLIOGRÁFICAS

1. Cardoso MCAF. *Disfagias orofaríngeas: implicações clínicas.* São Paulo: Roca, 2012.
2. Flabiano-Almeida FC, Buhler KEB, Limongi SCO. *Protocolo de avaliação clínica da disfagia pediátrica (PAD-PED).* Barueri, SP: Pro-fono, 2014.
3. Fraga LM, Calvitti SV, Lima MC et al. *Nutrição na maturidade: aspecto da disfagia.* SD. Disponível em: <http://www.bhvidacirurgica.com.br/PDF/aspectosdisfagia.pdf>
4. Cardoso MCAF. *Disfagia orofaríngea de causa neurogênica: verificação do índice de saturação de O2 na avaliação clínica fonoaudiológica.* [Dissertação de Mestrado]. Santa Maria: Programa de Pós-graduação em Distúrbios da Comunicação Humana da Universidade Federal de Santa Maria – UFSM, 2004.
5. Crary MA, Carnaby-Mann G, Groher ME. Initial psychometric assessment of a functional oral intake scale for dysphagia in stroke patients. *Arch Phys Med Rehabil* 2005;86:1516-20.
6. World Gastroenterology Organization. *World Gastroenterology Organization Practice Guidelines: disfagia.* Disponível em: <http://www.omge.org/assets/downloads/pt/pdf/guidelines/dysphagia_pt.pdf, 2004>
7. Barros APB, Silva SAC, Carrara-de-Angelis E. Videofluoroscopia da deglutição orofaríngea. In: Jotz GP, Carrara-de-Angelis E, Barros APB. *Tratado da deglutição e disfagia: no adulto e na criança.* Rio de Janeiro: Revinter, 2009. p. 84-88.
8. Costa MMB. *Deglutição e disfagia: bases morfofuncionais e videofluoroscópicas.* Rio de Janeiro: Labmotdig, 2013.
9. Robbins KT et al. A novel organ preservation protocol for advanced carcinoma of the larynx and pharynxn. *Arch Otolaringol Head Neck Surg* 1996;122:853-57.
10. O'Neil, Karen H et al. The dysphagia outcome and severity scale. *Dysphagia* 1999;14(3):139-45.
11. Swanson PB, Carrau RL, Murry T. Avaliação da deglutição com fibroendoscópio – FEES. In: Carrara-de-Angelis E, Barros APB, Jotz GP. *Tratado da deglutição e disfagia: no adulto e na criança.* Rio de Janeiro: Revinter, 2009.
12. Jotz GP, Dornelles S. Protocolo de avaliação com fibroendoscópio – FEES. In: Carrara-di-Angelis E, Barros APB, Jotz GP. *Tratado da deglutição e disfagia: no adulto e na criança.* Rio de Janeiro: Revinter, 2009.
13. Cuenca RM et al. Síndrome disfágica. *ABCD, Arq Bras Cir Dig* [online]. 2007;20(2):116-18.
14. Lynch CS et al. Sonographic evaluation of swallowing biomechanics: a preliminary study. *Radiol Bras* 2008;41(4):241-44.

15. Novais L. Avaliação funcional do esfíncter esofágico inferior por manometria esofágica. *JPG* 2012;19:59-61.
16. Macedo Filho ED, Gomes GF, Furkim AM. *Manual de cuidados do paciente com disfagia*. São Paulo: Lovise, 2000.

CAPÍTULO 13
Porque Usar Eletroestimulação em Disfagia Orofaríngea – Uma Análise Fisiológica

Bruno Tavares de Lima Guimarães
Maria do Socorro Moura de Araújo Guimarães

INTRODUÇÃO

Desde o século 13, sabe-se que a promoção de contração muscular pode ser feita por meio da aplicação de corrente elétrica sobre o músculo ou nervos. Sua utilização para produzir movimentos por intermédio da estimulação de músculos humanos paralisados, entretanto, só foi possível a partir da segunda metade do século XX. O desencadeamento de potencial de ação nervoso, pela estimulação elétrica aplicada por eletrodos de superfície (transcutâneos), a fim de promover uma contração muscular e uma possível movimentação do segmento estimulado, é denominada, genericamente, de estimulação elétrica neuromuscular (EENM).

O princípio da estimulação elétrica é causar um fluxo de corrente no tecido nervoso, que resulta em despolarização da membrana celular nervosa e, consequentemente, no início de um potencial de ação. Neste contexto, a avaliação da ativação muscular com estimulações transcutâneas sobre o nervo periférico do músculo esquelético durante uma contração voluntária máxima, torna-se não dependente de fatores subjetivos. A lógica da utilização de trens de pulso (é um fluxo interrompido de partículas carregadas, no qual a corrente flui em uma série e pulsos, separados por períodos em que não há fluxo de corrente) é fundamentada em princípios fisiológicos, nos quais a tensão muscular máxima é gerada por completa ativação das unidades motoras e pela ótima frequência de estímulos das unidades motoras recrutadas.[1] Vários parâmetros de corrente elétrica (tipo, largura de pulso, frequência, intensidade) têm sido empregados em paradigmas que vão da eletroestimulação de áreas extensas da pele, de pontos de acupuntura, de nervos sensitivos ou mistos até a excitação de nervos e músculos. Além disso, a estimulação periférica é utilizada em protocolos de estimulação elétrica funcional *(FES – functional electrical stimulation)*, com intensidades de correntes maiores que o limiar de despolarização de axônios motores, promovendo a condução de potenciais de ação até a junção neuromuscular e, em última análise, contração muscular.[2] Para usar a eletroestimulação neuromuscular de forma mais efetiva, o terapeuta precisa conhecer não só a patologia a ser tratada, mas, também, todo o mecanismo que ocorre nos tecidos pelo uso da corrente elétrica, utilizando-se corretamente de todos os parâmetros de estimulação e saber quando e como regulá-los para torná-los mais convenientes à realidade do paciente a ser tratado. Cabe ao terapeuta estar sempre observando a evolução clínica do seu paciente e definir os parâmetros de acordo com os critérios de fadigabilidade da musculatura em tratamento, ritmo de contração necessário, assim como as necessidades funcionais a serem estimuladas.[3]

Os benefícios da EENM são: melhorar as propriedades musculares, como o fluxo sanguíneo intramuscular, a geração máxima de força e a resistência muscular. O uso da EENM demonstrou um aumento na relação capilar/fibra, na área de secção transversa da fibra muscular, aumento da massa muscular e o número de fibras Tipo I e Tipo II em humanos, além da melhora do potencial oxidativo. Com isso, a EENM tem o objetivo de promover efeitos benéficos significativos na capacidade funcional, sendo uma modalidade alternativa de tratamento a ser utilizada o mais precocemente possível, com o intuito de prevenir a disfunção muscular, ou seja, não permitir que a incapacidade funcional se instale.[4-12] O sucesso dessa terapia dependerá amplamente dos parâmetros utilizados clinicamente na eletroestimulação.

FISIOLOGIA

O corpo humano é constituído por fibras musculares que apresentam uma composição heterogênea, variando completamente sua estrutura tanto metabólica quanto histoquimicamente. Quem determina o tipo de contração muscular é o neurônio que inerva o músculo. Por exemplo, os neurônios motores alfa, com diâmetros maiores e condução mais rápida, inervam as fibras musculares de contração mais rápida; já os neurônios motores alfa, que tem um diâmetro menor e a condução mais lenta, inervam as fibras de contração lenta, pois os músculos apresentam duração da contração adaptativa à sua função e à velocidade de contração.

Um grupo muscular ou mesmo um só músculo que está em plena contração é considerado o principal músculo quando produz um movimento articular ou mantém uma postura, sendo designado um agonista ou motor. O músculo agonista se contrai ativamente para realizar contrações excêntricas, concêntricas e isométricas.

Os músculos motores se subdividem em: motores primários e em motores acessórios ou secundários, para uma dada ação articular. O motor primário é o músculo responsável, principalmente, por uma ação articular específica; o motor acessório é um músculo que ajuda o motor primário a realizar a ação muscular. O antagonista é um músculo cuja contração tende a produzir uma ação anatômica oposta a do agonista, conhecido, também, como músculos contralaterais. Habitualmente, o músculo antagonista é considerado um músculo que está em contração, não auxiliando nem resistindo ao movimento, mas passivamente se alonga e encurta para permitir que outro movimento ocorra.

Alguns autores definem sinergista como um músculo que atua juntamente a outro ou com um grupo, no sentido mais restrito, porém existe pouco acordo entre esses pontos de vista.[13] Os músculos sinergistas, também conhecidos como músculos guias, são assim chamados porque auxiliam em movimentos refinados, eliminando os movimentos indesejados. Segundo Rasch,[13] a sinergia verdadeira ocorre quando um músculo se contrai, estaticamente, para impedir qualquer ação em uma das articulações atravessadas por um músculo biarticular ou multiarticular que se contrai.

De acordo com Thompson et al.,[14] os músculos agonistas são conhecidos como músculos motores principais ou primários e também são os músculos mais envolvidos.

De acordo com Ekman,[15] as fibras musculares de ação lenta tendem a constituir o maior número de fibras musculares nos músculos de ação postural e de contração lenta. Os músculos que apresentam fibras do Tipo I são chamados de músculos vermelhos, pois respondem lentamente e são adaptados a contrações de longo período, lentos, mantendo a postura. Já os músculos brancos têm abalos rápidos e são principalmente responsáveis por movimentos finos e dependentes de habilidades. As fibras musculares de ação rápida, que também são chamadas de Tipo II ou fibras brancas, são de menor vascularização. As fibras do Tipo IIA possuem alto potencial oxidativo e glicolítico, e também apresentam certa resistência à fadiga, com produção de força relativamente alta, possuindo um diâmetro de 28 mm. As fibras do Tipo IIB possuem uma grande capacidade glicolítica, são sensíveis à fadiga, tendo uma produção altíssima de força e um diâmetro de 46 mm. As fibras do Tipo IIC são intermediárias entre IIA e IIB, sendo pouco diferenciadas e desempenham cerca de 1% do total das fibras.[12] As características metabólicas desses diferentes tipos de fibras exercem importante influência na fadigabilidade do músculo.

Segundo Salgado,[12] a contração voluntária do músculo recruta por predileção as fibras do Tipo I. Segundo Low e Reed,[16] a contração por estimulação elétrica recruta, em primeiro lugar, as fibras do Tipo II. A eletroestimulação crônica em músculos esqueléticos provoca profundas alterações no perfil metabólico das fibras musculares, convertendo as fibras com características do Tipo II em Tipo I, pelo aumento no volume mitocondrial. Provoca alterações também na atividade das enzimas oxidativas, associada à redução na atividade enzimática glicolítica.

O potencial de ação (PA) de um abalo muscular (a menor resposta ao estímulo) isolado dá origem a uma breve contração muscular, sendo seguida por um relaxamento do músculo. A duração do abalo muscular depende do tipo de músculo que esta sendo verificado. Por exemplo, as fibras de contração rápida, que estão relacionadas com os movimentos finos, rápidos e precisos, têm abalos musculares curtos com duração média de 7,5 ms; já as fibras de contração lenta, que realizam movimentos fortes, maciços e de sustentação, têm abalos musculares que podem durar até 100 ms. Pode-se dizer que a quantidade de fibras musculares que constitui a unidade motora (UM) varia de uma a centena de fibras musculares, mas isso se regula com o tamanho ou a função do músculo.[17] O número de fibras musculares em uma UM depende da quantidade de controle fino requerido por sua função.

Quando o músculo é estimulado em frequências progressivas maiores, atingindo, por fim, uma frequência em que as contrações sucessivas se fundem e não podem ser distinguidas umas das outras, ocorre o fenômeno da tetanização. A frequência mais baixa na qual isso ocorre é conhecida como frequência crítica.[18] A tetanização resulta, em parte, das propriedades viscosas do músculo, e pela natureza do próprio processo contrátil. As fibras musculares estão preenchidas com sarcoplasma, e estão envolvidas por fáscias e bainhas musculares, que apresentam uma resistência viscosa à alteração em comprimento. Por essa razão, estes fatores viscosos desempenham um papel na origem da fusão de contrações sucessivas. Porém, o próprio processo de ativação da fibra muscular dura por período definido, e os sucessivos estados pulsáteis de ativação podem ocorrer de forma tão rápida que se fundem em um estado contínuo e prolongado de ativação. Isto é, o nível de íons cálcio livres nas miofibrilas permanece, de modo continuado, acima daquele necessário à ativação total do processo contrátil, o que representa estímulo ininterrupto para a manutenção da contração. Uma vez tendo sido atingida a frequência crítica para a tetanização, qualquer aumento adicional da frequência de estimulação só aumenta a força de contração por poucos pontos percentuais. A força máxima de contração tetânica do músculo atuando em seu comprimento normal é de cerca de 3,5 kg/cm de músculo.[18]

Segundo Guyton e Hall,[18] no início da contração do músculo, logo após seu período de repouso, sua força inicial de tração alcança apenas a metade da força que terá de 10 a 50 abalos musculares mais tarde. Isto é, a força de contração aumenta até o platô, fenômeno assim denominado como efeito da escada. Acredita-se que ele seja causado primariamente por alterações eletrolíticas que ocorrem quando uma série de contrações se inicia. Por exemplo, quando há um aumento de íons cálcio no interior da fibra muscular, devido ao movimento desses íons para o interior, através da membrana, em cada potencial de ação. Quando um músculo isolado encontra-se relaxado e flácido, ele ainda apresenta-se firme. Isso ocorre devido ao tônus que ele apresenta, causado por unidades contráteis muito baixas de algumas unidades motoras que são acionadas nos músculos, sendo que o tônus pode ser abolido por uma secção da raiz dorsal.

A atividade muscular que causa enorme tensão no músculo fazendo com que o mesmo aumente de tamanho é considerada hipertrofia muscular. Quando a atividade é diminuída e o músculo tem o tamanho diminuído, denomina-se atrofia muscular. Toda hipertrofia muscular resulta da hipertrofia das fibras musculares individuais, ou seja, do aumento da área transversal de cada fibra muscular. A hipertrofia de cada fibra muscular pode conceder as seguintes mudanças:

A) Aumento do número e tamanho das miofibrilas por fibra muscular.
B) Aumento da densidade capilar por fibra.

C) Aumento das quantidades e da força dos tecidos conectivos, tendinosos e ligamentares.

D) Aumento da quantidade total da proteína contrátil, principalmente de miosina.[18]

A fadiga muscular pode ser considerada como uma falência no acoplamento do sistema de contração-relaxamento e da propagação do potencial de ação. A fadiga se caracteriza como sendo um abatimento reversível da capacidade de desempenho psicológico e/ou físico, que, no entanto, ao contrário do esgotamento, ainda possibilita uma continuação da carga, embora com um gasto de energia em parte bem maior e com a coordenação prejudicada. Entretanto, normalmente utiliza-se o termo fadiga para descrever as sensações gerais de cansaço e a concomitante redução do desempenho muscular.[19] A interrupção do fluxo sanguíneo, através dos músculos em contração, conduz à fadiga muscular quase que completa, em cerca de 1 minuto, devido à perda óbvia de suprimento alimentar.[18] A fadiga muscular pode acontecer tanto durante as contrações musculares dinâmicas ou estáticas como também quando realizados exercícios de alta ou baixa intensidade, em determinado período de tempo. A principal função da fadiga está no seu mecanismo de proteção com relação a uma exigência excessiva, pois ela impede o esgotamento das reservas energéticas do organismo, evitando-se um perigo vital.

ELETROFISIOLOGIA

A estimulação de aferentes cutâneos, musculares e articulares está associada à excitação de neurônios do córtex motor em diferentes mamíferos. Sabe-se que o córtex motor recebe aferências somatossensitivas principalmente de partes distais dos membros. Além disso, existe certa relação somatotópica entre aferências e eferências: mais da metade dos neurônios do córtex motor que respondem à estimulação aferente o faz em resposta à estimulação de um pequeno segmento corporal. Uma zona eferente do córtex motor recebe aferências de várias modalidades da pele em volta de um músculo-alvo, mas principalmente da pele adjacente ao músculo.[2]

A capacidade de reorganização, ou plasticidade, é uma característica do córtex cerebral. Experiências desempenham papel essencial na moldagem de conexões corticais. Além disso, lesões centrais ou periféricas são capazes de modificar mapas sensitivos e/ou motores de representação cortical. Se por um lado, a diminuição de transmissão de informação aferente prejudica o controle motor; por outro, a estimulação aferente durante o ato motor pode modificar a organização topográfica de mapas de representação no córtex sensitivo primário.[2]

Foi postulado que o uso da corrente elétrica para estimular fibras aferentes poderia ter efeitos moduladores sobre o córtex sensitivo-motor, semelhantes aos do treino motor. Essa hipótese forneceu a base teórica para o uso da estimulação repetitiva de nervos para aumentar a excitabilidade ou a atividade do córtex motor, melhorar o desempenho de pacientes com déficits motores ou aumentar a eficácia de programas de treino motor.[2]

Os limiares de excitação das fibras sensitivas são diferentes. Fibras nervosas de diâmetro largo, como as Aα e Aβ, apresentam maior velocidade de condução e inervam fibras musculares esqueléticas extrafusais e mecanorreceptores cutâneos, relacionados com a sensibilidade somatossensitiva. Fibras A™ e C têm menores diâmetros, velocidades de condução mais baixas e estão relacionadas com a dor e temperatura. Fibras Aα e Aβ podem ser ativadas por estímulos elétricos de menor intensidade do que as fibras A™ e C. Durações de pulso entre 10 e 1.000 µs permitem maior separação (e sensibilidade) entre as amplitudes de pulsos necessárias para ativar seletivamente aferentes de diâmetro maior, menor e eferentes motores. Quanto maior a duração do pulso e maior a frequência de pulsos, menor a amplitude de corrente necessária para excitar uma fibra nervosa. Quando a duração do pulso é aumentada, intensidades menores de estimulação levam à ativação de fibras de menor diâmetro.[20]

A estimulação elétrica de nervos ativa aferentes musculares de órgãos tendinosos de Golgi e aferentes cutâneos. Impulsos aferentes sincronizados atingem, em última instância, a representação do segmento corporal estimulado no córtex somatossensitivo primário.[2]

A EENM é uma técnica de fortalecimento fundamentada na estimulação dos ramos intramusculares dos motoneurônios, que induz à contração muscular, utilizada na reabilitação para o tratamento de hipotrofia, elasticidade, contraturas e fortalecimento.[7]

A EENM pode causar alterações na propriedade contrátil do músculo, associada às alterações na composição das proteínas miofibrilares, e aumento da área das fibras musculares decorrente do aumento na síntese de proteínas contráteis. Essas adaptações fazem-se necessárias para que o músculo possa melhorar seu desempenho durante a realização das atividades.

Com o propósito usual de conseguir hipertrofia muscular, são aplicadas correntes de alta intensidade que produzem contrações musculares máximas toleráveis, em séries de poucos segundos, separadas por períodos de repouso um pouco mais longos. Porém, a maior limitação da EENM pode ser a queda precoce da força muscular, devido ao aparecimento da fadiga muscular. Na estimulação elétrica, prevalecem as ativações das fibras de ação de contração rápida; na contração convencional por atividade física, as ativações prevalecem às fibras de ação de contração lenta. Em seres humanos, as biópsias de músculos mostram mudanças marcantes nas características das fibras e no seu metabolismo, após a estimulação elétrica. Foram descritas, por exemplo, alterações na proporção entre as fibras de Tipo I e II, bem como o aumento de seus tamanhos. Também foi descrito que a estimulação elétrica propicia um maior aumento da desidrogenasesuccínica, uma flavoproteína contendo ferro hemínico, que se toma como indicativo da capacidade oxidativa mitocondrial, o que pode aumentar a capacidade aeróbia do músculo.[11,16]

Todos nós apresentamos um predomínio para um tipo de fibra muscular, o que resulta em maior aptidão para as mais diversas atividades. As fibras tônicas são as mais solicitadas em atividades com baixa intensidade, quando a tensão do músculo durante a realização da contração é pequena, e quando o metabolismo energético predominante é o aeróbio. As fibras fásicas, com metabolismo predominante anaeróbio, são ativadas principalmente nas atividades de velocidade e de força. O fato de associar uma contração isométrica à EENM torna a corrente mais confortável, aprimorando a tolerância do paciente à corrente, facilitando o recrutamento neuronal e incrementando o ganho de força muscular, já que o músculo pode se contrair tanto isométrica como isotonicamente, apesar de a maioria das contrações serem, na verdade, uma mistura desses dois tipos.[18]

O estímulo elétrico tem estreita relação com os impulsos fisiológicos e, assim, tem a capacidade de gerar respostas terapêuticas. A condutividade dos diversos tipos de tecido do corpo é variável. Aquele tecido que contém mais água e maior conteúdo de íons é melhor condutor de eletricidade. A pele tem camadas diferentes que variam em conteúdo hídrico, mas geralmente oferece resistência primária ao fluxo da corrente, sendo considerada um isolante. Quanto maior a impedância da pele, maior será a intensidade necessária para estimular o nervo e o músculo subjacente.[8]

São três as principais formas de estimulação:[16]

1. **Estimulação em nível sensorial:** a partir do nível subumbral, ou seja, com o aumento da intensidade, o individuo vai perceber uma parestesia elétrica (formigamento, vibração). Essa será a primeira estimulação percebida pelo paciente e geralmente serve de balizamento à eletroestimulação. A estimulação sensorial começa a ser manifestada pelo paciente com impulsos acima de 20 μs.
2. **Estimulação em nível motor:** esses estímulos serão buscados quando o objetivo é o recrutamento das fibras musculares, tanto induzindo o fortalecimento, a analgesia ou o relaxamento. Essa estimulação se torna mais percebida com duração de impulso acima de 150 μs, não devendo ultrapassar 500 μs na inervação idônea.
3. **Estimulação em nível doloroso ou nociceptivo:** neste nível são estimuladas as fibras A-Delta e C, que transmitem impulsos dolorosos. A estimulação nesse nível geralmente é decorrente de erros nos parâmetros ou simplesmente pela colocação incorreta dos eletrodos. A estimulação nesse nível deverá ser evitada.

A força das contrações musculares ou o efeito sensorial dependerão do número de fibras nervosas estimuladas, que, por sua vez, dependerão da intensidade de corrente. Maiores intensidades de corrente irão se propagar mais facilmente nos tecidos, e, portanto, mais nervos serão ativados. Se a intensidade da corrente é aumentada do zero acima do período de um segundo, ou se é diminuída para o zero nestas mesmas condições, e esta sequência é repetida, uma série de contrações rítmicas e relaxamentos irão ocorrer simulando, assim, a atividade de um músculo fisiologicamente normal. Esta corrente é chamada de onda de corrente (e). Esta corrente pode ser modulada tanto manual quanto eletronicamente.[16]

Para aplicar pulsos elétricos nos tecidos, é necessário que se estabeleça um circuito elétrico fechado. Assim, dois eletrodos de material condutor apropriado são fixados na pele. Os efeitos serão evidentes onde as densidades de corrente forem maiores, isto é, na superfície abaixo do menor (ativo) eletrodo. Consequentemente, os nervos sensoriais cutâneos são primeiramente afetados e, com maior densidade de corrente, nervos motores mais profundos são estimulados. Contudo, cabe salientar que fibras sensoriais e motoras de largo diâmetro são mais estimuláveis com relação às fibras de dor com menor diâmetro. Se uma pequena densidade de corrente for aplicada na pele, os nervos sensoriais da pele, que normalmente transmitem a sensação de toque, temperatura e pressão, serão os primeiros a serem estimulados. Isto causa uma sensação de suave batida na pele, devida, principalmente, à rápida e repetida estimulação dos receptores de toque. Maiores densidades de corrente farão com que a mesma afete nervos maiores, resultando em um formigamento mais intenso, que irá, eventualmente, propagar-se até os nervos motores, causando contrações musculares. Se uma série de pulsos nervosos for aplicada a um nervo motor com a frequência de 1 Hz, irão acontecer contrações musculares nesta frequência. Igualmente, nervos sensoriais apresentarão o mesmo comportamento por meio de suaves "choques". Se esta frequência for aumentada para 10 Hz, acontecerá um tremor muscular correspondente. Porém, se for ainda aumentada para 50 Hz, por exemplo, as contrações musculares serão contínuas. Estas contrações são chamadas de contrações tetânicas. Embora o pico de corrente permaneça o mesmo, a força das contrações tetânicas crescem com o aumento da frequência até 100 Hz, mas não além. O aumento da força muscular ocorre porque a tensão mecânica desenvolvida durante uma contração não possui tempo para relaxar antes do próximo estímulo, fazendo com que o esforço muscular através de suas sucessivas contrações se acumule. Entretanto, pulsos aplicados na frequência portadora de 4.000 Hz não terão efeito se a intensidade de corrente permanecer constante. Rápidas variações equivalem a nenhuma corrente aplicada, porque as mudanças de polaridade são maiores do que o movimento iônico nas membranas das células excitáveis. Assim, estas correntes devem ser moduladas para causar estimulação. Estas correntes podem ser interrompidas, como a Corrente Russa, com 50 rajadas de pulsos por segundo, com a qual a primeira rajada por segundo irá despolarizar o nervo, ou moduladas por interferência provocando a modulação da amplitude na frequência de estímulo desejada.[16] Rápidas contrações musculares, usadas para o aumento da força muscular e a rapidez nos movimentos, respondem melhor a frequências na faixa entre 50 e 150 Hz. Lentas contrações, usadas para a melhoria de postura e resistência muscular, possuem uma frequência tetânica entre 20 e 30 Hz.[16] Ao aplicarmos pulsos elétricos através da pele, as UM que estiverem na área dos eletrodos, e que apresentarem limiares similares, serão recrutadas, simultaneamente.

Os efeitos do estímulo elétrico podem ser divididos em diretos e indiretos. Dentre os efeitos diretos, encontram-se aqueles que ocorrem ao longo das linhas do fluxo da corrente e sob os eletrodos, podendo ser representados pela contração muscular, resultado da estimulação do nervo ou do próprio músculo. Os efeitos indiretos acontecem distantes da área do fluxo da corrente, e são geralmente resultantes de efeitos fisiológicos, desencadeados pela passagem de corrente elétrica ao longo dos tecidos.[16] Fisiologicamente, pelo princípio do tamanho, há primeiramente o recrutamento de UMs de menor diâmetro, lentas, para depois haver o recrutamento de UMs de maior diâmetro, rápidas. Na estimulação elétrica artificial, este princípio acontece de forma reversa, isto é, primeiro há o recrutamento de UMs de contração rápida para somente depois haver o recrutamento das de contração lenta. De acordo com Gregory e Bickel,[21] essa mudança ocorre por dois motivos: os axônios das UMs de maior diâmetro oferecem menor resistência à passagem de corrente e, portanto, a condução do potencial de ação é mais rápida; e também porque axônios de UMs de maior diâmetro inervam as fibras musculares de contração rápida e estas são mais fadigáveis. Entretanto, isto acontece com a estimulação elétrica diretamente no nervo motor, de forma percutânea.

As fibras musculares são mais fadigáveis quando a contração é induzida eletricamente, pois não há alternância das UMs durante a contração (forma síncrona). Durante a eletroestimulação, o recrutamento ocorre de forma inversa sendo isto documentado nos músculos de diferentes funções e composições.[11] Além disso, as UMs de condução rápida, fatigáveis e maiores, necessitam de menores intensidades de estimulação. A contração muscular resulta da estimulação das terminações nervosas motoras (nos casos em que os neurônios motores encontram-se intactos) ou da fileira muscular (em casos de lesão do neurônio motor), necessitando, porém, de maiores intensidades de corrente para serem polarizadas.

Outro ponto que distingue a contração voluntária da induzida por estimulação elétrica é a ativação sincrônica de todas as UMs estimuladas, isto é, o inicio da interação entre os filamentos finos e grossos ocorre em todas as fibras recrutadas ao mesmo tempo. A eletroestimulação provoca uma ativação de 30 a 40% a mais de UM, uma vez que faz com que as UMs inativas (Tipo II) sejam recrutadas mais facilmente, o que aumenta o desempenho muscular, causando maior fortalecimento em um menor espaço de tempo. As frequências normais de disparo dos motoneurônios nos músculos humanos raramente excedem 40 Hz e, raramente, são menores do que 6 a 8 Hz. Nessas condições, as UMs disparam de modo não sincronizado;

elas disparam em sincronia apenas durante as contrações potentes e durante a fadiga. À medida que a fadiga se instala nestas unidades, a tensão nos músculos começa a diminuir, a não ser que se aumente a intensidade do estímulo aplicado, para que se recrute novas UMs com limiares maiores, ou com limiares semelhantes, mas que estejam localizadas mais longe dos eletrodos. A fadiga excessiva será evitada mediante a escolha adequada dos parâmetros utilizados (frequências, tempo de duração da aplicação etc.).[11,16] A fadigabilidade de uma fibra muscular pode ser alterada por sua atividade. Como pequenas UMs são recrutadas primeiro, logo elas estão envolvidas em todos os movimentos e, consequentemente, desenvolvem resistência à fadiga. A incapacidade de o músculo esquelético gerar elevados níveis de força muscular ou mantê-los no tempo é chamada fadiga neuromuscular.

Estudos sobre fadiga têm sido realizados no âmbito da recuperação funcional de sujeitos com patologias ou lesões em determinadas estruturas do sistema nervoso e em sujeitos com patologias neuromusculares. O papel da fadiga neuromuscular na variação da propriocepção e do controle motor é influenciado por idade, sexo dos sujeitos e pela manifestação dos padrões de ativação e coativação de alguns grupos musculares. Pesquisadores[7,8,11,12,16,20] descreveram que o mecanismo da fadiga em modos com portadora de baixa frequência é desconhecido, mas sugerem que a elevação na concentração de cálcio intracelular, mudanças no metabolismo e no sistema de excitação-contração são importantes no desenvolvimento da fadiga de baixa frequência. Os autores concluem que a EENM com portadora de baixa frequência gera maior fadiga muscular do que a eletroestimulação de média frequência. Esta conclusão permite demonstrar que um dos objetivos da EENM é evitar a fadiga, sendo indicada a estimulação de média frequência para protocolos terapêuticos. O desuso muscular provoca alterações histológicas, fisiológicas e anatômicas, fatos que geram perda instantânea da atividade voluntária muscular, o que predispõe ao desenvolvimento de atrofia muscular progressiva. Polacow et al.[22] observaram que a EENM reduziu a fibrose muscular, manteve as fibras em boas condições metabólicas e ativou sistemas celulares que permitiram a elevação na captação de substratos energéticos em músculos esqueléticos.

Correntes elétricas com portadora de baixa frequência (1.000 Hz) ou de média frequência (5.000 Hz) moduladas em baixa, criam um balanço entre conforto e a produção de torque muscular, permitindo maior discriminação entre as respostas sensoriais e motoras, sendo recomendadas como ideais à estimulação excitomotora.[11,23] Correntes portadoras de baixa ou média frequência, quando moduladas em frequências baixas são melhores para se obter efeitos terapêuticos, mesmo sabendo-se que em ambas as correntes portadoras os limiares sensitivo, motor e doloroso são atingidos mais rapidamente. Uma frequência modulada superior a 10 Hz e inferior a 30 Hz ocasionará um trabalho mais direcionado para endurance muscular, diminuindo a fadiga muscular e aumentando a vascularização. O músculo torna-se mais vermelho, ou seja, mais tônico. Com frequências mais elevadas, em torno de 35 a 80 Hz, são produzidas contrações tetânicas, o músculo torna-se mais branco, ou seja, fásico, o que faz com que seja imperativo programar uma fase de repouso maior ou igual ao tempo da fase de contração. Conclui-se que a manutenção da mudança estrutural das fibras musculares é determinada pela funcionalidade do músculo. Desta forma, há um retorno ao estado inicial das fibras musculares caso estas sejam exigidas de acordo com suas novas características.

A eletroestimulação crônica em músculos esqueléticos é capaz de provocar alterações importantes no perfil metabólico das fibras musculares, convertendo as que apresentam características do Tipo II em Tipo I, por meio do aumento do volume mitocondrial, do crescimento capilar, da densidade capilar e do suprimento de oxigênio. Dessa forma, esse recurso terapêutico aumenta a capacidade aeróbica oxidativa e a resistência à fadiga dos músculos isquêmicos. Em músculos enfraquecidos ou em processo de enfraquecimento, o valor da estimulação elétrica é bem mais claro, e ganhos significativos foram relatados com a melhora da função muscular; ao contrário das correntes eletroanalgésicas, que devem estimular inervações sensoriais ou motoras, mas com objetivos de gerar respostas químicas, ou seja, liberar substâncias envolvidas nos processos de alívio da dor, como neurotransmissor GABA e α-endorfinas.[10,11]

A estimulação elétrica também provoca o aumento da vascularização em nível muscular, pelo aumento do número de capilares funcionais. Essas influências são dependentes da frequência de pulso, sendo mais eficazes de 10, 20 ou 50 Hz. Essa dinâmica circulatória, consecutiva às contrações musculares eletricamente induzidas, beneficia, principalmente, as estruturas aeróbicas.[24]

A seleção e a aplicação de eletrodos podem influenciar o nível de contração evocada em resposta à EENM.[11] O tamanho dos eletrodos depende do tamanho do músculo, da área que precisa ser ativada e da intensidade de contração trabalhada.[20] Se os eletrodos forem muito grandes, a corrente pode espalhar-se para os grupos musculares antagonistas; se forem muito pequenos, a densidade da corrente pode ser tão alta que a tolerância do paciente é excedida antes que os níveis suficientes de contração sejam alcançados para o fortalecimento. Em geral, ambos os eletrodos de um circuito de estimulador único são colocados sobre o músculo a ser ativado. Em alguns casos, quatro eletrodos de dois canais de estimulador separados podem ser requeridos para produzir níveis de contração suficientes para fortalecer o músculo.[11]

Comumente, o(s) ponto(s) motor(es) do músculo a ser ativado é(são) localizado(s) primeiro.[12,16] Segundo Alonapud Nelson,[10] um eletrodo de boa qualidade deverá atender às seguintes exigências:

A) Condução de corrente uniforme.
B) Flexibilidade para melhor adaptação em diversas partes do corpo.
C) Durabilidade e resistência à quebra por forças mecânicas ou elétricas.
D) Pressão e colocação uniformes.

A área em que os eletrodos se encontram para que ocorra a estimulação depende de grande parte da área de tecidos excitáveis a ser estimulada. Por exemplo, um eletrodo muito grande ou que foi posicionado de forma incorreta pode fazer com que a corrente se espalhe para as estruturas vizinhas não ocorrendo a contração da área de interesse.[10] A eletroestimulação pode ser realizada na forma unipolar ou bipolar. Na forma unipolar, usam-se eletrodos de tamanhos diferentes, nos quais a densidade de corrente será sempre maior sob o eletrodo menor. Na forma bipolar a densidade de corrente será igual sob os dois eletrodos. Na terapia da disfagia, sugerimos sempre a utilização da forma bipolar, devido aos músculos a serem estimulados serem, relativamente, de tamanhos iguais.

A intensidade da corrente e a amplitude e duração do pulso tem uma relação direta com a intensidade de contração produzida eletricamente e a força muscular. Quando se pensa em estimular um músculo com uma frequência constante, a única maneira de essa força aumentar, será o número de UMs recrutadas com uma intensidade tolerada.[16] Para Robinson e Snyder-Mackler,[11] o controle de amplitude de pulso e o controle de duração de fase (ou pulso) juntos regulam a carga de cada pulso e dessa forma determinam o número de fibras nervosas periféricas recrutadas com cada estímulo. No inicio do tratamento, preconiza-se frequências moduladas mais baixas e tempos de contração curtos com tempo de repouso longo, para minimizar a fadiga muscular.

Dose é a quantidade de energia a qual receberá cada porção de tecido (cm²), suficiente para estimular esse sistema biológico sem saturá-lo ou lesá-lo. O termo dose tem relação com a intensidade e o tempo do estímulo em uma determinada região em contato com os eletrodos. Assim, é possível diferenciar intensidade e dose: quando dizemos 30 mA ou quando deveremos referir 30 mA cm,² respectivamente. A distribuição de 30 mA sobre um eletrodo de 5 cm² é completamente diferente do que distribuir essa intensidade em um eletrodo de 30 cm². Na primeira dose, o paciente irá referir intensa sensação da corrente; na segunda, com certeza a sensação será plenamente agradável. Vale recordar a necessidade de posicionar uniforme e adequadamente os eletrodos na pele, considerando todos os tipos e modelos dos mesmos.[16]

No caso de buscarmos uma forte contração muscular, com objetivos de endurence ou fortalecimento, e até aumento de volume muscular, será necessário utilizar uma frequência efetiva com impulsos adequados dentro de um esquema fisiológico, respeitando todas as fases da eletroestimulação, como rampas de subida e descida, tempo de sustentação (TON) e tempo de repouso (TOFF), além do tempo total de estimulação (número de contrações), repetição dos ciclos e resistência ao movimento. Os controles TON/TOFF dos estimuladores de EENM são necessários porque a contração estimulada do músculo esquelético contínua ou interrupta pode levar a uma fadiga muscular muito rápida ou à falta de força.[7] Se altas frequências forem utilizadas, por exemplo, acima de 40 Hz, as fibras rápidas não relaxarão entre os impulsos e produzirão contrações tetânicas. Se alta frequência é mantida por vários segundos, provocará fadiga das fibras rápidas. É importante regular, inicialmente, o ciclo TON/TOFF para uma relação 1:3, 1:4 ou 1:5, evitando-se a fadiga excessiva. Essa relação poderá ser reduzida na direção da relação 1:1, conforme necessário, para continuar com o estímulo de sobrecarga, quando já se tem uma condição muscular mais bem estruturada e se possível mais funcional.[7]

Com os controles de rampa, a carga de pulso pode aumentar de forma gradual dentro de um determinado período de tempo, permitindo um aumento progressivo da contração muscular. Quando na estimulação usa-se uma subida lenta, é permitido que a amplitude do estímulo seja incrementada gradualmente, sendo mais apropriada do que quando se inicia estimulação elétrica abruptamente. Desta maneira, o paciente não se assusta com a súbita ascensão da eletroestimulação, e o músculo é gradualmente estimulado a produzir uma contração muscular mais natural, com as fibras sendo cada vez mais recrutadas, conforme o aumento da amplitude dos estímulos ou a duração do pulso. Brasileiro *et al.*,[7] citam que nas primeiras sessões de um programa de EENM, um período relativamente longo de repouso deve ser usado para adaptar a capacidade do músculo de continuar a responder; com o passar das sessões e o músculo treinado, o TOFF pode ser reduzido progressivamente, assim como o TON aumentado em grande proporção, relativamente ao ciclo de estimulação. No caso de utilizarmos em disfagias, não vemos a necessidade de se promover contrações por mais de 10 segundos devido ao tamanho dos músculos estimulados, assim como a formação e finalidade para as quais estes músculos estão definidos, com maior prevalência de fibras musculares do Tipo II.

A estimulação elétrica no fortalecimento muscular está sendo cada vez mais usada em pacientes com atrofia por desuso, paralisia central de longa duração com objetivo de:[11]

A) Fortalecer o músculo saudável.
B) Recrutamento das UMs.
C) Facilitar a melhora da função motora (reeducação).
D) Melhorar a resistência por meio da capacitação aeróbica do músculo.
E) Promover a circulação periférica pela facilitação do retorno venoso por meio do "efeito bomba" promovido pela contração muscular.
F) Fortalecimento muscular em condições esportivas.
G) Fortalecimento em musculatura patológica.
H) Fortalecimento e aumento de tônus muscular.
I) Recuperação de força muscular.
J) Melhorar o rendimento.

Essas condições são as mesmas que precisarão ser tratadas nas disfagias orofaríngeas, em maior ou menor grau, de acordo com as características da doença de base, fase da disfagia, idade do paciente, entre outras.

AÇÃO DA EENM PARA DISFAGIA

Os estudos publicados indicam que o controle neurológico da deglutição compreende um processo influenciado pelo córtex e pelo tronco cerebral, sendo o córtex considerado como o elemento responsável pelo início e modulação da fase faríngea da deglutição. A representação cortical do mecanismo da deglutição mostra dominância em ambos os hemisférios, porém, não há unanimidade com relação ao lado de predomínio. As entradas sensoriais podem induzir reflexos corticais.[25] As fibras nervosas aferentes têm a atribuição de captar as informações geradas pela cavidade oral, laringe, faringe e esôfago, por intermédio dos axônios sensoriais integrados aos nervos glossofaríngeo, vago (principalmente no ramo laríngeo superior), trigêmeo e facial, e encaminhá-los até o núcleo do trato solitário. Por meio dos neurônios que integram o núcleo do trato solitário, tem-se o direcionamento da deglutição, onde é gerada a sequência motora. Dessa forma, são concebidos como mecanismos responsáveis pelo início e formatação do padrão rítmico característico da deglutição. Após seu início, o comando da deglutição é enviado para os interneurônios, que encontram-se na região ventral e atuam como neurônios de ligação, distribuindo e coordenando o direcionamento da sequência gerada dentro do grupo dorsal para todos os núcleos motores localizados nos nervos cranianos.[26] Segundo Lang,[27] o núcleo do trigêmeo e a formação reticular contêm, provavelmente, os padrões de geração do circuito neural da fase oral, enquanto o núcleo do trato solitário contém o padrão de geração neural da fase faríngea e da esofágica. Os núcleos ambíguo e dorsal motor contêm os neurônios motores das fases faríngea e esofágica (Fig. 13-1).

Os axônios aferentes sensitivos dos nervos trigêmeo, facial, glossofaríngeo e vago apresentam sinapses com corpos neuronais no núcleo do trato solitário (região dorsal) que, após excitação sensitiva, organiza a resposta da deglutição. Na região ventral ou núcleo ambíguo estão os neurônios de associação aos núcleos motores dos diversos nervos cranianos, como o hipoglosso, trigêmeo, vago, glossofaríngeo, facial, acessório e os nervos espinais cervicais. Adicionalmente ao influxo sensitivo de origem periférica, há influxos provindos do córtex cerebral que interferem diretamente na região ventral. Portanto, lesões corticais e subcorticais podem alterar os padrões de normalidade da deglutição.[28-30]

Estudos brasileiros[31-33] vêm demonstrando ser eficiente a aplicação da EENM em casos de disfagia orofaríngea neurogênica, apesar de sua aplicação ocorrer em populações heterogêneas, sem haver ainda consenso sobre a técnica.

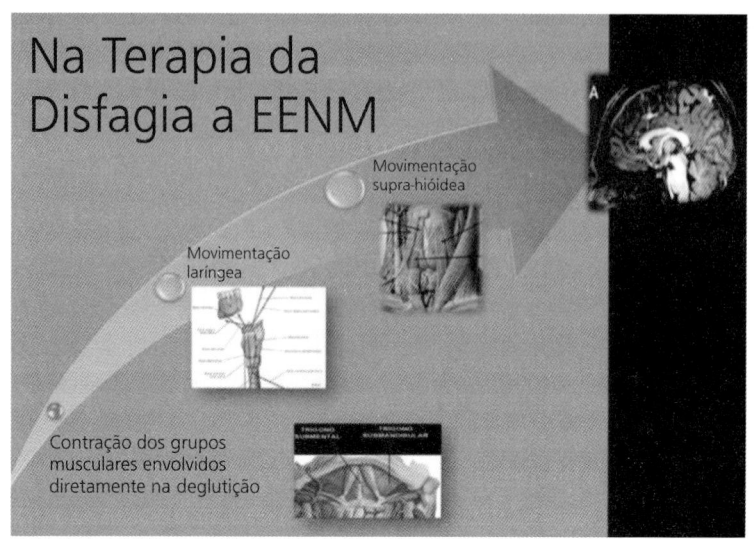

Fig. 13-1. Terapia da disfagia a EENM.[9]

A falta de consenso entre os autores acontece por ser utilizada uma mesma programação, principalmente por especificar apenas uma forma de frequência (70 Hz) e largura de pulso (700 µs), a fim de produzir contrações musculares por longos períodos, o que, fisiologicamente, estimula grupos musculares de maneira indiscriminada (músculos tônicos e fásicos sem levar em consideração a característica morfológica), gerando sobrecarga contrátil, proporcionando eletroestimulação crônica, fadiga muscular e, em alguns casos, desorganização sensório-motora, proprioceptiva e cinestésica, principalmente naqueles pacientes com nível cognitivo rebaixado, sendo o mesmo processo de aplicação igual para qualquer tipo de doença.

Gow *et al.*[34] destacam que a ampliação da entrada sensorial pode provocar alterações das áreas motoras do córtex cerebral, fazendo valer a concepção de que a entrada sensorial é uma área extremamente útil para o processo de reabilitação de pacientes que apresentam disfagia com traços corticais, corroborando as pesquisas de Hamdy *et al.*,[35] que verificaram que a estimulação na faringe induz um aumento da excitabilidade cortical motora da deglutição e melhorias a curto prazo da deglutição em pacientes disfágicos com AVE.[34] As estimulações elétricas despertam assim essas sinapses que haviam perdido sua atividade funcional, em razão da não utilização, e facilitam a passagem de influxos nervosos pelas vias privilegiadas. A aplicação das correntes excitomotoras em nível de determinado músculo e de vias aferentes pode então encontrar um caminho funcionalmente viável de sinapses inativas, reduzindo assim os efeitos da atrofia sináptica.

A flacidez muscular pode ocorrer com o envelhecimento fisiológico e está relacionada com a perda da massa muscular. O declínio da massa relacionado com a idade parece ter suas fases. Uma fase "lenta" de perda muscular, em que 10% da massa é perdida entre os 25 e os 50 anos de idade. Em seguida, ocorre perda rápida de massa muscular. Entre os 50 e 80 anos de idade, ocorre uma perda adicional de 40% de massa muscular. Portanto, em torno dos 80 anos de idade, metade da massa muscular poderá ter sido totalmente perdida. Além disso, o envelhecimento acarreta a perda de fibras rápidas e o aumento de fibras lentas. A perda de tamanho e força muscular observada nos adultos mais velhos e inativos não é restrita à população mais idosa.[36] Não quer dizer que pelo fato de as fibras lentas passarem a apresentar maior número com relação às fibras rápidas, estas sejam ou estejam em excelência de contração. As mudanças neuromusculares e a diminuição dos níveis de hormônios corporais são, em parte, responsáveis por esta deterioração, porém, o maior contribuinte é o exercício reduzido, particularmente exercícios com cargas mais elevadas. A resistência também sofre, aumentando a possibilidade de entrar em fadiga de maneira rápida. Estudos em animais estabeleceram que a habilidade dos músculos para proporcionar força de sustentação diminui com a idade em 50%. Isto parece ser causado pela perda das mitocôndrias, que, por sua vez, resulta em um declínio na capacidade oxidativa relativa às enzimas. Os músculos mais velhos são mais facilmente lesionados e levam mais tempo para se recuperar. A cicatrização retardada alonga o período de imobilidade por causa da dor. Os músculos perdem rapidamente a força com o repouso completo no leito, doenças neurológicas progressivas, em geral, e a força normal pode nunca mais retornar. Tais músculos enfraquecidos são vulneráveis à lesão, iniciando, assim, um círculo vicioso de fraqueza-lesão-dor-fraqueza. Além da atrofia muscular, algumas fibras musculares são aderidas pela esclerose, fenômeno que pode ser evitado pela aplicação de eletroterapia excitomotora precoce. Além disso, é preciso considerar que a estimulação elétrica tem ação direta sobre os motoneurônios alfa e que ela estimula também as vias ascendentes aferentes que se dirigem para os centros superiores. Ora, durante períodos prolongados de não utilização, aparece não somente uma atrofia muscular, mas, também, é provável que as conduções sinápticas tenham sua função reduzida ou inibida. Os estímulos adequados geram potenciais receptores que resultam em trens de potenciais de ação; esses são propagados ao longo de fibras nervosas aferentes, algumas fazendo sinapse em motoneurônios e algumas fazendo sinapse no bulbo. Quanto maior a intensidade do estímulo, mais alta a frequência dos potenciais de ação; e quanto mais alastrado o estímulo, maior o número de receptores que são estimulados. A principal indicação da eletroestimulação é facilitar a recuperação de atrofias ou desequilíbrios musculares secundários à imobilização ou limitação de atividades. Um músculo imobilizado, com função limitada, hipotrofia pode perder sua extensibilidade por fibrose das capas conectivas que separam seus fascículos e fibrilas. Para que se recupere, deve-se potencializá-lo, a fim de que volte a ter força normal, pois também tem que lhe devolver a elasticidade com alongamentos ativos ou passivos, possivelmente com aplicação prévia com termoterapia para alterar as propriedades viscoelásticas do colágeno alterado.

Em geral, os músculos da deglutição contém maior quantidade de fibras do Tipo II. A resposta real na deglutição é breve, durando entre 1 e 2 segundos, não havendo sustentação por longos períodos, portanto, fibras do Tipo II são mais exigidas em sua função (supra e infra-hióideos, digástrico, constrictor médio da faringe, constrictor inferior da faringe). Também existem músculos específicos, como o levantador do véu palatino, fibras inferiores dos constritores da faringe e o cricofaríngeo, identificados como músculos de fibras do Tipo I, cuja função é manter uma determinada posição ou postura, exigindo uma estimulação adequada para desenvolver um maior nível de resistência do que aqueles que servem na ação específica da deglutição. Com o desuso, músculos com predominância de fibras do Tipo II vão atrofiar mais rápido do que as fibras do Tipo I, causando fraqueza; porém ambas, perdem na qualidade contrátil. Uma língua fraca não será capaz de manipular e propulsionar o bolo oral de forma eficaz. Se os músculos supra-hióideos e infra-hióideos estão atrofiados e fracos, não serão capazes de elevar o hioide e a laringe de forma eficaz, comprometendo inclusive o EES.

Levando mais tempo para comer, a fadiga (muscular e psicológica) e a falta de coordenação entre os sistemas podem ser um problema para o paciente disfágico. É por isso que combinamos a EENM com programas de exercícios tradicionais, para atingir de forma mais eficaz os dois tipos de fibras musculares, assim como a estimulação sensorial. É mais fisiológico e funcional, ganha-se com isso uma contração muscular mais suave com frequências mais apropriadas, potencializando-se uma contração mais próxima da funcional, com menores chances de se produzir fadiga mais rapidamente. Não devemos esquecer que durante os exercícios leves, a maior parte das fibras do Tipo I será recrutada; durante os exercícios moderados, comparecem tanto as do Tipo I quanto as do Tipo II; e durante exercícios mais pesados, todos os tipos de fibras contribuem para a produção de energia.[37]

Defendemos a aplicação de EENM de acordo com a condição de cada paciente, considerando a idade (o envelhecimento provoca a diminuição numérica das UMs na junção neuromuscular), a doença de base (algumas síndromes não permitem excesso de estimulação tanto na forma tradicional e, principalmente, quando feita sobre a forma de EENM), a condição muscular (as características das fibras musculares e o potencial de resistência à fadiga muscular que os músculos apresentam fazem refletir como se deve solicitar eletricamente esta musculatura), a estimulação proprioceptiva e cinestésica (o músculo depende da fibra nervosa para suas funções, não existe contração muscular em músculos "normais" sem antes haver estimulação sensorial); tentando aproximar ao máximo aos padrões fisiológicos, quer seja visando a endurence muscular, uma forte contração muscular ou o fortalecimento, a tonificação e até o aumento de volume muscular. Para que isso ocorra, é necessária a colocação adequada de eletrodos, a utilização de uma frequência efetiva (independentemente da frequência portadora), com impulsos adequados dentro de um esquema fisiológico (todas as UMs contêm fibras musculares que podem atuar sob condições aeróbicas ou anaeróbicas); respeitando-se todas as fases da EENM, como as rampas de subida e descida, tempo de sustentação (TON) e tempo de repouso (TOFF), além do tempo total de estimulação que se pode realizar (número de contrações) e a repetição dos ciclos e resistência ao movimento.

Pode-se ver que a EENM gera pulsos elétricos bifásicos que alternam no domínio da frequência (10 a 100 Hz e frequências portadoras que podem ser de 1.000 ou 2.500 Hz), de forma simétrica, e a escolha desses parâmetros apresenta impacto sobre a resposta sensorial e muscular. Uma diferença relevante que deve ser considerada entre a contração voluntária máxima (CVM) e a EENM é o princípio do recrutamento das UMs (Princípio de Henneman) relatado anteriormente. Esse padrão de recrutamento também é influenciado pela localização, superfície e pelos tipos de eletrodos utilizados, além do músculo a ser estimulado.

A EENM no limiar sensorial com modulação de 50 Hz (chamada frequência de tonificação) ajuda a aumentar significativamente o número de deglutições sem qualquer desconforto; sendo esse um dos objetivos a ser conseguido, ou seja, que o número de deglutições aumente e permaneça aumentado durante a estimulação. A utilização excessiva de estimulações acima de 50 Hz pode produzir DOR MUSCULAR DE INÍCIO TARDIO, que é uma dor residual que aparece nos músculos exercitados após muito tempo sem atividade. Ela pode aparecer logo após os exercícios e persistir por 3 a 4 dias. As hipóteses mais prováveis para sua etiologia são: minúsculas lacerações nas fibras musculares responsáveis pelo exercício; lesão no arcabouço que reveste a fibra muscular (composto por tecido conectivo) causada por excessivo estiramento; retenção de líquidos nos tecidos ao redor das fibras musculares; alteração na concentração de cálcio intracelular; espasmos na célula muscular; e a combinação dos fatores acima. As adaptações musculares, ocorridas pela prática de exercício, envolvem aspectos, como adaptação no metabolismo oxidativo, aumento no número e tamanho das mitocôndrias, aumento na expressão e na atividade de enzimas do metabolismo energético de vias bioquímicas (como glicólise, glicogenólise, ciclo de Krebs), aumento na capacidade de armazenamento de substratos energéticos e na síntese proteica que aumentam a oferta de oxigênio. Estas adaptações estão diretamente envolvidas na função mecânica da fibra muscular, convergindo para a melhora da contração e na geração de força, permitindo, assim, que as fibras da musculatura esqueléticas se adaptem ao estímulo.[38]

A escolha do modo de aplicação da EENM pode parecer um processo simples, entretanto, temos que buscar impulsos adequados ao estado funcional do músculo, sendo necessários alguns procedimentos, como:

A) Averiguar em que estado se encontra o tecido nervoso e muscular.
B) Que lesão ou sequela se trata.
C) Buscar uma forma de impulso elétrico adequado, respeitando os valores de intensidade e largura do pulso.
D) Qual a frequência de repetição dos impulsos elétricos, medidos em Hz.
E) Qual a capacidade de acomodação que mantém a célula.

Dessa forma, quando se almeja uma aplicação com intuito mais sensório-motor, utilizamos a corrente FES que apresenta uma portadora de 1.000 Hz com modulação baixa de até 80 Hz (passando por diversas frequências e etapas para a estimulação adequada dos tipos de fibras musculares) (Fig. 13-2).

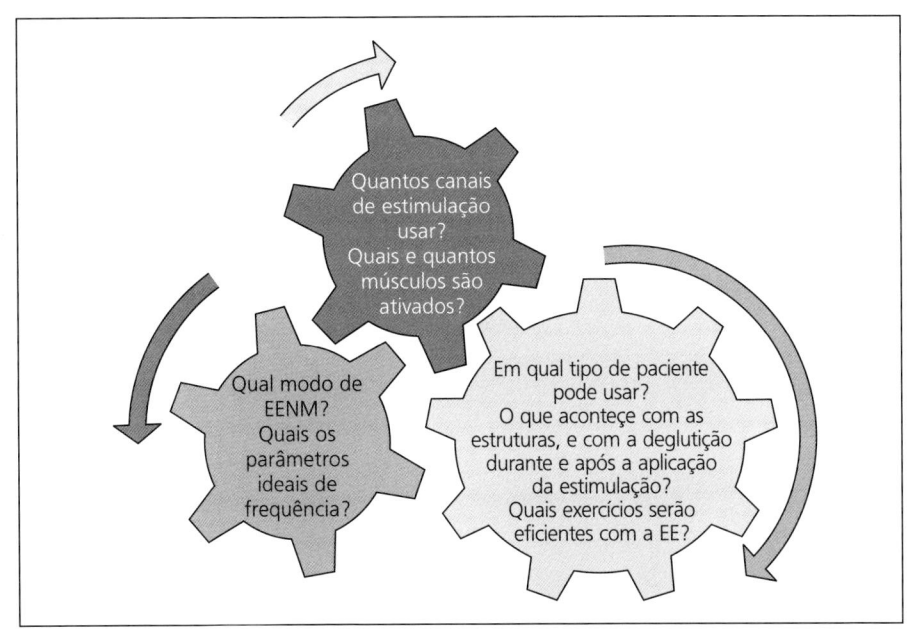

Fig. 13-2. Questões para serem pensadas antes da aplicação da EENM.[9]

FES (ELETROESTIMULAÇÃO FUNCIONAL)

O FES é uma forma de EENM que tem por objetivo a aplicação de estimulação elétrica no tecido neuromuscular, gerando movimentação artificial que pode desenvolver uma melhora de longo prazo pela plasticidade neuronal. A estimulação elétrica funcional pode utilizar variados parâmetros, eletrodos e locais de aplicação. Quando o ajuste e a correção dos parâmetros estimulatórios ocorre manualmente, tem-se um sistema em malha aberta; quando ocorre automaticamente, o sistema denomina-se controle em malha fechada. Ambas as formas contribuem para a reabilitação física de pacientes acometidos por lesão neuronal.[39]

Segundo Lianza,[40] "a FES permite uma entrada seletiva repetitiva aferente até o sistema nervoso central e ativa não só a musculatura local como também os mecanismos reflexos necessários para a reorganização da atividade motora e movimentos que estão prejudicados devido à lesão dos neurônios motores superiores". Além disso, a eletroestimulação funcional leva a aumento generalizado dos potenciais elétricos até chegar ao equilíbrio dos pulsos excitatórios e inibitórios, estimulando os motoneurônios desativados, enquanto o paciente tem a oportunidade de experimentar conscientemente o "movimento normal" e, com a repetição, reaprender o movimento. Assim, modula-se o tônus.

O pulso elétrico da FES é composto por ondas bifásicas assimétricas de baixa frequência com pulso retangular. Esse tipo de onda possibilita um fluxo igual de corrente em ambas as direções dos eletrodos, minimizando a ionização da pele e produzindo um efeito de estimulação eficaz. Assim, a corrente não tem direção e tenta aproximar-se do fisiológico (Figs. 13-3 e 13-4).[41]

Objetivos	Resultados esperados	Técnicas empregadas
Objetivo 1 – Aquecimento	Resultado 1 – Oxigenação	FES–10 Hz 3 minutos
Objetivo 2 – Fibras tipo I	Resultado 2 – Ativação	FES–30 Hz número de contrações
Objetivo 3 – Fibras tipo II	Resultado 3 – Ativação	FES–80 Hz número de contrações
Objetivo 4 – Tonificação	Resultado 4 – Mobilização	FES–50 Hz número de contrações
Objetivo 5 – Desaquecimento	Resultado 5 – Oxigenação/drenagem	TENS–20 Hz 5 minutos

Fig. 13-3. Protocolo de aplicação FES.[9]

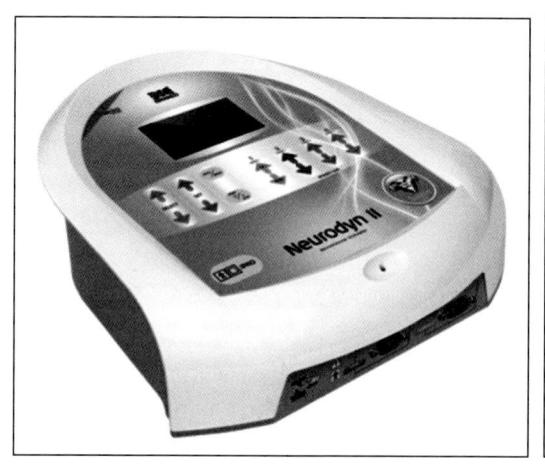

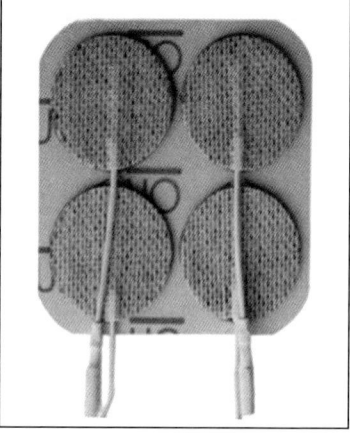

Fig. 13-4. Aparelho Neurodyn II, 4 canais com correntes TENS, FES e Russa (EENM) – Eletrodos adesivos.

CORRENTE RUSSA (EENM)

A Corrente Russa, especificamente, é formada por trem de impulsos de corrente do tipo retangular ou senoidal, bipolar, simétrica, emitidas em uma frequência de 2.500 Hz, modulada por uma onda que pode variar de 10 a 100 Hz, modulada por uma frequência de batimento de 50 Hz com Duty-cycle de 50%, obtendo-se com isso trens de pulso com duração de 10 ms, com intervalos também de 10 ms. Em decorrência dos pulsos curtos, ela passa com razoável facilidade através da pele e é efetiva na estimulação dos nervos motores, mas o estímulo deve-se ao pulso elétrico inicial. O ciclo útil da Corrente Russa está fixado em: 10% para atrofia severa ou flacidez severa; 30% para atrofia moderada ou flacidez relativamente importante; 50% no final da recuperação de atrofia e para a recuperação de tônus muscular. O ciclo de trabalho da estimulação Russa é a razão do tempo em que o *burst* é fornecido, para a soma deste mesmo tempo com o tempo em que o *burst* deixa de ser fornecido, multiplicado por 100, e é expresso por porcentagem. Este pode ser o mecanismo responsável por muitos ganhos em *performance*, utilizando protocolos de treinamento com EENM. O efeito terapêutico de ativar artificialmente essas fibras deve ajudar a atenuar as respostas ao desuso e acelerar a recuperação.[4,21] A base teórica para a sua utilização refere-se ao fato de que a estimulação elétrica em níveis elevados pode fazer com que todas as UMs em um músculo sejam recrutadas de forma sincronizada, permitindo a ocorrência de contrações musculares mais fortes e, portanto, maior hipertrofia muscular.[1,5,16] Correntes de média frequência permitem uma estimulação mais profunda, aumentando potencialmente o número de unidades motoras ativadas, e uma alta frequência de pulso maximiza a taxa de disparo das unidades motoras recrutadas.[42] Outra característica da Corrente Russa é sua capacidade de realizar, de forma verdadeira, a contração isométrica, isotônica e isocinética trabalhando o músculo em sua capacidade máxima em um tempo de terapia reduzido com relação a outros recursos. Sua utilização é fácil, podendo ser trabalhados vários grupos musculares, respeitando os agonistas e antagonistas em contrações alternadas. Pesquisas realizadas com a Corrente Russa mostraram que a eletroestimulação associada à contração voluntária produziu maiores resultados quanto ao ganho de força muscular. Daí, portanto, pode haver a necessidade de orientarmos os pacientes a contraírem sequencial ou simultaneamente o músculo eletroestimulado durante a contração eliciada eletricamente.[23] Quando o objetivo for atuar de forma mais profunda sobre a musculatura relacionada com a deglutição ou poder atuar com menor produção de fadiga aplicamos conforme a Figura 13-5.

O posicionamento dos eletrodos também é muito importante para se obter um resultado eficaz na estimulação, quer sensório-motora, proprioceptiva ou cinestésica. Eletrodos muito próximos fazem uma propagação do estímulo de forma mais superficial. Com uma distância que tenha maior relação anatômica, teremos uma área mais ampliada com maior profundidade de propagação nesta mesma área; enquanto, se posicionados muito longe da área específica, teremos maior dispersão da corrente, devido aos vários "caminhos" que o estímulo terá que percorrer até termos o circuito fechado (Fig. 13-6).

RUSSA Portadora 2.500 Hz pulso = 10 ms, com intervalos de 10 ms	Inicial	Capacitando	Avançado
Fibras vermelhas	R – 20 Hz Rise – 3 s TON – 5 s Decay – 2 OFF – 10 s Número de contrações = 10 a 20 Duty cycle de 10%	R – 20 a 30 Hz Rise – 3 s TON – 5 s Decay – 2 OFF – 5 s Número de contrações = 15 a 25 Duty cycle de 30%	R – 30 Hz Rise – 1 s TON – 3 s Decay – 1 s OFF – 3 s Número de contrações = 25 a 30 Duty cycle de 50%
Fibras brancas	R – 60 Hz Rise – 3 s TON – 5 s Decay – 2 OFF – 10 s Número de contrações = 10 a 20 Duty cycle de 10%	R – 60 a 80 Hz Rise – 3 s TON – 5 s Decay – 2 OFF – 5 s Número de contrações = 15 a 25 Duty cycle de 30%	R – 70 Hz Rise – 1 s TON – 3 s Decay – 1 s OFF – 3 s Número de contrações = 25 a 30 Duty cycle de 50%
Fibras mistas	R – 40 Hz Rise – 3 s TON – 5 s Decay – 2 OFF – 10 s Número de contrações = 10 a 20 Duty cycle de 10%	R – 40 a 60 Hz Rise – 3 s TON – 5 s Decay – 2 OFF – 5 s Número de contrações = 15 a 25 Duty cycle de 30%	R – 50 Hz Rise – 1 s TON – 3 s Decay – 1 s OFF – 3 s Número de contrações = 25 a 30 Duty cycle de 50%

Fig. 13-5. Protocolo de aplicação EENM para disfagia.[9]

Para finalizar, é importante não se esquecer que um dos grandes objetivos da Fonoaudiologia é evoluir a deglutição e que é imperioso, sempre, acrescentar exercícios que irão possibilitar maior funcionalidade, como:

A) *Técnicas indiretas:* exercícios de mobilidade do sistema motor-oral; exercícios de proteção de vias aéreas; exercícios de resistência laríngea, incluindo voz; estimulação do ato da deglutição.

B) *Técnicas diretas (modificações nas características da dieta):* consistência, textura e volume; posicionamento da dieta na cavidade oral; controle do bolo alimentar; manobras posturais de cabeça; deglutição supraglótica, supersupraglótica e manobra de Mendelsohn.

Como a lógica por trás do uso de estimulação elétrica para a disfagia é estimular e aumentar a força dos músculos que elevam o complexo hiolaríngeo, não associar atividades que favoreçam a funcionalidade dos vários sistemas que atuam direta e indiretamente na deglutição, é não aproveitar o ganho que a estimulação sensório-motora da EENM pode fornecer, bem menos nos casos em que encontramos o paciente com déficits cognitivos e/ou impossibilitado de reagir aos exercícios convencionais, poderemos ter um ganho na condição do trofismo mantendo o mínimo de condicionamento físico-muscular das áreas estimuladas. Sendo assim, acredito que novos estudos irão proporcionar maior compreensão sobre o comportamento da EENM em diferentes patologias em que haja relação com a disfagia orofaríngea, e que se possa discutir a respeito dos melhores parâmetros a serem adotados durante a aplicação dessa técnica como atitude terapêutica.

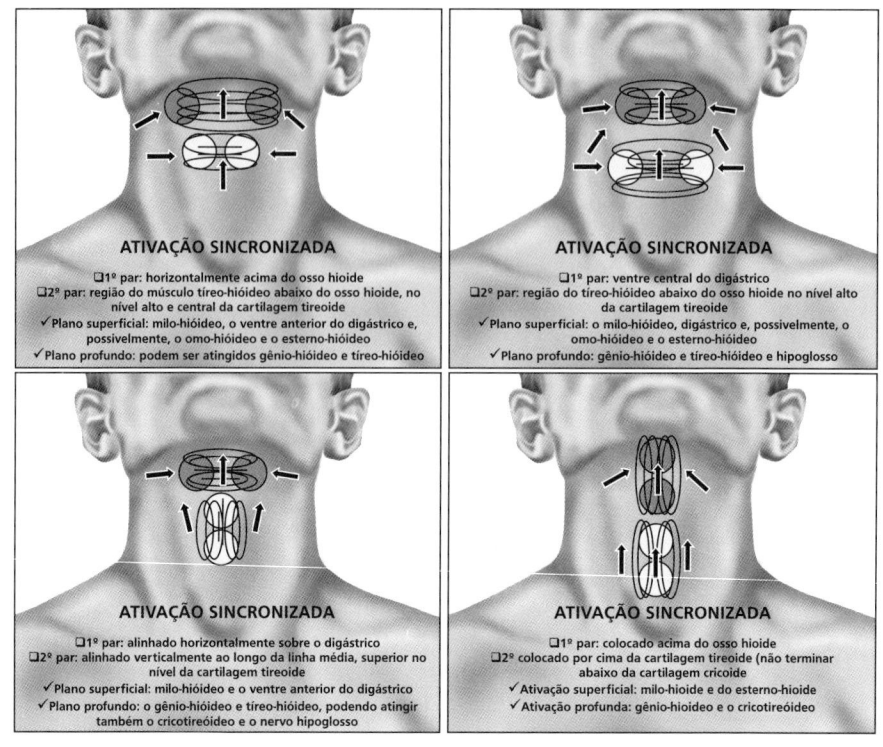

Fig. 13-6. Posição dos eletrodos e ativação sensório-muscular.[9] (Ver *Prancha* em *Cores*.)

REFERÊNCIAS BIBLIOGRÁFICAS

1. Trimble NH, Enoka RM. Mechanisms underlying the training effects associated with neuromuscular electrical stimulation. *Physical Therapy* 1991;71(4):273-82.
2. Conforto AB. Estimulação nervosa periférica. In: Fregni *et al. Neuromodulação terapêutica. Princípios e avanços da estimulação cerebral não invasiva em neurologia, reabilitação*. São Paulo: Sarvier, 2012.
3. Alon G. Os princípios da estimulação elétrica. Apud: Nelson RM, Hayes KW, Currier DP. *Eletroterapia Clínica*. São Paulo: Manole, 2003. p. 55-58.
4. Ashraf SG, Christopher DB, Christophe PE *et al*. Effects of electrical stimulation parameters on fatigue in skeletal muscle. *J Orthopaedic Sports Physical Therapy* 2009;39(9):684-92.
5. Augusto DD, Ventura PP, Nogueira JFS *et al*. Efeito imediato da estimulação elétrica neuromuscular seletiva na atividade eletromiográfica do músculo vasto medial oblíquo. *Rev Bras Cineantropometria e Desenvolvimento Humano* 2008;10(2):155-60.
6. Cecatto RB, Chadi G. A estimulação elétrica funcional (FES) e a plasticidade do sistema nervoso central: revisão histórica. *Acta Fisiatr* 2012;19(4):246-57. Disponível em: <file:///C:/Users/usuario/Downloads/v19n4a10.pdf>

7. Brasileiro JS, Castro CES, Parizotto NA. Parâmetros manipuláveis clinicamente na estimulação elétrica neuromuscular (NMES). *Revista Fisioterapia Brasil* 2002 Jan./Fev.;3(1).
8. Guirro E, Guirro R. *Fisioterapia dermato funcional: fundamentos, recursos e patologias.* São Paulo: Manole, 2002.
9. Guimarães B, Guimarães SMA. *Eletroestimulação Funcional (EEF) em disfagia orofaríngea.* São Paulo: Pulso, 2013.
10. Nelson RM, Hayes KW, Currier DP. *Eletroterapia clínica.* 3. ed. Barueri: Manole, 2003.
11. Robinson JA, Snyder-Mackler L. *Eletrofisiologia clínica.* 2. ed. Porto Alegre: ArtMed, 2001.
12. Salgado ASI. *Eletrofisioterapia: manual clínico.* Londrina: Midiograf, 1999.
13. Rasch PJ. *Cinesiologia e anatomia aplicada.* 7. ed. Rio de Janeiro: Guanabara Koogan, 1991.
14. Thompson CW, Floyd RT. *Manual de cinesiologia estrutural.* 11. ed. Barueri: Manole, 2002.
15. Ekman LL. *Neurociência – Fundamentos para a reabilitação.* 2. ed. Rio de Janeiro: Elsevier, 2004.
16. Low J, Reed A. *Eletroterapia explicada: princípios e práticas.* 3. ed. São Paulo: Manole, 2001.
17. Moore KL, Agur AMR. *Fundamentos de anatomia clínica.* 2. ed. Rio de Janeiro: Guanabara Koogan, 2004.
18. Guyton A, Hall JE. *Tratado de fisiologia médica.* 10. ed. Rio de Janeiro: Guanabara Koogan, 2002.
19. Wilmore JH, Costill DL. *Fisiologia do esporte e do exercício.* 2. ed. São Paulo: Manole, 2001.
20. Kitchen S. *Eletroterapia: prática baseada em evidências.* 11. ed. São Paulo: Manole, 2003.
21. Gregory CM, Bickel CS. Recruitment patterns in human skeletal muscle during electrical stimulation. *Physical Therapy* 2005;85(4):358-64.
22. Palacov MR, Curt A, Keller T et al. Functional electrical stimulation for grasping and walking: indication andalinitations. *Spinal Cord* 2001;39:403-12.
23. Ward AR, Shkuratova N. Russian electrical stimulation: the early experiments. *Physical Therapy* 2002 Oct.;82(10).
24. Bisschop G, Bisschop E, Commandré F. Eletrofisioterapia. São Paulo: Santos, 2001.
25. Almeida RCA. *Controle cortical da deglutição – Revisão de literatura, monografia de conclusão do curso de especialização em disfagia da Fundação Antônio Prudente.* Orientadoras: Dra. Elisabete Carrara de Angelis e Dra. Irene de Pedro Netto. São Paulo, 2012.
26. Silva *et al.* Comparação dos efeitos agudos de dois protocolos de estimulação elétrica neuromuscular. *Revista Cippus – UnilasalleIssn* 2012 Nov.;1(2).
27. Lang CE, Macdonald JR, Reisman DS, Boyd L et al. Observation of amounts of movement practice provided during stroke rehabilitation. *Arch Phys Med Rehabil* 2009;90(10):1692-98. Disponível em: <http://dx.doi.org/10.1016/j.apmr.2009.04.005>
28. Douglas CR. Fisiologia do músculo esquelético. In: Dougals CR. (Ed.). *Fisiologia aplicada a fonoaudiologia.* Rio de Janeiro: Guanabara Koogan, 2006.

29. Estrela F, Schneider FL, Aquini MG et al. Controle neurológico da deglutição. In: Jotz GP, Angelis EC, Barros APB. (Eds.). *Tratado da deglutição e disfagia no adulto e na criança*. São Paulo: Revinter, 2009. p. 20-34.
30. Leopold NA, Daniels SK. Supranuclear control of swallowing. *Dysphagia* 2010;25:250-57.
31. Guimarães BTL, Furkim AM, Silva RG. Estimulação neuromuscular na reabilitação da disfagia orofaríngea. *Rev Soc Bras Fonoaudiol* 2010;15:615-21.
32. Cola PC, Dantas RO, Silva RG. Estimulação elétrica neuromuscular na reabilitação da disfagia orofaríngea neurogênica. *Rev Neurocienc* 2011; in press.
33. Berretin-Felix G. *Efeitos da estimulação elétrica neuromuscular na função de deglutição em jovens e idosos saudáveis*. Tese apresentada à Faculdade de Odontologia de Bauru da Universidade de São Paulo: Bauru, 2011.
34. Gow D, Rothwell JC, Hobson A et al. Induction of long term plasticity in human swallowing motor cortex following repetitive cortical stimulation. *Clin Neurophysiol* 2004 May;115(5):1044-51.
35. Hamdy S, Aziz Q, Rothwell JC et al. Cranial nerve modulation of human cortical swallowing motor pathways. *Am J Physiol* 1997 Apr.; 272(4 Pt 1):G802-8.
36. Powers KS, Howley TE. *Fisiologia do exercício: teoria e aplicação no condicionamento e ao desempenho*. 3. ed. São Paulo: Manole, 2000.
37. Maughan R, Gleeson M, Greenhaff PL. *Bioquímica do exercício e do treinamento*. São Paulo: Manole, 2000.
38. Boff SR. A fibra muscular e fatores que interferem no seu fenótipo. *Actafisiátrica* 2008;15(2):111-16.
39. Alfieri V. *Electrical stimulation treatment of spasticity. Scand J Rehab Med* 1982.
40. Lianza S. *Medicina de reabilitação*. Rio de Janeiro: Guanabara Koogan, 1995.
41. Sobrinho JB. *Hemiplegia reabilitação*. Rio de Janeiro: Atheneu, 1992.
42. Parker MG, Bennet MJ, Hieb MA et al. Strength response in human quadriceps femoris muscles during 2 neuromuscular electrical stimulation programs. *JOSPT* 2003;38(12):719-26.

CAPÍTULO 14

Fonoaudiologia Aplicada à Estética Facial

Paula Nunes Toledo ■ Claudia Regina Viduedo

INTRODUÇÃO

O envelhecimento é um processo natural, progressivo e gradual, relacionado com a qualidade de vida do indivíduo.[1-3] Pode ser causado por fatores intrínsecos, que consistem no desgaste natural do organismo, com a ocorrência de alterações histológicas e fisiológicas na pele e no músculo, como perda de gordura, colágeno, elastina, alteração de fatores hormonais e predisposição genética; e fatores extrínsecos, como exposição à luz solar (fotoenvelhecimento); tabagismo; estilo de vida; alimentação; falta de vitaminas A, C, E, ácido fólico; uso excessivo de sal; alteração de peso; estresse, privação de sono; baixa hidratação; uso excessivo de álcool.[1,2,4-6] A biologia do envelhecimento é única e diferente para cada indivíduo, não obstante seja regida em particular por seus genes. Esse processo é acentuado por fatores ambientais (radiação solar, poluição do ar etc.) ou por hábitos e comportamentos individuais, incluindo principalmente fumo e estresse. O envelhecimento facial é um processo gerado gradualmente em todos os planos faciais, alterando a aparência do tom da pele e aumentando a superfície global.[7]

Existem dois tipos de flacidez: a tecidual (flacidez da pele) e a flacidez muscular.[8] As alterações no tônus da musculatura facial são causadas por três fatores: o processo do envelhecimento; as alterações nas funções orofaciais, respiração e postura irregular.[5]

A face é a parte do corpo mais valorizada na determinação da atração física[9] e a que mantém um relacionamento mais direto com o mundo, a partir do qual se dá o primeiro contato interpessoal.[10] As mímicas faciais são responsáveis pela interação social e por evidenciar sentimentos, por isso, são de grande importância na vida do indivíduo.[11] É pela face que o ser humano se expressa por meio dos sentimentos e emoções, como felicidade, raiva, tristeza, preocupações; logo, os movimentos carregados de estresses agravam os sulcos e as rugas, levando a um envelhecimento precoce.[1,12]

Os músculos faciais são os mais delicados e frágeis do corpo humano, estando implantados na cútis e mucosa. Sua contração movimenta a pele do rosto e produz depressão que com o tempo se transforma em rugas e sulcos.[12] Estes músculos, que são responsáveis pela expressão facial, não possuem bainhas fasciais e situam-se logo abaixo da pele, formando uma camada quase única. Deste modo, a contração destes movimentos na cútis provoca depressões caracterizadas por linhas ou fossas perpendiculares em direção das fibras musculares que, com o tempo e a repetição destes movimentos, transformam-se em rugas. No terço médio da face é onde se encontra o maior número de grupos musculares que sofrem a ação da gravidade.[9]

Conforme o indivíduo envelhece, as rugas principiam a aparecer.[13] O volume facial vai se modificando, porque a camada de gordura que se aloja logo abaixo da epiderme diminui, bem como as fibras colágenas, deixando a pele mais flácida. As rugas são classificadas, como primárias (depressões na superfície da pele, ocasionadas por diminuição da camada de gordura – hipoderme), secundárias (depressões acentuadas na superfície da pele, determinadas por características individuais) e terciárias (é uma ptose cutânea, devido à falta de elasticidade e tonicidade). As rugas se dividem em rugas de expressão, que é a acentuação das pregas normais da face (rugas na região dos olhos – pés de galinhas e as peribucais – entorno da boca) e sulcos, que consistem no afrouxamento da pele e da musculatura da pele por alteração da derme e da hipoderme (queixo duplo; – papada, sulco nasogeniano – bigode chinês e o sulco no nariz e lábios).[9]

As rugas estáticas são consequência da flacidez de estruturas que constituem a pele;[14] as linhas de expressão ou rugas dinâmicas, são decorrentes de movimentos repetitivos da mímica facial, e as rugas gravitacionais decorrem do envelhecimento facial, que, em conjunto com diversas alterações culminam com a ptose das estruturas da pele.[1,5,14-16] As rugas profundas transcorrem da ação solar e não sofrem modificações quando a pele é esticada, adverso das rugas finas que são encontradas preferencialmente na pele não exposta ao sol e transcorrem do envelhecimento cutâneo cronológico.[16]

O que leva ao surgimento de rugas são os determinantes genéticos individuais e o acúmulo de várias agressões ambientais que favorecem a perda gradativa da tonicidade muscular e do decréscimo funcional de órgãos e tecidos, tornando o colágeno rígido e a elastina menos elástica, desidratando e favorecendo a formação das rugas de expressão.[14] As rugas incidem nas mesmas estruturas: ao redor dos olhos, na testa (horizontais, na fronte), glabelares verticais, sulcosnasogenianos (do nariz ao lábio) e pequenas rugas peribucais.[16]

Com o passar dos anos, há perda progressiva da elasticidade da pele, os sulcos transitórios ocasionados pela contração dos músculos da mímica da face vão se agravando. As camadas da pele vão ficando mais finas e permeáveis, contribuindo para deixá-la ressecada e diminuindo a produção de fibras elásticas que dão firmeza e sustentação.[2,9] Muitas mulheres observam sintomas e sinais do envelhecimento da pele durante a menopausa, como um aumento na secura da pele, perda da firmeza, redução da elasticidade e aumento da frouxidão da pele.[6]

Muitas rugas estão relacionadas com a expressão facial e contração exagerada da musculatura perioral durante a realização das funções.[17] As rugas de expressão proveem do uso constante da musculatura e da repetição das expressões faciais, estando relacionadas com hábitos viciosos.[4] As repetições de movimentos na realização das funções neurovegetativas, podem causar o aparecimento destas rugas. Quando as repetições destes movimentos são de forma equilibrada, criam apenas rugas transitórias, mas quando são realizadas de forma inadequada, por período prolongado e com o uso excessivo da musculatura, estas rugas de expressão são permanentes e prematuras.[5]

As rugas podem ser decorrentes de posturas e movimentos repetidos realizados durante a mastigação, a deglutição, a respiração e a fonação, em uma estreita relação entre as marcas e vincos de expressão ao redor da boca e o uso da musculatura oral.[9,12,17] O aparecimento das rugas pode estar relacionado com as alterações miofuncionais.[2,18] A atividade dos músculos faciais associados a movimentos exagerados da mímica facial e/ou por distúrbios miofuncionais, orofaciais e cervicais provoca marcas de expressão na face e diminui a sua tonicidade e elasticidade. Estas alterações são acentuadas pelo processo de envelhecimento.[19]

Os músculos possuem propriedades, como: elasticidade, excitabilidade, contratilidade e coordenação. Os músculos faciais são formados por fibras musculares, que quando se contraem fortalecem o músculo, melhoram a circulação sanguínea e, por conseguinte, o aspecto da pele, tornando-a mais irrigada e hidratada.[8]

Uma pele flácida ou com rugas é vestígio de que os músculos faciais perderam seu tônus. Por meio de exercícios específicos, os músculos faciais podem recuperar o seu tônus anterior, quer sejam trabalhados de forma preventiva, ou quando do surgimento dos primeiros sinais de hipotonia. Se o trabalho muscular for feito tardiamente, o objetivo será diminuir os efeitos ou conservar o padrão atual. A estimulação da musculatura da face é importante porque possibilita levantar a expressão, atenuar os sinais de envelhecimento, prevenir a flacidez e manter uma boa saúde muscular.[8] As musculaturas da face, do pescoço e do colo requerem cuidados e exercícios bem orientados.[12]

A terapia fonoaudiológica é um procedimento de tratamento que pode aumentar a força muscular do Sistema Estomatognático, podendo restabelecer a estabilidade morfofuncional às estruturas orofaciais e, por conseguinte, a estética.[12] A fonoterapia específica pode minimizar as rugas de expressão já instaladas e prevenir possíveis distúrbios e o aparecimento de novas rugas.[8] O trabalho do fonoaudiólogo é organizar um plano terapêutico individual que abrange alongamento, massagens, modificações de postura, reequilíbrio das funções Estomatognáticas, eliminação ou diminuição de movimentos compensatórios ou desnecessários, exercícios musculares respeitando-se a correlação entre os grupos musculares dos terços da face.[14] Funções alteradas podem modificar a forma das estruturas. O trabalho com as funções do sistema estomatognático pode auxiliar e aprimorar a forma e, por conseguinte, a estética facial.[2]

O fonoaudiólogo utiliza duas formas de trabalho para modificações musculares: a mioterapia, que consiste na atuação específica no músculo que se quer modificar, utilizando-se exercícios isotônicos e/ou isométricos; e a terapia miofuncional, que trabalha diretamente a adequação das funções atingindo assim a modificação muscular.[20]

A Fonoaudiologia Estética é uma nova área da intervenção no rejuvenescimento facial, ao fomentar a prevenção e atenuação dos sinais do envelhecimento, de forma natural, não invasiva, agregando ganhos estéticos aos funcionais, promovendo harmonia facial.[4,11] Ela transcorre a valorização da estética, beneficiando melhores condições de saúde ao indivíduo[11] e desenvolve um trabalho voltado para a prevenção e adequação dos músculos mímicos.[19]

Fonoaudiologia Aplicada à Estética Facial

É muito importante o conhecimento das expressões e funções relacionadas com os músculos da face, do pescoço, da mastigação e da língua, para que o aprimoramento da miologia facial tenha evolução na conduta fonoterapêutica.[8] A Fonoaudiologia Estética tem como finalidade alongar, relaxar, fortalecer a musculatura, modificar a postura, eliminar os movimentos compensatórios, reorganizar as funções Estomatognáticas, alcançar o equilíbrio miofuncional e harmonizar o tônus muscular. Ela busca atingir como resultados: suavização das rugas de expressão, papadas, pálpebras e bochechas caídas, melhora do sulco nasolabial e oxigenação das fibras musculares e da pele. O trabalho terapêutico assim resultará em aumento do volume muscular e, por conseguinte, a pele esticará, deixando menos evidente as rugas e marcas de expressão, fazendo com que o rosto tenha um contorno definido.[9]

A avaliação da estética facial segue os princípios da Motricidade Orofacial, destacando alguns elementos: aspectos morfológicos e posturais das estruturas faciais (simetria, mobilidade, tonicidade e funcionalidade); aspectos funcionais (respiração, mastigação, deglutição e fala); vícios de expressão ou movimentos associados; expressão facial (relação entre as expressões e os sinais faciais já instalados); musculatura facial (volume, posição, simetria dos músculos, presença de tensão muscular).[21]

Na intervenção terapêutica, deve-se respeitar a relação entre os grupos musculares dos terços da face, atuando nos músculos envolvidos na formação de cada ruga, reorganizando a dinâmica da mímica facial e adequando as funções da mastigação, da deglutição e da fala.[4]

Os músculos faciais são músculos esqueléticos, contudo, têm particularidades que os diferem, como a ausência de fusos musculares, unidades motoras pequenas, maior proximidade e pequeno tamanho, tornando mais difícil a contração isolada. Portanto, merecem especial atenção no Planejamento Terapêutico.[22] A terapia age em três aspectos:

1. Na função, reorganizando a mímica, adequando as funções estomatognáticas.
2. Na pele, indiretamente, favorecendo a vascularização e tonificação.
3. Nos músculos, adequando a contração e promovendo alongamento.

Como resultados, obtém-se a suavização de rugas e marcas de expressão e a melhora na definição de contorno, que contribuem para o rejuvenescimento do rosto.[4]

Os exercícios faciais fazem com que as células recebam mais nutrientes, deixando a pele mais firme e elástica, pois foi intensificada a circulação sanguínea.[9]

O fonoaudiólogo utiliza técnicas e exercícios com o intuito de aprimorar as funções orofaciais, promovendo a modificação do padrão respiratório e alimentar; o aumento de sensibilidade oral e a propriocepção por meio da manipulação da musculatura, de massagens, de alongamentos e de movimentos específicos; a diminuição do abuso mímico; a suavização da fisionomia e a reorganização postural.[10] O princípio básico do trabalho da Fonoaudiologia Estética é o alongamento, o relaxamento e a suavização da musculatura orofacial,[19] já que muitos sinais de envelhecimento são resultantes da contração exagerada da musculatura.[2] A técnica de relaxamento proporciona maior circulação do sangue, ajuste do padrão respiratório e postural; o aquecimento provoca o aumento da temperatura local; e o alongamento prepara os músculos da face para os exercícios faciais, melhora a amplitude dos movimentos e a circulação sanguínea. A massagem estimulante bimanual estimula a circulação sanguínea, aumenta a regeneração celular, retarda os sinais de envelhecimento, suaviza as marcas de expressão e melhora a tonicidade, a oxigenação muscular e a propriocepção.[8]

Os exercícios faciais são realizados na maioria das vezes, sobre as fibras musculares, visando ampliar a extensão destas e evitando a formação de novas rugas e controle das existentes.[9] As manobras básicas são: o deslizamento, a fricção, o amassamento, o *tapping* e a vibração.[2,8] Técnicas de conscientização, exercícios musculares, alongamentos, massagens e manobras específicas, têm por finalidade diminuir a intensidade, a frequência e a duração da contração muscular nas diversas situações em que ela ocorre, reorganizando os grupos musculares utilizados na comunicação e nas funções estomatognáticas. Consequentemente, ativam as células, melhorando a circulação sanguínea, a oxigenação, a amplitude e a extensão da musculatura oral e perioral, deixando a face com um efeito relaxado e tonificado. Também suavizam e desmancham os vincos, eliminando ou diminuindo os movimentos compensatórios e/ou desnecessários, propiciando harmonia entre os aspectos estéticos e funcional.[4,9]

Os exercícios utilizados na Fonoaudiologia são divididos em: isotônicos – indicados para aumentar a amplitude do movimento, coordenar a musculatura e incentivar a oxigenação muscular; isométricos – objetivam igualar a tonicidade muscular; e isocinéticos – indicados para coordenação, relaxamento e oxigenação muscular.[9] A Motricidade Orofacial utiliza-se em grande parte dos exercícios isométricos voltados para a musculatura facial, a fim de melhorar a circulação sanguínea, fortalecer os músculos, diminuir a flacidez e as marcas de expressão permitindo uma aparência rejuvenescida do rosto.[18] A eficácia dos exercícios isométricos na musculatura da mímica da face também pode ser verificada, quando utilizada em favor da estética, visando diminuir a flacidez muscular, rugas e marcas de expressão. Observa-se que, a realização sistemática dos exercícios isométricos favorece a diminuição das rugas, marcas de expressão e flacidez facial.[1,4] A isometria age sobre os músculos voluntários. A ginástica facial isométrica melhora a circulação sanguínea, fortifica os músculos e permite o rejuvenescimento do rosto.[22]

O trabalho em conjunto entre a Fonoaudiologia e a Dermatologia previne e diminui a presença de rugas, por meio do reequilíbrio funcional do Sistema Estomatognático, do relaxamento da musculatura facial e da conscientização da redução dos hábitos causadores das marcas de expressão facial. Dessa forma, há prevenção e readequação de alterações dos músculos mímicos e da mastigação causados pelo envelhecimento, pelos movimentos exagerados da mímica facial ou por distúrbios orofaciais e cervicais.[17]

O trabalho desenvolvido pela Fonoaudiologia Estética é indicado para pessoas que procuram métodos naturais e não invasivos de rejuvenescimento, tanto para as que já apresentam marcas de expressão como para as que ainda não apresentam, tornando-se assim um trabalho preventivo e terapêutico.[19] É crescente o número de pessoas que solicita informações e tratamento para melhorar a aparência de sua pele. O número de produtos e métodos está surgindo cada vez mais.[6]

A Fonoaudiologia voltada para o trabalho estético facial tem mostrado um trabalho diferencial com resultados satisfatórios. Os resultados estéticos relatados, tanto do ponto de vista do sujeito atendido quanto dos profissionais envolvidos, revelam uma face mais jovem a partir do reequilíbrio miofuncional.[14]

A estética facial é um segmento em crescimento na Fonoaudiologia, porém faz-se necessário averiguar mais profundamente as possíveis modificações que ocorrem nos indivíduos tratados, a fim de proporcionar subsídios para uma atuação que, de fato, leve a um reequilíbrio das funções estomatognáticas com impacto estético e que busque atingir a satisfação do cliente.[23] Sujeito à ação de fatores extrínsecos e intrínsecos, o envelhecimento é inevitável. Essa ação pode ser de certa forma, controlada e atenuada com a reorganização muscular proposta pela Fonoaudiologia Estética e a adoção de hábitos que levem a uma melhor qualidade de vida, a saber: uma alimentação equilibrada, a prática de exercícios físicos, o cuidado com a pele, entre outros.[4] Fica ressaltada a importância da atuação fonoaudiológica junto à estética facial como alternativa de tratamento rápido e não invasivo no restabelecimento funcional e estético.[12,19]

AVALIAÇÃO FONOAUDIOLÓGICA NA ESTÉTICA FACIAL

Ao avaliarmos o Sistema Estomatognático não podemos nos esquecer que este é composto de partes duras e moles, ou seja, ossos e músculos, portanto, não adianta conhecer apenas as partes moles, como lábios, língua e bochechas. A avaliação deverá ser completa. Não só examinaremos todas as estruturas que compõem este sistema, como deveremos, acima de tudo, relacioná-las entre si. Um bom clínico, ao fazer a anamnese, já poderá examinar seu paciente. Comportamentos, posturas, hábitos e funções podem ser observados durante as perguntas da anamnese.[8]

O Protocolo de Avaliação Fonoaudiológica na Estética Facial[23] é composto por Avaliação Física ou Estática, que descreve o tipo de pele, cicatrizes, discromias, dentição, uso de próteses, implantes, oclusão, tipologia facial, manipulação craniana e palpação muscular. O Protocolo de Avaliação Funcional é composto pelo Índice de Capacidade da Mímica (ICM) e pelo Índice de Capacidade Estomatognática (ICE).

O ICM determina escores: 1 para mínimos movimentos de mímica facial, 2 para movimentos esperados e 3 para excesso de movimentos. Tais escores serão observados segundo as rugas demonstradas durante a solicitação dos movimentos. Serão solicitados os movimentos de elevação das sobrancelhas, expressão brava, sorriso aberto, sorriso fechado, protrusão dos lábios e abaixamento do lábio inferior[23]. Podemos ainda realizar a mensuração da projeção do sulco nasogeniano na mandíbula ao *tragus* (Anexo 14-1).[17]

Fonoaudiologia Aplicada à Estética Facial

ANEXO 14-1
PROTOCOLO DE AVALIAÇÃO FONOAUDIOLÓGICA NA ESTÉTICA FACIAL

Nome: _____ Idade: ____ Data de nascimento: _____
Cor: _____
Ocorrências cirúrgicas: _____ Fumante: sim ( ) não ( )
Tratamentos atuais: _____ Tratamentos hormonais: _____

Avaliação Física:
Tipo de pele: oleosa ( ) seca ( ) mista ( )
Discromia: _____
Dentição: Bom estado de conservação – BEC ( ) MEC ( )
Prótese: sim ( ) não ( )
Classe I ( ) Classe II ( ) Classe III ( )
mordida aberta anterior ( ) mordida aberta lateral D ( ) E ( ) mordida cruzada D ( ) E ( )
Face curta ( ) Face média ( ) Face longa ( )
Mensuração da projeção do sulco nasogeniano ao *tragus*: _____

Manipulação Craniana:
(Escores: 1 = maior mobilidade; 2 = mobilidade regular; 3 = pouca mobilidade)
Quanto menor o escore, melhor é o resultado

Temporal D	1 ( ) 2 ( ) 3 ( )	Temporal E	1 ( ) 2 ( ) 3 ( )
Occipital D	1 ( ) 2 ( ) 3 ( )	Occipital E	1 ( ) 2 ( ) 3 ( )

Palpação Muscular:
(Escores: 1 = pouca rigidez; 2 = rigidez média; 3 = muita rigidez)
Quanto menor o escore, melhor é o resultado

Feixes mastigatórios D	1 ( ) 2 ( ) 3 ( )	Feixes mastigatórios E	1 ( ) 2 ( ) 3 ( )
Feixes faciais D	1 ( ) 2 ( ) 3 ( )	Feixes faciais E	1 ( ) 2 ( ) 3 ( )
Feixes cervicais D	1 ( ) 2 ( ) 3 ( )	Feixes cervicais E	1 ( ) 2 ( ) 3 ( )

Avaliação Funcional:
Índice de Capacidade Funcional da Mímica (ICFM)
(Escores: 1 = menor mobilidade; 2 = mobilidade regular; 3 = maior mobilidade)
Quanto menor o escore, melhor é o resultado

Frontal D	1 ( ) 2 ( ) 3 ( )	Frontal E	1 ( ) 2 ( ) 3 ( )
Prócero/corrugador D	1 ( ) 2 ( ) 3 ( )	Prócero/corrugador E	1 ( ) 2 ( ) 3 ( )
Elevadores/nasais D	1 ( ) 2 ( ) 3 ( )	Elevadores/nasais E	1 ( ) 2 ( ) 3 ( )
Elevador do lábio D	1 ( ) 2 ( ) 3 ( )	Elevador do lábio E	1 ( ) 2 ( ) 3 ( )

Continua

Zigomáticos D	1 ( ) 2 ( ) 3 ( )	Zigomáticos E	1 ( ) 2 ( ) 3 ( )
Risório D	1 ( ) 2 ( ) 3 ( )	Risório E	1 ( ) 2 ( ) 3 ( )
Orbicular do lábio superior D	1 ( ) 2 ( ) 3 ( )	Orbicular do lábio superior E	1 ( ) 2 ( ) 3 ( )
Mentual e abaixador do ângulo D	1 ( ) 2 ( ) 3 ( )	Mentual e abaixador do ângulo E	1 ( ) 2 ( ) 3 ( )
Platisma D	1 ( ) 2 ( ) 3 ( )	Platisma E	1 ( ) 2 ( ) 3 ( )

Mobilidade das Estruturas:
(Escores: 1 = menor mobilidade; 2 = mobilidade regular; 3 = maior mobilidade)
Quanto maior o escore, melhor é o resultado
Mobilidade de língua   1 ( ) 2 ( ) 3 ( )
Mobilidade de lábios   1 ( ) 2 ( ) 3 ( )
Mobilidade de mandíbula   1 ( ) 2 ( ) 3 ( )
Mobilidade de bochechas   1 ( ) 2 ( ) 3 ( )

Tonicidade das Estruturas:
(Escores: 1 = menor tonicidade; 2 = tonicidade regular; 3 = maior tonicidade)
Quanto maior o escore, melhor é o resultado
Língua 1 ( ) 2 ( ) 3 ( )
Lábios 1 ( ) 2 ( ) 3 ( )

Funções Estomatognáticas:
Mastigação: sem alteração ( ) com alteração ( )
Deglutição: sem alteração ( ) com alteração ( )
Respiração: sem alteração ( ) com alteração ( )
Fonação: sem alteração   ( ) com alteração ( )
Observações: _____
_____

PROGRAMA FONOAUDIOLÓGICO PARA ESTÉTICA FACIAL

O programa terapêutico deve ser realizado com o indivíduo deitado confortavelmente sobre uma maca. As manobras são realizadas entre 5 e 8 vezes, dependendo da avaliação realizada nas hemifaces, serão tratadas cada hemiface por vez. Podemos utilizar as seguintes estratégias:

- *Manipulação craniana:* o objetivo é relaxar as inserções na área que está sendo tratada com benefícios para todos os músculos. Esse trabalho inicia-se pela base craniana, a fim de liberar movimentos dos tecidos moles na região de sua inserção; caso estes estejam tensos, poderão restringir movimentos relacionados com a tensão intracraniana e facial. A manipulação craniana inclui manobras de relaxamento cervical importantes e fundamentais para que liberemos a calota craniana, contribuindo para um equilíbrio corporal na relação craniossacral que garante a manutenção de uma face harmônica e esteticamente bela. O dorso da mão do terapeuta descansa sobre a maca, e com as pontas dos dedos realiza movimentos apontando para a direção do teto; o relaxamento cervical é executado com deslizamentos na região da nuca, no sentido posteroanterior, na direção da aponeurose; ainda podemos sustentar o crânio colocando um dedo de cada lado na base deste e elevando um pouco a cabeça.
- *Drenagem linfática:* o couro cabeludo drena para os retroauriculares e parotídeos; as pálpebras e bochechas para os parotídeos e submandibulares; o nariz e os lábios para os submandibulares; e o lábio inferior, para os linfonodos submentais. Realizar a drenagem com pressão, com as mãos sobrepostas uma a outra, no sentido cervical para a mandíbula, drenando para os linfonodos submandibulares. Prosseguimos no sentido vertical da face, deslizando sobre o masseter até os linfonodos submandibulares. Por fim, drene os linfonodos submandibulares para axilares, com movimentos oblíquos.
- *Relaxamento das linhas de tensão da face:* movimentos suaves com os dedos indicador, médio e anelar, realizados na direção das linhas de tensão da pele (rugas).
- *Manobras extraorais de aquecimento muscular:* movimentos com pressão digital com os dedos indicador, médio e anelar, a fim de tentar chegar mais próximo aos músculos, seguindo a direção das fibras musculares.[23]

- *Manobras intraorais de alongamento muscular:* as manobras são realizadas na direção de origem-inserção de todos os músculos.
- *Manobras intraorais de tonificação:* as manobras são executadas a partir dos músculos do terço inferior da face, direção de baixo para cima, no sentido oblíquo, do queixo até a região das têmporas, iniciando com movimentos curtos e elevando as estruturas até o canto da orelha e pontos de aderência, mantendo a tonificação por alguns segundos nesses pontos.
- *Manobras externas de tonificação:* respeitar o sentido das fibras musculares dos músculos da face e do pescoço, no sentido de baixo para cima e mesiodistal, em direção à aponeurose craniana e aos pontos de aderência, que se encontram próximos às regiões occipital, temporal e frontal. Se for necessário, utilizar cremes para favorecer o deslizamento.

A tonicidade e mobilidade de língua, lábios e bochechas devem ser trabalhadas, quando observamos redução nessas atividades, bem como as Funções Estomatognáticas, caso estejam alteradas.

Devemos orientar quanto aos movimentos da mandíbula durante a mastigação, posição da língua durante a deglutição e amplitude de movimento da mandíbula durante a fala.

Veduedo e Toledo realizaram pesquisa e foi observada significativa diferença estatística antes e após a terapia miofuncional, no que se refere à suavização de rugas, linhas de expressão, bem como na funcionalidade do sistema estomatognático em ambos os grupos: mulheres entre 30 e 45 anos apresentam melhor resultado quanto à suavização de rugas com relação às mulheres entre 45 e 60 anos, porém demonstraram resultados semelhantes quanto às funções orofacias.[24]

Em estudo acerca da aceitação e atratividade de perfil facial, Almeida *et al.*, verificaram que para as faces do homem negro, o perfil que representou a Classe I esquelética foi o mais aceito, comparando as que simularam alguma discrepância esquelética, não foi observada preferência pela Classe II ou Classe III. Em homens brancos, a face mais atrativa apresentou perfil reto, com a mandíbula mais proeminente, contudo ainda dentro da faixa de normalidade. Analisando as discrepâncias esqueléticas, houve predileção pela Classe III, em detrimento dos perfis de Classe II. A preferência dos julgadores nas faces de mulheres negras ou brancas foi pelo perfil reto. Nessas, as discrepâncias esqueléticas que simularam a Classe III foram as mais rejeitadas. Os resultados demonstraram concordância entre os ortodontistas, cirurgiões bucomaxilofaciais, artistas plásticos e leigos na escolha do perfil mais atrativo, tanto para negros quanto para brancos, independentemente do gênero.[25]

Lana *et al.* compararam situações pré e pós-tratamento fonoaudiológico propostas para o músculo orbicular dos olhos, com duas técnicas diferentes em cada hemiface de mulheres da mesma família e constatou-se redução das linhas de expressão, sem diferença nos resultados entre as técnicas de manobra e exercício miofuncional.[26]

Reis *et al.*, em estudo realizado relatam que muito mais que a harmonia entre as partes esqueléticas, a beleza facial, ou a sua ausência, é definida pelo conjunto de características faciais que muitas vezes estão fora da capacidade de intervenção do dentista. Faces agradáveis são exceções e, geralmente, não dependem do dentista para atingirem ou permanecerem nesse estágio, porém, uma vez exigindo intervenção odontológica, seja ela ortodôntica ou não, exigem do profissional um cuidado extremo para a preservação e acentuação das características de agradabilidade.[27]

Vale a pena destacar uma cliente que chegou ao consultório com hipótese diagnóstica de hipertrofia de masseter. A fim de confirmar tal hipotese, foi realizado exame de eletromiografia de superfície e constatou-se potencial de ação maior do músculo zigomático com relação aos músculos masseteres e temporais, em ambas as hemifaces, tanto em repouso quanto durante o apertamento dentário. Estes resultados mudaram a proposta terapêutica, que teve como objetivo o alongamento dos músculos zigomáticos e o trabalho com a relação maxilo/mandibular. Destaca-se, assim, a importância da realização de exames para melhor diagnóstico funcional.

Para finalizar, podemos concluir que a Fonoaudiologia tem desenvolvido pesquisas que justificam nossa atuação na Estética Facial, fortalecida pelas bases da Fisiologia e pelos exames complementares, a fim de promover equilíbrio miofuncional e estomatognático, que levam à simetria, harmonia e ordem da face, fatores fundamentais para o conceito de beleza.

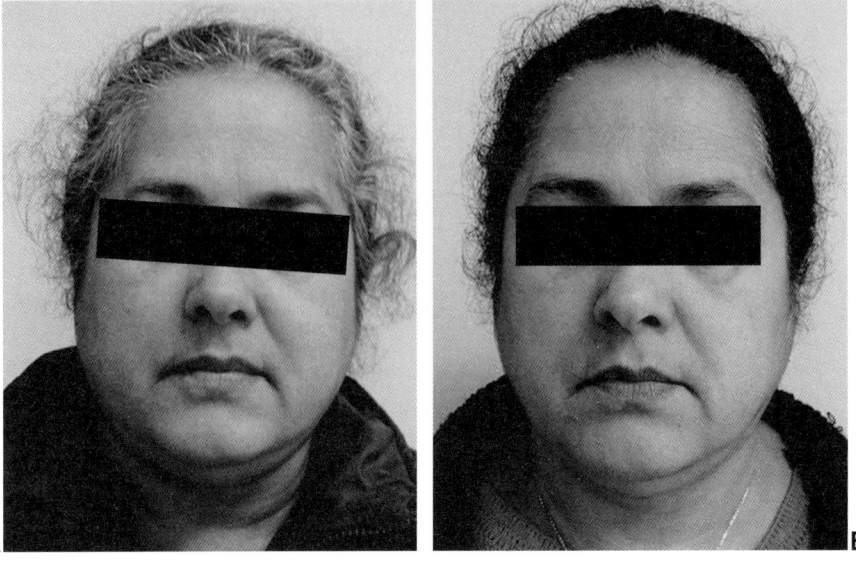

Fig. 14-1. (**A**) Antes do tratamento fonoaudiológico. (**B**) Após o tratamento fonoaudiológico. (Ver *Prancha* em *Cores*.)

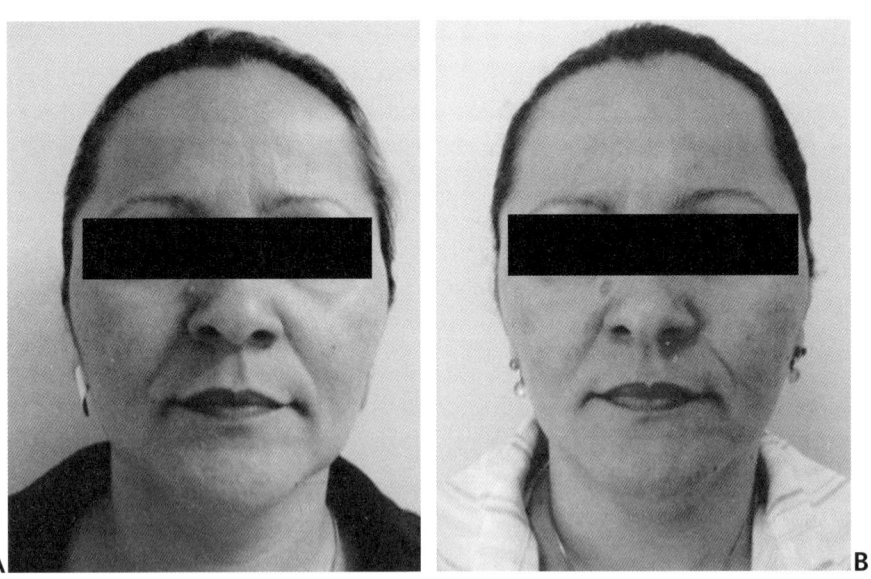

Fig. 14-2. (**A**) Antes do tratamento fonoaudiológico. (**B**) Após o tratamento fonoaudiológico. (Ver *Prancha* em *Cores*.)

Fonoaudiologia Aplicada à Estética Facial

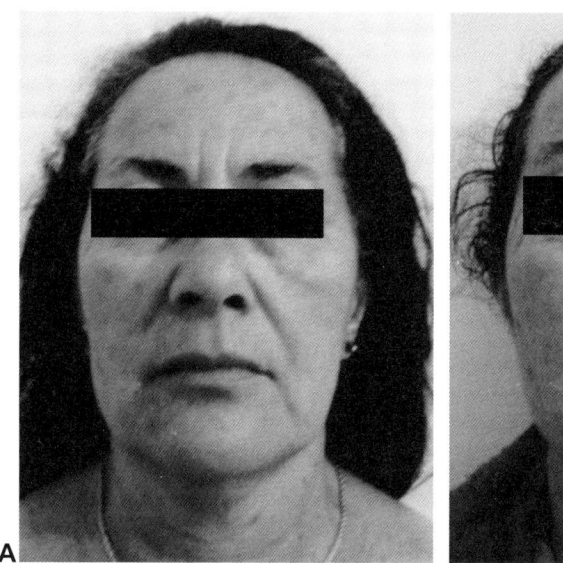

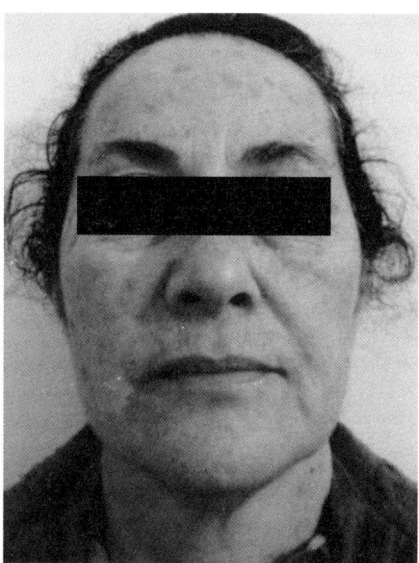

Fig. 14-3. (A) Antes do tratamento fonoaudiológico. **(B)** Após o tratamento fonoaudiológico. (Ver *Prancha* em *Cores.*)

REFERÊNCIAS BIBLIOGRÁFICAS

1. Silva NL, Vieira VS, Motta AR. *Eficácia de duas técnicas fonoaudiológicas da estética facial no músculo orbicular dos olhos: estudo piloto.* São Paulo: *Rev CEFAC* 2010 Jul./Ago.;12.
2. Takacs AP, Valdrighi V, Ferreira VJA. Fonoaudiologia e estética: unidas a favor da beleza facial. São Paulo: *Rev CEFAC* 2002.
3. Carreiro EM, Soares ILO, Silva RMV *et al.* Tratamento de rejuvenescimento facial pela estética e fisioterapia dermato funcional: um pré-teste. Catussaba *Revista Científica de Escola da Saúde* 2012 Abr./Set.;1(2).
4. Frazão Y, Manzi SP. Eficácia da intervenção fonoaudiológica para atenuar o envelhecimento facial. São Paulo: *Rev CEFAC* 2012.
5. Oliveira AC, Anjos CAL, Silva EHAA *et al.* Indictive factores of early facial aging em mouth breathing adutls (Original title: Aspectos indicativos de envelhecimento facial precoce em respiradores orais adultos). Barueri: *Pró-Fono Revista de Atualização Científica* 2007 Jul./Set.;19(3):305-12.
6. Sator PG. Skintreatmentes and dermatological procedures to promote youthful Skin. *Clinical Interventions in Aging* 2006;1(1):51-56.
7. Jacubovsky DL. Cirugía del envejucimiento facial. *Rev Clin Condes* 2004 Enero;15(1):20-27.
8. Almeida PIA. *Fonoaudiologia estética facial: bases para o aprimoramento miofuncional.* Rio de Janeiro: Revinter, 2008.

9. Wippel MLM, Lima RAR. *Uma arma contra as rugas.* Curitiba: Artes & Texto, 2010.
10. Nunes MAS. *Medicina estética facial: onde a arte e a ciência se conjugam. Dissertação de Mestrado de Medicina.* Universidade da Beira Interior. Faculdade de Ciência e Saúde. Covilhã, 2010.
11. Souza CB, Guerra JG, Barbosa MA et al. Rejuvenescimento facial por intervenção miofuncional estética: revisão interativa. *Med Ctan Iber Lat Am* 2013;41(4):167-71.
12. Santos CCG, Ferraz MJPC. Atuação da fonoaudiologia na estética facial: relato de caso clínico. São Paulo: *Revista CEFAC* 2011.
13. Morales RC. A terapia de regulação orofacial segundo RCM. In: Morales RC. *Terapia de regulação orofacial.* São Paulo: Memnon, 199
14. Souza CB. Intervenção miofuncional estética: uma nova proposta para o rejuvenescimento facial. *Fragmentos de cultura,* Goiânia: 2012 Jan./Mar.;22(1):73-79.
15. Barbosa DF, Campos LG. Os efeitos da corrente galvânica através da técnica de eletrolifting no tratamento do envelhecimento facial. *Movimento & Saúde, Revista Inspirar* 2013 Jan./Fev.;5(1).
16. Mello FS, Pine LM, Correia MP. *A fisioterapia dermato-funcional na prevenção e no tratamento do envelhecimento facial.* Lins/São Paulo: Centro Universitário Católico Salesiano Auxilium, 2008.
17. Paes C, Toledo PN, Silva HJ. Fonoaudiologia e estética facial: estudo de casos. São Paulo: *Rev CEFAC* 2007 Abr.-Jun.;9(2):213-20.
18. Souza BEM, Menezes WBM, Silva HJ et al. O conhecimento do fonoaudiólogo especialista em motricidade orofacial sobre atuação em estética facial. São Paulo: Revista CEFAC 2005;7(3).
19. Mattia FA, Czluniak G, Ricci CCPP. Contribuição da fonoaudiologia na estética facial: relato de caso. Guarapuava (PR): *Revista Salus-Guarapuava,* 2002 Jul./Dez.;2(2):15-22.
20. Coutrin GC, Guedes LU, Motta AR. Treinamento muscular na face: prática dos fonoaudiólogos de Belo Horizonte. Belo Horizonte: *Rev Soc Bras Fonoaudiologia* 2008;13(2):27-35.
21. Ulson SMA. Estética facial: possibilidade da intervenção fonoaudiológica no diagnóstico e tratamento das rugas de expressão. In: Mattia FA, Czluniak G, Ricci CCPP. Contribuição da fonoaudiologia na estética facial: relato de caso. Guarapuava (PR): *Revista Salus-Guarapuava* 2002 Jul./Dez.;2(2):15-22.
22. Petkova M. *Ginástica facial isométrica: mantenha a juventude de seu rosto.* 4. ed. São Paulo. Agora, 1989.
23. Toledo PN. *Fonoaudiologia e estética: a motricidade orofacial aplicada na estética da face.* São Paulo: Lovise, 2006.
24. Viduedo CR, Toledo PN. *Efeito da atuação fonoaudiológica na estética facial e na qualidade de vida. Monografia de conclusão de curso de especialização.* São Paulo, 2014.
25. Almeida MD, Farias ACR, Bittencourt MAV. Influência do posicionamento sagital mandibular na estética facial. *Dental Press J Orthod* 2010 Mar./Apr.;15(2):87-96.

26. Lana e Silva N, Vieira VS, Motta AR. Eficácia de duas técnicas fonoaudiológicas da estética facial no músculo orbicular dos olhos: estudo piloto. São Paulo: *Rev CEFAC* 2010.
27. Reis SAB, Abrão J, Capelozza Filho L *et al.* Análise facial subjetiva. Maringá: *Rev Dental Press Ortodon Ortop Facial* 2006 Set./Out.;11(5):159-72.

CAPÍTULO 15
Avaliação do Cantor – A Biomecânica do Canto

Janaína Pimenta ■ Fernanda Ferreira da Silva
Aline de Oliveira Pimenta

INTRODUÇÃO

A avaliação de voz compreende uma série de procedimentos com o objetivo de conhecer o comportamento e a qualidade vocal de um indivíduo. A precisão diagnóstica é indispensável ao direcionamento da terapia fonoaudiológica.[1]

Tanto para a fala quanto para o canto utilizam-se os mesmos órgãos fonoarticulatórios, sendo que no canto os ajustes de tais órgãos são realizados conforme as exigências da música, o estilo de cada cantor.[2] Entretanto, vale ressaltar que variações anatômicas, mesmo que mínimas dos órgãos fonoarticulatórios, podem gerar ajustes compensatórios particulares, resultando *outputs* vocais diferenciados, que muitas vezes são responsáveis pela originalidade timbrística que diferencia aquele cantor.

A emissão falada é a forma que nos expressamos na comunicação oral, em geral; ela é natural e inconsciente, não é preciso treinamento prévio. Já o canto é uma função sofisticada desempenhada na nossa laringe, que exige um controle muscular excepcional, sendo o resultado de um sinergismo altamente elaborado, o que requer treino e cuidados.[3]

O cantor, por ser um atleta da voz, pode estar exposto à alta demanda tanto no que se refere ao número de shows como no que concerne a ajustes vocais arriscados, sendo a incidência de alterações vocais nesta população alta. Deste modo, uma anamnese aprofundada e avaliação vocal detalhada são fundamentais para que possamos identificar, principalmente, as fraquezas pilares da pouca resistência e o condicionamento do cantor para, então, atuarmos com mais eficiência.

O profissional da voz necessita de conhecimento e treinamento sobre o uso mais adequado da sua voz como medida de prevenção para amenizar a fadiga vocal. Desta forma, as abordagens de atendimento e de orientação ao cantor devem também ser diferenciadas.

ANAMNESE

A avaliação de um cantor começa com um levantamento detalhado de sua história, na qual o terapeuta deve estar aberto às contradições que esta possa abrir com relação à qualidade vocal do cantor e seus hábitos, ou seja, nem tudo é o que parece ser e, por isso, não podemos chegar a conclusões diagnósticas apenas com nossa avaliação perceptiva da voz do cantor. Assim, a qualidade vocal alterada no canto nem sempre corresponde a uma alteração laríngea, já que podemos estar diante de um ajuste fonatório específico. Um ajuste laríngeo pode parecer daninho, mas deve ser questionado diante de uma história de anos de uso do mesmo ajuste sem queixas vocais. Deste modo, a avaliação vocal do cantor deve abranger o maior número de dados possíveis que vão desde a avaliação perceptiva e acústica da voz, avaliação laríngea até a história detalhada da vida e de hábitos do cantor, valendo ressaltar alguns tópicos, como número e tempo de *show*, alimentação, medicamento, suplementos, aquecimento e desaquecimento vocal, uso de retorno vocal *(in ear)*, atividade física e horas de sono.

NUTRIÇÃO

Ser um bom cantor com possibilidade de sucesso significa muito mais que ter uma boa voz. O artista deve ter, entre outros, presença de palco, resistência e condicionamentos físico e vocal. Interagir com o público, tocar, dançar e cantar tudo isso requer grande gasto energético.

Para o bom desempenho físico, a nutrição se torna essencial, uma vez que proporciona o combustível para a atividade. Ela pode otimizar os depósitos de energia para o desempenho atlético, reduzindo a fadiga e acelerando a recuperação entre os exercícios. Durante a atividade física, a glicose armazenada como glicogênio e os ácidos graxos armazenados como triglicerídeos são fontes importantes de energia.[4-6]

A manutenção do suprimento de glicose para os músculos deve prolongar o desempenho e retardar a fadiga. Por isso, a ingestão de carboidratos antes, durante e após o exercício pode melhorar o desempenho atlético, pela otimização das reservas de glicogênio muscular e hepático ou pela manutenção da homeostase da glicose sanguínea.[6]

Durante a atividade física, quantidades consideradas de líquidos e eletrólitos são perdidas pelo suor, sendo também grande o gasto energético. A depleção de combustível resulta em fadiga muscular, enquanto as perturbações no equilíbrio hídrico e de eletrólitos podem levar a complicações mais sérias.

O modo mais conveniente e eficiente de reposição ocorre por intermédio das bebidas esportivas, que são formulações com quantidades específicas de eletrólitos e carboidratos. Elas são utilizadas para minimizar o impacto dos fatores que prejudicam o desempenho, reduzindo ou retardando a fadiga muscular.

Deve-se levar em consideração, também, além da qualidade, o posicionamento dos alimentos na rotina do cantor. Comer em pequenas quantidades, em períodos menores, reduz a sensação de plenitude gástrica e a ocorrência de episódios de refluxo gastroesofágico, tão frequente nesta população, uma vez que é exposta a hábitos alimentares prejudiciais pelas condições inadequadas da própria logística de shows. Durante e antes do *show*, deve-se estar atento ao volume dos alimentos ingeridos, já que a grande pressão diafragmática necessária à atividade do canto pode predispor o cantor ainda mais ao refluxo.

Deste modo, a avaliação dos hábitos alimentares do cantor, atleta da voz, na sua rotina, nos períodos que antecedem e durante a *performance*, são fundamentais para que possamos compreender a eficiência do aporte nutricional do artista para sua atividade.

Outro ponto a ser destacado é a imagem do cantor que parece quase tão importante quanto a sua imagem vocal. Atualmente, não apenas escutamos música, mas vemos a música e, por isso, vários artistas, com o intuito de cumprir tal exigência, acabam fazendo uso de suplementos que muito podem influenciar as suas vozes, alguns deles de forma até irreversível. Assim, o uso de esteroides anabolizantes, termogênicos, hormônios de crescimento (GH), medicamentos (inibidores de apetite) podem gerar alterações diretas na voz, como fadiga, edema de pregas vocais, refluxo gastroesofágico, ressecamento, perda de notas agudas e agravamento da voz, acarretando modificações do timbre e da extensão da voz.[7-9] Atualmente, o uso de suplementação é cada vez mais frequente, já que a imagem é algo que ganhou grande proporção. Contudo, o que vemos é que nem sempre estes são indicados por profissionais especializados e mesmos estes profissionais nem sempre correlacionam tais produtos com possíveis influências na voz, até pelos poucos estudos que existem nesta área. Por exemplo, alguns suplementos podem aumentar muito o muco ou o refluxo gastroesofágico, o que é bastante prejudicial ao canto, embora isto não seja descrito nas contraindicações. Outro ponto a ser considerado, é o caso de suplementos que contêm pré-hormônios. Estas são substâncias que estimulam os hormônios, podendo gerar os mesmos efeitos colaterais que ocorreriam se o cantor estivesse fazendo uso de anabolizantes, e isto deve ser levado em consideração.

Após o levantamento detalhado da história de vida e dos hábitos do cantor, devemos fazer uma avaliação física abrangente que corresponde à análise de:

ÓRGÃOS FONOARTICULATÓRIOS

Verificar tônus, posicionamento, mobilidade, variações anatômicas presentes e assimetrias de movimentos de lábios, língua, bochechas e palato.[10] Falar com a comissura labial de um dos lados do rosto mais contraída pode nos dar pistas importantes de ajustes compensatórios, oriundos até mesmo de assimetrias laríngeas ou posturais, assim como assimetria de face e bochecha. Problemas oclusais, ausência de dentes, bem como disfunções de ATM (Articulação temporomandibular) podem dificultar a abertura de boca e a estabilização da embocadura durante o canto. Vale também levar em consideração cirurgias realizadas, como adenoide, ronco e plástica com possíveis regiões de cicatriz e fibrose que dificultem os sutis movimentos presentes no canto. Algumas intervenções estéticas de face como uso de botox, preenchimento nos lábios entre outros também podem dificultar a precisão articulatória de alguns fonemas assim como a realização de certos movimentos da mímica facial fundamentais aos ajustes fonatórios do canto.

POSTURA

Há um consenso geral de que um bom alinhamento postural é um elemento importante na otimização da função da voz.[11]

É importante observar alterações, como protrusão e relaxamento dos ombros, desalinhamento da coluna, protrusão de cabeça, inclinação e/ou rotação da cabeça, pois elas podem comprometer a qualidade vocal e o processo vocal como um todo com o uso prolongado da voz.

A má postura pode causar uma alteração vocal e como consequência a disfonia comportamental.

As posições da cabeça, do pescoço, dos ombros, do tórax são particularmente importantes, pois estas partes do corpo contribuem diretamente para a emissão da voz, agindo sobre a laringe, as pregas vocais, a respiração e as cavidades de ressonância. Isto pode ser verificado no estudo de Jones,[12] em que fora constatado uma melhora dos harmônicos na análise espectrográfica da voz durante uma tarefa de reposicionamento de cabeça. Entretanto, não apenas estas regiões próximas à laringe apresentam influência na voz. Alterações posturais em regiões corporais distantes das pregas vocais podem causar compensações nas mesmas que influenciam a qualidade da voz, como escolioses, discrepância em comprimento de membros inferiores e desnivelamento pélvico, podendo acarretar desnivelamento em nível das pregas vocais.

Já Chapman[13] e Heman-Ackah[14] associaram o desalinhamento da cabeça e pescoço às alterações na forma do tecido mole da faringe e ao consequente impacto na ressonância da voz. Diferenças de espaços supraglóticos, como ventrículo laríngeo, são frequentemente acompanhadas por desalinhamento da cabeça (virada da cabeça para o lado oposto do ventrículo de menor tamanho) como uma tentativa de ampliar o espaço tão importante para a fonação.

Precisamos observar ainda se os aspectos que caracterizam a postura do cantor em repouso se modificam ou se mantêm durante a fala. E, no caso do canto, se a postura se mantém em toda tessitura ou se há variações posturais que acompanham regiões da tessitura ou efeitos vocais específicos.

ANÁLISE PERCEPTIVA E ACÚSTICA – VOZ CANTADA

A escuta experiente na avaliação de cantores é condição fundamental para a avaliação mais acertada.

É interessante que se faça o registro de uma amostra da fala (vogal sustentada e fala espontânea) e do canto por meio de filmadora e gravação de voz em *software* específico, em que se possa extrair a espectrografia da voz e parâmetros acústicos de ruído vocal. Isto é imprescindível para a análise da evolução terapêutica, assim como funciona como material, na própria terapia, para treinamento da autopercepção e *feedback* da própria voz.

Inicialmente, a avaliação perceptiva de uma vogal sustentada pode ser um ponto importante que nos dá pistas se estamos diante de uma voz com possíveis alterações laríngeas ou ajustes glóticos bem específicos. Uma boa vogal para esta avaliação seria a vogal /a/ por ser uma vogal central e aberta, na qual conseguimos pressupor mais o comportamento da fonte sem tanta influência do filtro. Ela nos revela, com mais clareza, alterações na qualidade vocal decorrentes de alterações laríngeas.[15] Deve-se levar em consideração os níveis de rouquidão, aspereza, soprosidade, astenia e tensão.[16]

Tais dados devem corroborar com a análise qualitativa da espectrografia acústica, na qual podemos observar a presença de harmônicos nítidos ou borrados (voz limpa ou rugosa); predomínio de frequência fundamental (voz mais tensa); harmônicos enovelados (rouquidão), ruídos nas regiões agudas do espectro (soprosidade).[17] A análise acústica por meio de programas específicos nos permite a extração de medidas acústicas para uma análise mais quantitativa, como seria a coleta da F_0 e medidas de ruído.[1,18,19]

A coleta da vogal /a/ glissando é outra atividade fonatória que muito pode nos revelar sobre os ajustes que o cantor utiliza de forma dinâmica, em diferentes níveis de contração muscular das pregas. Solicita-se ao mesmo que emita o /a/ em uma nota mais grave (maior encurtamento das pregas vocais) até uma nota bem aguda (maior alongamento das pregas vocais) e volte para a nota grave inicial. A estabilidade e a qualidade vocal para a realização desta atividade normalmente é afetada na presença de lesões de massa, fendas, edemas das pregas vocais. Podemos observar no espectro dados, como:[1,20]

- *Quebras de frequência:* alterações abruptas no traçado da F_0 e, consequentemente, nos harmônicos superiores, podendo ter degraus ascendentes ou descendentes comuns nos casos de disfonia funcional.

- *Quebra de sonoridade:* interrupções abruptas no registro, ausência de traçado, características de disfonia funcional ou lesão de massa.
- *Ataque vocal brusco:* estrias verticais escuras no início do traçado, início do registro gráfico mais grave com subsequente deslocamento ascendente do registro, o que é característico nos casos de hiperfuncionalidade.
- *Ataque vocal soproso:* início do registro com energia acima de 5 Khz, com estrias verticais no traçado.
- *Presença de sub-harmônicos:* duplicação completa ou parcial do harmônico, característico de pregas vocais de diferença de tensão ou massa.
- *Ruído entre os harmônicos:* indicando soprosidade.
- *Traçado irregular ou enovelamento dos harmônicos:* presença de distorções no traçado harmônico, correspondendo à rouquidão.
- *Traçado mais firme:* traçado sem ruído com maior estabilidade na F_0, correspondendo a um fechamento glótico mais adequado.
- *Maior brilho:* maior energia nos harmônicos mais agudos que corresponderia à maior coaptação glótica pelo fechamento mais eficiente.

Acusticamente, o falsete apresenta valores de *fo* altos com poucos harmônicos.

Na amostragem de fala espontânea, devemos avaliar a eficiência articulatória (se há movimentos precisos ou não; se apresenta algum desvio que altere o som e se esse desvio observado representa algum limite à fluência), observar velocidade e ritmo, coordenação pneumofônica (se entra em ar de reserva).

Para a avaliação do canto, propriamente dita, solicita-se ao cantor a cantar "Parabéns a você", que é uma música conhecida e apresenta um alcance gradativo de notas agudas da tessitura sem extremos, sendo possível cantar com níveis de contração glóticos baixos que é, inclusive, a maneira habitualmente executada na nossa cultura. Vale aqui verificar se o cantor é capaz de realizar esta atividade sem grande esforço fonatório ou se realiza algum ajuste específico e característico do seu canto. Solicita-se, então, amostras de canto que caracterizam sua *performance,* incluindo suas dificuldades. Músicas que representem a maioria do repertório do cantor levando em consideração aqui o estilo, as músicas que exijam extremos da tessitura, assim como maior projeção, variações na dinâmica ou efeitos sonoros específicos. É importante verificar, com detalhes, que recursos o cantor utiliza para atingir tais resultados sonoros, levando-se em consideração o tipo de apoio utilizado e os ajustes auxiliares. Há abertura de costelas e manutenção desta condição ou a pressurização da laringe ocorre em momentos isolados com a contração apenas da cinta abdominal? Há utilização de algum recurso corporal que auxilie neste apoio, como uma postura típica ao cantor de rock (retroversão pélvica, protrusão dos ombros, leve flexão do tronco e protrusão de cabeça)? Desalinhamento de cabeça durante todo o canto ou em extremos da tessitura pode ser um recurso utilizado que deve ser analisado. Alterações articulatórias tanto no que se refere à falta de precisão articulatória como nos movimentos específicos dos órgãos fonoarticulatórios (desvios de mandíbula na abertura de boca, embocadura tanto no que tange à abertura da boca como formato dos lábios), tensão do dorso de língua, maneira como se eleva ou não a sobrancelha (geralmente associada à elevação do palato), a elevação do palato (que configuram níveis de cobertura variados),[21] devem ser identificados e mapeados, afim de que possamos compreender a relação destes com os ajustes de trato ou com possíveis compensações de disfunções glóticas.

Vale ressaltar que nenhuma avaliação de canto em consultório, onde criamos uma situação hipotética, substitui a avaliação *in locu*. Isto porque, no *show*, além de o foco do cantor normalmente estar desviado para outros fatores, como contato com o público, comunicação com a banda, repertório, há outros fatores, como a qualidade do retorno de voz (tipo de retorno – palco ou individual e qualidade deste) que pode modificar toda a forma de cantar do artista, chegando a fazer com que o mesmo perca o controle da própria voz a ponto de lesioná-la. Desta maneira, se não de forma presencial no *show*, o especialista deve ter uma amostragem do artista *in locu*, seja por meio de filmagens de gravação de DVD ou até mesmo em vídeos caseiros que registrem as apresentações rotineiras dos mesmos.

AVALIAÇÃO OTORRINOLARINGOLÓGICA

A presença do fonoaudiólogo durante a realização do exame de laringe do cantor tem se tornado cada vez mais essencial, uma vez que a escuta treinada e o conhecimento prévio da voz e dos ajustes do canto são fundamentais durante o exame, para que possamos ter uma amostragem real do que o cantor faz e, deste modo, podermos traçar um planejamento terapêutico mais certeiro e eficaz.

A laringoestroboscopia fornece informações diretas sobre a fonte de produção de som: as pregas vocais. As gravações são feitas das estruturas da laringe e da vibração das pregas vocais com escopos rígida ou flexível. Duas fontes de luz são utilizadas: a luz normal e a luz estroboscópica.[22] As principais informações a serem obtidas dizem respeito à integridade e mobilidade das estruturas laríngeas e à presença de lesões.[3]

O otorrinolaringologista solicita ao paciente para emitir a vogal /e/ no tom médio e glissando, para ver o comportamento glótico em todas as notas e fazer a fonação inspiratória para observar se tem alguma lesão na porção inferior da borda livre da prega vocal acrescentando assim informações relevantes ao diagnóstico otorrinolaringológico.[23] Os principais parâmetros observados são: onda de mucosa, amplitude de vibração, irregularidades das vibrações, características da borda livre e fechamento glótico.

Já a fibronasolaringoscopia nos permite observar os ajustes supraglóticos durante a função da fala e canto.

Após a retificação das cavidades nasais, observando aí desvios e obstruções, deve-se fazer uma análise no fechamento velofaríngeo nas diferentes atividades de canto e fala. A atividade velofaríngea envolve o movimento para cima e para trás do palato mole, movimento mesial da musculatura das paredes laterais da faringe em direção às margens laterais do véu palatino, deslocamento anterior da parede posterior da faringe.[24] A musculatura do palato mole encontra-se diretamente relacionada com a musculatura da faringe.[25] É importante sabermos que o fechamento velofaríngeo varia entre os indivíduos, mas ele não pode ser incompetente, ou seja, a incapacidade dos tecidos (na contração) para realizar o fechamento velofaríngeo, ou insuficiente quando falta tecido para efetuar o fechamento velofaríngeo. Nas duas situações, há alteração de ressonância de fala e hipernasalidade. Entretanto, para um cantor, a análise é mais sutil do que a competência ou insuficiência velar. É o controle da altura velar que permite ao cantor realizar a cobertura ao subir em uma escala; e esta altura e formato do velo são dois dos fatores que definem o timbre e brilho da voz, uma vez que ele apresenta ligação direta com o tônus da faringe. Assim, vale verificar a altura de fechamento do velo na atividade de sopro (momento em que o velo fica na maior altura com fechamento máximo). Tomando como referência este movimento em que há a certeza do fechamento e altura máxima do velo, podemos verificar como o mesmo se comporta na emissão de todas as outras vogais. Se houver alguma vogal em que este fechamento passe a ser débil ou até incompetente, (quando isto ocorre é comum vermos um borbulhamento no ponto do fechamento), o mesmo deve se estender para voz falada, na qual se pode testar uma frase sem a presença de sons nasais ("o sapo saiu do sapato"). A partir do conhecimento de como ocorre o fechamento velar naquele indivíduo com suas possíveis deficiências, inicia-se a análise do canto propriamente dita. Deve-se aqui observar a altura e o formato do velo mais comum na maior parte da música e nas regiões para o alcance das notas mais agudas ou maior projeção, se há modificação no seu formato.

A partir da experiência clínica da primeira autora deste artigo, além da altura, o formado do velo no fechamento parece estar relacionado com as vozes com maior ou menor sensação de *punch* vocal e mais ou menos metal na voz. Vozes com mais *punch* e mais metal parecem ter um aumento de tônus do velo a partir de um movimento lateral do mesmo, configurando um formato convexo cuja curva não é tanto em ogiva (como se estivéssemos produzindo o som do circunflexo) (Fig. 15-1C). Não estamos aqui ignorando a possibilidade disto ser causa ou consequência de uma configuração glótica que determine o som mais metálico. O fato é que o palato tende a apresentar esta configuração em sons mais metálicos e cortantes e, quando não apresenta, é comum a queixa dos cantores de fadiga vocal (Fig. 15-1A). Tal fato nos faz crer que esta configuração parece estabelecer melhor equilíbrio fonte e filtro para a emissão de sons de maior *punch*. O pala-

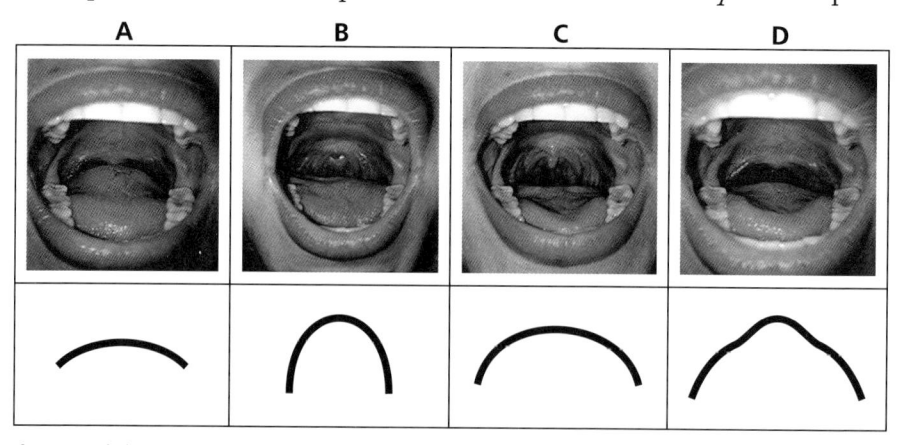

Fig. 15-1. (**A**) Emissão da vogal "a" com o palato baixo. (**B**) Emissão da vogal "a" com elevação de palato em formato de ogiva. (**C**) Emissão da vogal "a" com o palato alto, com a abertura no sentido mais lateral. (**D**) Emissão da vogal "a" com o palato alto e aberto lateralmente, além de uma contração vertical na região da úvula (Fotos retiradas no Espaço da Voz). (Ver *Prancha* em *Cores*.)

to mais alto em ogiva é uma configuração em que a cobertura vai auxiliando no alcance de notas mais agudas (Fig. 15-1B). Entretanto, frequentemente verificamos em cantores populares, que se utilizam de extremos da tessitura com maior *punch** em suas canções, uma configuração do palato alto com o formato convexo (firmeza no sentido horizontal), mas com uma contração no sentido vertical na região da úvula (Fig. 15-1D). Há o alcance dos tons mais agudos sem a sensação da voz sem o metal e peso necessários em alguns estilos musicais. Deste modo, a altura mais elevada do palato parece preservar um pouco mais a prega vogal e o seu formato definir, provavelmente devido às relações que isto se estabelece com a glote, o maior ou menor *punch* na voz.

Descendo um pouco mais o fibronasolaringoscópio, um pouco acima das pregas vocais, a partir de uma amostra de fala e canto, verifica-se o comportamento laringofaríngeo, levando-se em consideração: seios piriformes, assimetrias e manutenção da abertura durante o canto e repouso; aritenoides (se apresentam fechamento simétrico); avanço das pregas vestibulares; posicionamento da epiglote (se apresenta uma posição mais perpendicular em relação às pregas vocais ou o oposto) e a constrição da faringe.

Nunes[26] observou que na clínica prática percebe-se que a constrição mediana traz prejuízos à voz, mas a constrição anteroposterior pode trazer benefícios, como o aumento da projeção vocal, sendo um ajuste comum observado em cantores para ampliar a ressonância e aumentar o volume da voz. Apesar de alguns autores, como Pinho,[27] descreverem a constrição faríngea como negativa, ela é percebida por Nunes[26] como um ajuste que auxilia na projeção da voz e na emissão dos tons agudos. É visto também que principalmente a constrição circular favorece uma ressonância mais equilibrada.

Normalmente, observa-se uma maior movimentação vertical de laringe em atores, para uma melhor caracterização dos personagens; e em cantores, para atingir determinadas notas ou realizar mudança de registro.[26]

É fundamental que se avalie amostras de efeitos vocais comumente utilizados para que possamos avaliar o quão daninho é o ajuste para tal ornamento. Este é um bom momento também para se testar exercícios e novos

---

**Punch:* significa soco, em inglês. *Punch* vocal é um termo utilizado para designar o forte impacto vocal causado por uma voz, a impressão de que a mesma perfurou a faixa gravada e impacta o nosso ouvido como um soco.

ajustes que aliviem qualquer abuso ou configurações daninhas que possam estar ocorrendo. Por este motivo, a presença de um especialista treinado e que conheça antecipadamente a voz do cantor é fundamental. Só assim, teremos amostras que representem com eficiência os recursos utilizados pelo cantor em situação real.

Infelizmente, a avaliação das estruturas supraglóticas é um recurso pouco utilizado na clínica médica.

No Quadro 15-1, sugerimos um procedimento para a avaliação da videolaringoestroboscopia e fibronasolaringoscopia.

Quadro 15-1. Avaliação da Videolaringoestroboscopia e Fibronasolaringoscopia

VIDEOLARINGOESTROBOSCOPIA	**FALAR:**
	- e (reto) _____
	- e∧ (subindo e descendo o tom)
	- e para dentro (susto)
FIBRONASOLARINGOSCOPIA	**NA ALTURA DO VELO – FALAR:**
	- O sapo saiu do sapato
	- Mamãe mamou o mimo
	- a (reto) _____
	- e (reto) _____
	- i (reto) _____
	- o (reto) _____
	- u (reto) _____
	- Cantar uma música
	NA ALTURA DAS PREGAS VOCAIS:
	- Contar de 1 a 10
	- Cantar a mesma música

CONSIDERAÇÕES FINAIS

A avaliação de cantores e a escolha de um tratamento específico requerem o trabalho de uma equipe multidisciplinar e uma análise cuidadosa, a fim de minimizar hábitos daninhos e possíveis alterações vocais.

Há uma distância entre o ideal e a realidade que deve ser considerada. Dentro de uma logística complicada e a demanda focada em outros aspectos que não a qualidade vocal, os cantores tomam atitudes que podem interferir nesta. Deve o profissional especializado estar atento e aberto a estes aspectos, buscando a melhor compreensão destes recursos, assim como sua influência real na voz.

Como se pode observar no canto, os ajustes são delicados e individuais. Sendo o trato vocal extremamente plástico, a habilidade em manipulá-lo é individual e pode e deve ser desenvolvida. Saber correlacionar os possíveis ajustes com diferentes resultados acústicos é um trabalho ainda árduo alicerçado na convergência de dados (acústicos, perceptivos e visuais) que merece mais atenção dos profissionais da área que devem unir esforços, a fim de se compreender a **Biomecânica* do canto** sem perder as possibilidades individuais do cantor. A construção de modelos vocais como podemos encontrar em literatura extensa é válida, mas não possibilita uma interlocução entre os modelos e, como consequência, a compreensão fisiológica dos inúmeros e possíveis ajustes fonatórios.[21,28,29] Deste modo, como se vê, o trabalho com cantor e suas demandas é algo relativamente novo que merece a abertura de novas linhas de pesquisa, assim como uma troca incessante de informação entre os especialistas envolvidos.

REFERÊNCIAS BIBLIOGRÁFICAS

1. Behlau M, Madazio G, Feijó D *et al.* Avaliação de voz. In: Behlau M. (Ed.). *Voz: o livro do especialista.* Rio de Janeiro: Revinter, 2001. Reimpressão 2008. p. 86-176, vol. 1.
2. Andrade SR, da Fontoura DR, Cielo CA. Inter-relações entre fonoaudiologia e canto. *Música Hoidie* 2007;7(1):83-98.
3. Behlau M, Feijó D, Madazio G *et al.* Voz profissional: aspectos gerais e atuação fonoaudiológica. In: Behlau M. (Ed.). *Voz: o livro do especialista*. Rio de Janeiro: Revinter, 2005. Reimpressão 2010. p. 288-407, vol. 2.
4. Mcardle WD, Katch FI, Katch VL. *Fisiologia do exercício: energia, nutrição e desempenho humano.* 4. ed. Rio de Janeiro: Guanabara Koogan, 1998. 695p.
5. McMurray RG, Anderson JJB. Introdução à nutrição no exercício e no esporte. In: Wolinsky I, Hickson Jr JF. (Eds.). *Nutrição no exercício e no esporte.* São Paulo: Roca, 1996. p. 1-14.

---

*A biomecânica é o estudo da mecânica dos organismos vivos. O estudo da estrutura e da função dos sistemas biológicos utilizando métodos da mecânica. A biomecânica externa estuda as forças físicas que agem sobre os corpos, enquanto a biomecânica interna estuda a mecânica e os aspectos físicos e biofísicos das articulações, dos ossos e dos tecidos histológicos do corpo.

6. Liebman M, Wilkinson JG. Metabolismo de carboidratos e condicionamento físico. In: Wolinsky I, Hickson Jr JF. *Nutrição no exercício e no esporte*. 2. ed. São Paulo: Roca, 1996. 548p.
7. Boff SR. Efeitos colaterais dos esteróides anabolizantes sintéticos. *Rev Bras Ci e Mov* 2008;16(1):123-27.
8. Le Huche F, Allali A. *A voz: virilização laríngea consecutiva ao tratamento pelo hormônio masculino ou pelos anabolizantes sintéticos*. Porto Alegre: Artimed, 2005, vol. 3.
9. Gugatschka M, Kiesler K, Obermayer-Pietsch B *et al.* Sex hormones and the elderly male voice. *J Voice* 2010;24:369-73.
10. Estienne F. *Voz falada voz cantada avaliação e terapia*. Rio de Janeiro: Revinter, 2004.
11. Schneider CM, Dennehy CA, Saxon KG. Exercise physiology principles applied to vocal performance: the improvement of postural alignment. *J Voice* 1997 Sept.;11(3):332-37.
12. Jones FP. Voice production as a function of head balance in singers. *J Psychol* 1972;82:209-15.
13. Chapman JL. *Singing and teaching singing: a holistic approach to classical voice*. San Diego, CA: Plural, 2006.
14. Heman-Ackah YD. Physiology of voice production: considerations for the vocal performer. *J Singing* 2005 Nov./Dec.;62:173-76.
15. Pimenta J, Andrade FFS, Souza AM *et al.* Análise espectográfica do [a] glissando como uma nova proposta de avaliação vocal. In: Cesar AM, Maksud SS. *Fundamentos e práticas em fonoaudiologia*. Rio de Janeiro: Revinter 2009. p. 175-90.
16. Pinho SMR, Pontes PAL. Avaliação perceptiva da fonte glótica: escala RASAT. *Vox Brasilis* 2002;8(3):11-113.
17. Pontes PAL, Vieira VP, Gonçalves MIR *et al.* Características das vozes roucas, ásperas e normais: análise acústica espectrográfica comparativa. São Paulo: *Rev Bras Otorrinolaringol* 2002 Mar./Abr.;68(2).
18. Tales VC, Rosinha ACU. *Análise acústica dos formantes e das medidas de perturbação do sinal sonoro em mulheres sem queixas vocais, não fumantes e não etilista*. Artigo de Doutorado. Instituto do Câncer Arnaldo Vieira de Carvalho, São Paulo 2008.
19. Araújo SA, Grellet M, Pereira JC *et al.* Normatização de medidas acústicas da voz normal. *Rev Bras Otorrinolaringol* 2002;68:540-44.
20. Sundberg J. The science of the sing voice. Illinois, Dekalb: Northern Illinois, 1987.
21. Pinho S *et al. Músculos intrínsecos da laringe e dinâmica vocal.* 2. ed. Rio de Janeiro: Revinter, 2014, vol. 1.
22. Speyer R. Effects of voice therapy: a systematic review. *J Voice* 2008;22(5):565-80.
23. Lopes MV, Behlau M, Brasil OC. Utilização da fonação inspiratória na caracterização das lesões benignas de laringe. *Rev Bras Otorrinolaringol* 2000;60(5):512-18.
24. Camargo LOS, Rodrigues CM, Avelar JA. Oclusão velofaríngea em indivíduos submetidos à nasoendoscopia na clínica de educação para saúde (CEPS). *Salusvita*, Bauru 2001;20(1):35-48.

25. Le Huche F, Allali A. *A voz: anatomia e fisiologia dos órgãos da voz e da fala.* 2. ed. Porto Alegre: Artimed, 1999, vol. 1.
26. Nunes RB. *Análise da voz e do comportamento do trato vocal supraglótico por meio visual, perceptivo-auditivo e acústico em mulheres com diferentes configurações glóticas.* Tese de Mestrado em Fonoaudiologia. Pontifícia Universidade Católica de São Paulo. São Paulo, 2005.
27. Pinho SMR. *Fundamentos em fonoaudiologia: tratando os distúrbios da voz.* Rio de Janeiro: Guanabara Koogan, 2003.
28. Sadolin C. *Complete vocal technique.* Denmark: Shout, 2012.
29. Riggs S. Singing for the stars – A complete program for training your voice. 6th ed. Alfred Publishing Company, 1994.

CAPÍTULO 16
Gestão Clínica – Saúde Ampliada e Compartilhada

Andréa de Melo Cesar ▪ Andreia Cleide ▪ Joyce Gorle
Juliana Maciel ▪ Isabela Martino Menezes Resende
Simone Siqueira Maksud

Tecendo a Manhã
"Um galo sozinho não tece uma manhã:
ele precisará sempre de outros galos.
De um que apanhe esse grito que ele
e o lance a outro; de um outro galo
que apanhe o grito de um galo antes
e o lance a outro; e de outros galos
que com muitos outros galos se cruzem
os fios de sol de seus gritos de galo,
para que a manhã, desde uma teia tênue,
se vá tecendo, entre todos os galos.
E se encorpando em tela, entre todos,
se erguendo tenda, onde entrem todos,
se entretendendo para todos, no toldo
(a manhã) que plana livre de armação.
A manhã, toldo de um tecido tão aéreo
que, tecido, se eleva por si: luz balão."
João Cabral de Melo Neto

INTRODUÇÃO

Atenção à saúde é um termo que designa a organização estratégica do sistema e das práticas de saúde em resposta às necessidades da população, consoantes aos princípios constitucionais de universalidade, integralidade, equidade, descentralização e participação social.[1]

Abrange todo o conjunto de ações, em todos os níveis de governo, para o atendimento das demandas pessoais e das exigências ambientais, compreendendo três grandes campos: *assistência* (individual ou coletiva, nos âmbitos ambulatorial, hospitalar e domiciliar); *intervenções ambientais* (relações e condições sanitárias nos ambientes de vida e de trabalho, controle de vetores e hospedeiros e operação de sistemas de saneamento ambiental); e *políticas externas* ao setor saúde, que interferem nos determinantes sociais do processo saúde-doença das coletividades.[2]

Segundo Paim, o modelo de atenção à saúde é a forma de organização das relações entre profissionais de saúde e usuários, mediadas por tecnologias materiais e não materiais utilizadas no processo de trabalho em saúde.[3]

É um sistema lógico que organiza o funcionamento das redes de atenção à saúde, articulando, de forma singular, as relações entre a população e suas subpopulações estratificadas por riscos, os focos das intervenções do sistema de atenção à saúde e os diferentes tipos de intervenções sanitárias. É definido em virtude da visão prevalecente da saúde, das situações demográfica e epidemiológica e dos determinantes sociais da saúde, vigentes em determinado tempo e em determinada sociedade.[4]

A concepção ampliada de modelo de atenção inclui três dimensões: a **gerencial**, relacionada com a condução do processo de reorganização das ações e serviços; a dimensão **organizativa**, que diz respeito às relações entre as unidades de prestação de serviços, geralmente levando em conta a hierarquização dos níveis de complexidade tecnológica do processo de produção do cuidado; e a dimensão **técnico-assistencial**, que diz respeito às relações estabelecidas entre o(s) sujeito(s) das práticas e seus objetos de trabalho, relações estas mediadas pelo saber e tecnologia que operam no processo nos níveis de promoção da saúde, prevenção de riscos e agravos e recuperação e reabilitação.[5]

Até o início da década de 1980 o modelo de atenção à saúde praticado e estabelecido pela Lei 6.229/75, preconizava uma dicotomia entre o curativo e o preventivo, entre o individual e o coletivo. Configurava-se em um modelo médico-assistencialista, como características principais: prática médica curativa, individual, assistencialista e especializada, em detrimento da saúde pública.

O modelo de assistência era definido pelo mecanicismo, tomando o corpo humano em analogia a uma máquina, isolando a parte adoecida do restante do corpo; pelo biologismo, reconhecendo somente a causa biológica das doenças, ocultando a causalidade social; pelo individualismo, considerando o indivíduo excluído da coletividade; pela especialização, preocupação dirigida à especialização técnica das especialidades, pela tecnificação do ato médico; o curativismo, centrando a prática na cura, em detrimento da causa.[6]

Fruto da análise crítica da política de saúde hegemônica neste período, surgiu o chamado movimento sanitário, que se consolidou progressivamente politizando a questão da saúde, e propondo uma reforma para o setor, ampliando-a e evoluindo para um projeto de sistema de saúde em que o princípio central é "saúde: direito de todos e dever do Estado", envolvendo universalização, integração, equidade, descentralização, com efetiva participação do Estado. Assim, com a Constituição de 1988, a saúde passa a ser um direito social universal a ser garantido pelo Estado. É criado então o Sistema Único de Saúde – SUS (Lei 8.080/90 e Lei 8.142/90) e as bases para um novo modelo de atenção à saúde: centrado na construção da ética do coletivo que incorpora e transcende a ética do individual, associando os enfoques clínico e epidemiológico e estimulando a pessoa a ser agente da sua própria saúde e da saúde da comunidade que integra.

Documentos do Ministério da Saúde abordam o Programa Saúde da Família (PSF) como uma estratégia estruturante dos sistemas municipais de saúde, com potencial para provocar importante reordenamento do modelo de atenção vigente. A Estratégia Saúde da Família se propõe a atuar na assistência individual e coletiva, com ações de promoção, prevenção até recuperação e reabilitação, cujas atividades são desempenhadas por equipe multiprofissional e não centrada apenas no médico.

Porém, mesmo com a mudança no modelo assistencial, a saúde encontra-se em crise. Atualmente, os profissionais enfrentam inúmeros desafios: informações e registros deficientes; fragmentação do processo de trabalho; dificuldade de estabelecimento e manutenção de vínculo; falha na comunicação entre profissionais, entre profissionais e gestores, entre profissionais e usuários; responsabilização clínica insuficiente e inadequada; espera por atendimento/grande demanda; escassez de recursos humanos capacitados e de recursos físicos, muitas vezes, com uso desnecessário e inadequado, gerando aumento de gastos.

A necessidade no momento é renovar e inovar, produzir novos instrumentos, incorporar novas práticas. *"Não podemos praticar a clínica do século XIX no mundo do século XXI. É preciso mudar"*.[4,7] Assim, necessitamos incorporar tecnologias que permitam integrar os diversos pontos para conformar uma rede de atenção à saúde, capaz de prestar a atenção no local certo, no tempo certo, com o custo certo e a qualidade certa.[4]

Propõe-se a gestão da clínica, com aplicabilidade na Fonoaudiologia, a fim de aperfeiçoar a assistência à saúde.

GESTÃO CLÍNICA

Conceito e Objetivos

"O substantivo gestão significa o ato ou o modo de governar ou de administrar, em outras palavras, *as decisões e ações para coordenar os meios para se atingir um fim, um objetivo.*"[8] É a "atividade e a responsabilidade de dirigir um sistema de saúde (municipal, estadual ou nacional), *mediante o exercício de funções de coordenação, articulação, negociação, planejamento, acompanhamento, controle, avaliação e auditoria*".[2] Já o adjetivo "clínica" substitui a expressão "centrada no paciente" e diz respeito ao encontro de qualquer profissional de saúde da ponta com um paciente e na interação produtiva que ali ocorre.[8]

A gestão clínica consiste no uso de estratégias de melhoria que permitam a *sistematização e ordenação dos processos de atenção à saúde*. Ela deve ser sustentada em evidências científicas e contar com a participação de toda a equipe envolvida para a tomada de decisões. "Deve prover uma atenção à saúde de qualidade: centrada nas pessoas; efetiva; segura, que não cause danos às pessoas usuárias e aos profissionais de saúde; eficiente, provida com os custos ótimos; oportuna, prestada no tempo certo; equitativa, de forma a reduzir as desigualdades injustas; e ofertada de forma humanizada."[4,9]

Estas estratégias de melhoria abrangem uma série de ferramentas que devem ser conhecidas e utilizadas por todos os envolvidos no serviço. O objetivo da aplicação desta forma de administração é oferecer um melhor resultado com a *diminuição de custos e riscos assistenciais* e, dessa forma, assegurar padrões clínicos ideais e, consequentemente, a melhoria da *qualidade das práticas clínicas*.

A aplicação da Gestão Clínica está intimamente relacionada com a crescente e relativamente recente preocupação mundial com a qualidade na prestação de serviços para a sociedade. As experiências internacionais foram relevantes neste processo. Baseia-se em princípios que inicialmente eram conhecidos como "sistema da qualidade" ou "qualidade total". Diretrizes e leis do sistema de saúde brasileiro surgidas neste século deram início a implementação dos modelos de gestão clínica em saúde, tanto no sistema privado como no público.

A Gestão Clínica é essencialmente um processo de mudança organizacional e cultural, marcado pela descentralização da tomada de decisões, em que todos os agentes devem estar envolvidos.

A efetivação desta forma de gestão do cuidado é iniciada por um processo em que a participação e o envolvimento de toda a equipe são fundamentais. Processo iniciado pelo conhecimento de todos sobre os conceitos, ferramentas, termos técnicos e fundamentos da gestão clínica.

Ferramentas

A aplicação das ferramentas de Gestão Clínica proporciona melhores resultados com alta **efetividade**. Desta forma, o usuário do sistema de saúde, apresenta percepção da qualidade e diminuição de queixas; tornando-se um agente mais colaborativo de seu próprio cuidado.

As tecnologias de gestão clínica permitem integrar os diversos pontos para formar uma rede de atenção à saúde, capaz de prestar os serviços no lugar certo, no tempo certo, com o custo certo e a qualidade certa.[4]

Diretrizes

As diretrizes são fundamentadas em evidências e sintetizam recomendações sistemáticas acerca do que é realmente relevante para os pacientes, envolvendo todos os níveis de atenção à saúde: o primário, o secundário e o terciário. Elas podem ser desenvolvidas por ciclo de vida (criança, adolescente, adulto, idoso), por patologias (hipertensão arterial, diabetes, asma, obesidade etc.), por áreas específicas da saúde (saúde mental, saúde bucal), por situações de urgência e emergência. Nelas há informações, como: população-alvo, critérios para estratificação em grupos de risco e atendimento clínico recomendado, pontos de atenção à saúde, fluxos e competências de cada um, sistemas de apoio, parâmetros epidemiológicos e assistenciais.

Protocolos operacionais alicerçados em evidências científicas devem ser formulados e usados, para garantia da normatização do padrão de atendimento, sendo importante a constante monitorização, validação e revisão. Dessa forma, garantirão a padronização dos cuidados, melhorando a qualidade das decisões clínicas, promovendo práticas mais assertivas.

Linhas de Cuidado

São planos de cuidado integral, aplicados em um momento apropriado, para ajudar o paciente com uma condição específica, apoiando seu envolvimento ativo e o autocuidado, visando a resultados positivos. São montados por equipe multidisciplinar. Denominamos na nossa prática *"plano terapêutico individualizado ou singular"* (PTS), que é o resultado de atendimentos compartilhados multidisciplinares.

Gerenciamento de Doenças e Gerenciamento de Casos

Estão relacionados com o planejamento e a execução das linhas de cuidado das doenças crônicas, enfatizando a promoção, prevenção e intervenção precoce, de maneira a identificar pessoas em risco de adoecer ou adoecidas. A partir da estratificação pela necessidade de cuidado, apoiar para o autocuidado as que demandam menos e ofertar cuidado mais intensivo às mais graves, tendo sempre em vista o planejamento da oferta dos recursos da rede e objetivando uma atenção de qualidade, personalizada e humanizada. As auditorias periódicas e os protocolos para a avaliação da oferta e procura (gerenciamento de fila de espera) permitem adequar este gerenciamento de doenças e casos para a realidade de cada Unidade Básica de Saúde (UBS).

Auditoria Clínica

Análise, sistemática e crítica, da qualidade da atenção à saúde: diagnóstico, tratamento, uso dos recursos e resultados para os usuários. "É o instrumento utilizado para mensurar de forma objetiva como prestamos assistência ao usuário. Conhecendo os resultados, podemos planejar estratégias para reorganizar os processos de trabalho, obter recursos e articulações com a rede, a fim de atingirmos o padrão almejado. Com a auditoria clínica, dados sobre o nosso desempenho em um aspecto peculiar do cuidado de um grupo específico de pacientes nos levam à ação que nos aproxima de um patamar de qualidade que podemos alcançar."[8] A auditoria clínica não é um instrumento de fiscalização, de culpabilização de erros e pessoas, de punição, é, na verdade, um retorno sobre o desempenho, que beneficia, principalmente, aqueles que mais precisam melhorar. Dentro do processo de auditoria, não podemos esquecer-nos da elaboração de indicadores que são criados a partir da diretriz e que podem abranger diversas áreas: indicadores clínicos (por exemplo, diminuição do número de internações em pacientes asmáticos em um determinado período), indicadores econômico-financeiros (diminuição de gastos com medicamentos) e indicadores técnico-científicos (participação da equipe em treinamentos e capacitações).

Condições Necessárias para Implementação da Gestão Clínica

Estas condições sempre devem ser consideradas visando a adaptá-las para as peculiaridades e demandas específicas de cada UBS.

A **capacitação da equipe** é o ponto de partida e principal a ser obtido. Os profissionais devem ser qualificados e treinados na aplicação das ferramentas da gestão clínica. A mudança de paradigma é fundamental para uma melhor adaptação à nova realidade de gestão compartilhada. O profissional deve apoiar a organização da atenção à saúde com base em **Equipes de Referência**, interprofissionais, responsáveis pela coordenação de cada caso, pela gestão compartilhada de **Projetos Terapêuticos**, segundo mecanismos de **Apoio Matricial**, articulados com outros serviços e especialistas, sempre que necessário, e que envolvam a **participação do usuário**, de maneira a dar-lhe autonomia e responsabilização, para que passe da condição de agente passivo a agente promotor e corresponsável pelo seu estado de saúde. Além disso, os profissionais devem desenvolver mecanismos de **Educação Continuada**, estimulando a aquisição, utilização e análise crítica de evidências científicas (Quadro 16-1).

Nossa equipe é formada por enfermeira, que gerencia o processo, fonoaudióloga, médica pediatra e otorrinolaringologista, dentista, psicóloga, farmacêutica, assistente social, fisioterapeuta, ACS (agente comunitário de saúde) e agentes administrativos.

A disponibilidade de **infraestrutura, equipamentos** e **insumos** deve ser garantida. Este rol de ferramentas disponíveis deve ser calcado nas diretrizes e protocolos discutidos por todos os envolvidos e pode ser alvo de revisões a cada ciclo de melhorias.

Devem ser elaborados **protocolos operacionais** fundamentados em literatura com elevado grau de evidência clínica. Os protocolos ou diretrizes são o ponto de partida para colocar em prática o que é discutido e pactuado.

As primeiras **auditorias clínicas** são fundamentais para a detecção dos problemas e avaliação da situação do serviço de saúde e permitem formular um modelo de gestão específico para a demanda da unidade.

Quadro 16-1. Abordagem da Prestação de Cuidados de Saúde em 2 Paradigmas de Atuação (Adaptado de Busse et al. e Escoval et al.)[10,11]

Domínios	Prestação de Cuidados Tradicional	Prestação de Cuidados Fundamentada na Gestão Integrada da Doença — Gestão Clínica
Foco de atenção	• Indivíduo • Crise/agudização • Queixas/sintomas • Tratamento	• Indivíduo/população • Gerenciamento da doença • Comorbidades e complicações • Tratamento e prevenção
Tipo de cuidados	• Reativo • Fragmentado • Gestão de casos de elevado risco	• Proativo • Organizado e planejado • Gestão de todos os doentes
Prática do profissional	• Descontextualizada • Independente • Individual • Variações da prática	• Integrada • Alicerçada na evidência multidisciplinar • Uniformização da prática
Satisfação dos doentes	• Não é monitorizada	• É componente de avaliação do modelo
Responsabilização do profissional pelo doente	• Mínima	• Máxima
Sistema de informação/contrarreferência	• Inexistente/dificultado	• Atualizado e integrado
Objetivos	• Curto prazo de eficácia	• Curto, médio e longo prazos, de eficácia, eficiência e custo-efetividade

Implicações Práticas

As ferramentas de gestão são aplicadas em cada serviço a partir da realidade e individualidade de cada local. Compreendendo esta utilização na prática, podemos usá-las de forma desmistificada.

A gestão clínica, assim como a gestão da qualidade, é fundamentada em um ciclo constante de melhorias, no qual a auditoria leva a um planejamento que é colocado em prática e validado por nova auditoria. Esta nova auditoria mostra o que falhou e o que pode ser melhorado. Novo planejamento é feito e novamente colocado em prática. Desta forma, o ciclo se perpetua com metas cada vez mais ambiciosas e melhorias constantes.

Em nossa experiência no Centro de Saúde São Marcos, localizado na Regional Nordeste da Prefeitura de Belo Horizonte/MG, usamos ferramentas de gestão clínica para o atendimento de dois grupos específicos: crianças asmáticas e crianças com mau desempenho escolar (MDE).

No atendimento à criança com asma, utilizamos o protocolo amplamente estudado e validado na cidade de Belo Horizonte, que é o protocolo da "Criança que Chia". Este protocolo é a base para a elaboração da auditoria clínica e do atendimento a este público. No atendimento às crianças com MDE, elaboramos um formulário próprio, com base na literatura científica da área.

Com relação às linhas de cuidado, ao gerenciamento de doenças e casos, partimos da observação e do levantamento de indicadores ou número de casos de crianças asmáticas e a crescente demanda proveniente das escolas da região para a avaliação de crianças com MDE.

Os grupos de asmáticos surgiram da coleta de dados junto à farmácia (dispensação de medicamentos) e de auditorias de prontuários. Os grupos de crianças com MDE surgiram a partir dos encaminhamentos pedagógicos de alunos residentes na área de abrangência do Centro de Saúde São Marcos.

A partir da auditoria dos casos, realizamos atendimentos compartilhados, de caráter transdisciplinar, buscando um conhecimento totalizante e único de uma realidade particular. Com a elaboração conjunta dos planos de cuidado, é possível gerenciar uma doença ou condição crônica (asma e MDE), com a estratificação dos casos (crianças mais graves e de difícil controle são identificadas), criando linhas de cuidado gerais para o grupo e específicas para aquelas crianças que evidenciarem demanda para a elaboração do plano terapêutico individualizado.

Um protocolo ou uma diretriz só se sustenta com os ciclos periódicos de auditoria. É desta forma que podemos validar o protocolo, perceber quando o mesmo não é corretamente aplicado ou quando há necessidade de individualizar um cuidado. Este processo é planejado e executado pela equipe em duas frentes: anualmente, sob a coordenação da enfermeira, é feita a auditoria de prontuários e em cada ciclo de atendimento compartilhado (bimestral), a auditoria se dá pela detecção de problemas, reavaliação de indicadores e discussão multidisciplinar.

O uso de indicadores clínicos permite a detecção de algum problema e o planejamento precoce para sua solução e, assim, favorecer a mudança do curso clínico de uma enfermidade ou de seu enfrentamento, melhorando a **eficácia** dos serviços. Quando se faz uma padronização e uma coleta de dados (auditoria) apoiada em literatura científica, conseguimos perceber onde ocorrem falhas. As falhas podem estar nos processos, na mão de obra, ou em outros pontos da cadeia ou rede assistencial. A percepção precoce de onde esta falha ocorre permite sanar o problema por meio de planos de ação específicos que aumentam a eficácia do sistema. Citamos como exemplo a percepção de falhas terapêuticas no controle de crianças asmáticas que vinham para atendimento de urgência com grande frequência. Nos atendimentos compartilhados, a farmacêutica da equipe percebeu diversos erros no armazenamento, manutenção e uso de medicamentos inalatórios. A correção destes erros elevou a eficácia do tratamento que já tinha sido instituído.

ORGANIZAÇÃO DO ATENDIMENTO COMPARTILHADO NO CENTRO DE SAÚDE SÃO MARCOS

As Equipes de Saúde da Família da unidade, representada por uma enfermeira de referência, juntamente à equipe do Núcleo de Apoio à Saúde da Família (NASF), elaboram cronograma semestral para a realização dos atendimentos compartilhados que são pactuados com a gerente da unidade, coordenação do NASF e gerente do Centro de Especialidades Médicas (CEM).

Cada atendimento compartilhado do Centro de Saúde São Marcos é realizado no período de 4 horas, sendo as 3 primeiras horas de atendimento (organizado em estações para as avaliações especializadas) e a última hora de discussão clínica e elaboração de PTS. São convidadas para cada atendimento compartilhado, um número máximo de oito crianças, sendo quatro avaliadas nos primeiros 90 minutos e o restante nos 90 minutos seguintes (Fig. 16-1).

Para o atendimento compartilhado das crianças asmáticas, os profissionais envolvidos na avaliação especializada são: pediatra, otorrinolaringologista, enfermeiro, farmacêutico, fonoaudiólogo, fisioterapeuta, odontólogo.

Já as crianças com Mau Desempenho Escolar (MDE), contam com pediatra, otorrinolaringologista, enfermeiro, fonoaudiólogo, psicólogo, odontólogo e assistente social.

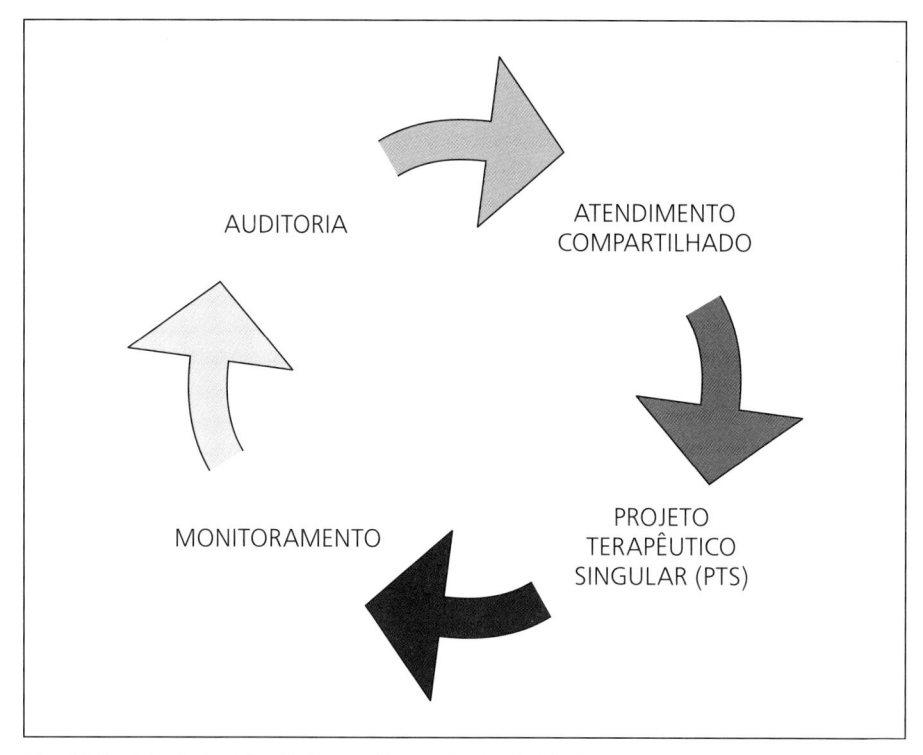

Fig. 16-1. Ciclo da Gestão Clínica no Centro de Saúde São Marcos.

O enfermeiro junto ao auxiliar de enfermagem acolhe, avalia e registra os dados antropométricos, pressão arterial e verifica o cartão de vacina. Os agentes comunitários de saúde (ACS's) garantem o fluxo de atendimento, encaminhando a criança para a avaliação com cada especialista. Durante a avaliação especializada, o profissional registra no protocolo do atendimento sua conduta e, durante a discussão clínica, é elaborado o projeto terapêutico singular. Assim, depois de uma avaliação compartilhada sobre as condições da criança, são acordadas propostas e condutas terapêuticas articuladas em discussão coletiva interdisciplinar.

Alguns Resultados

Em 2010, ano em que foi iniciada a Gestão Clínica no Centro de Saúde São Marcos, foram registradas 70 ocorrências de atendimento às crianças asmáticas no livro de monitoramento da unidade para atendimento de urgência. Ao final de 2014, o mesmo levantamento foi feito e tivemos o registro de 22 ocorrências, uma redução de 69% dos casos. Destas crianças que agudizaram em 2014, não foi necessário fazer uso de corticoide (Figs. 16-2 e 16-3).

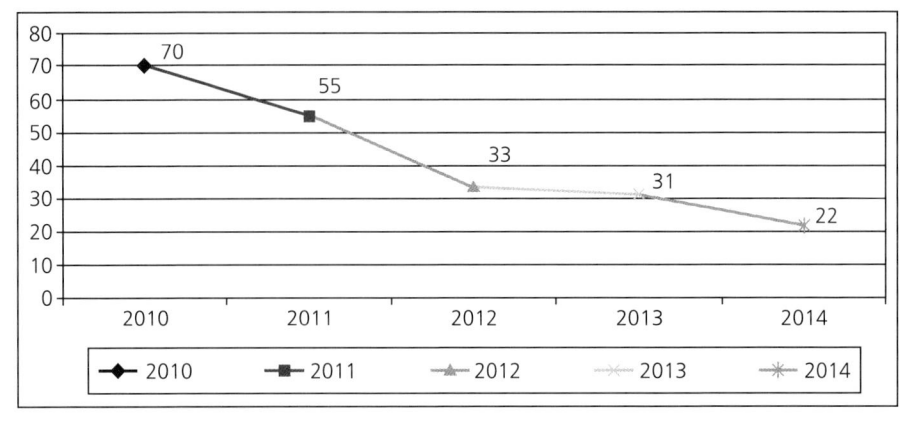

Fig. 16-2. Número de atendimentos na Urgência das crianças acompanhadas pela Gestão Clínica (Centro de Saúde São Marcos).

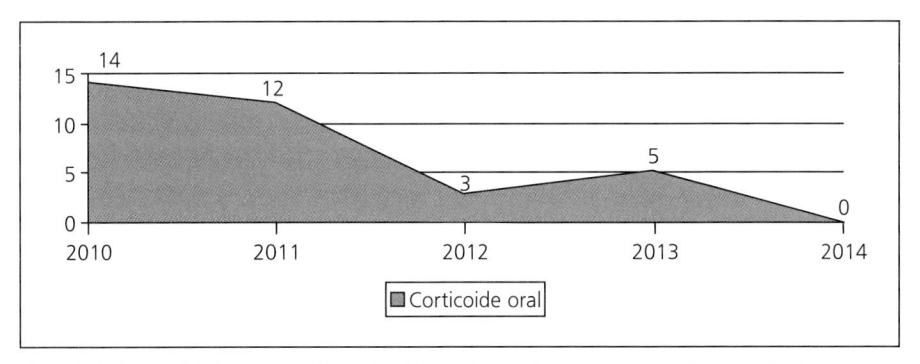

Fig. 16-3. Necessidade de uso de corticoide oral por crianças acompanhadas pela Gestão Clínica (Centro de Saúde São Marcos).

CONSIDERAÇÕES FINAIS

Oferecer aos usuários os melhores resultados possíveis (efetividade), mudando, favoravelmente, o curso clínico da doença (eficácia), com os menores custos (eficiência), requer a necessidade de mudanças nos paradigmas assistenciais. A clínica de hoje exige dos profissionais, além do conhecimento técnico-científico, a motivação e mobilização para a coletividade, corresponsabilização do cuidado, comportamento proativo, parceria interdisciplinar, envolvimento e humanização.

Diante de tantos gerenciamentos em nossa rotina profissional (de tempo, de investimentos pessoais, de recursos, de metodologias), podemos aceitar mais um desafio: incluir a gestão clínica em nossa prática e compartilhar do mesmo objetivo, que é o de garantir, fomentar e sustentar a qualidade da saúde.

REFERÊNCIAS BIBLIOGRÁFICAS

1. Matta GC, Morosini MVG. *Atenção à Saúde*. Acesso em: 7 Dez. 2014. Disponível em: <http://www.epsjv.fiocruz.br/dicionario/verbetes/atesau.html>
2. Brasil. Ministério da Saúde. *Norma Operacional Básica do Sistema Único de Saúde/NOB SUS 96.–* Brasília: Ministério da Saúde, 1997.
3. Paim JS. Políticas de descentralização e atenção primária à saúde. In: Rouquayrol MZ, Almeida Filho N. *Epidemiologia & Saúde*. 5. ed. Rio de Janeiro: Medsi, 1999. p. 489-503.
4. Mendes EV. As redes de atenção à saúde. Brasília: Organização Pan-Americana da Saúde, 2011, 549p.: il.
5. Teixeira CF. A mudança do modelo de atenção à saúde no SUS: desatando nós, criando laços. *Saúde Debate* 2003 Set.-Dez.;27(65):257-77.
6. Scherer MDA *et al*. Rupturas e resoluções no modelo de atenção à saúde: reflexões sobre a estratégia saúde da família com base nas categorias kuhnianas. *Interface – Comunic, Saúde, Educ*, 2004 Set./2005 Fev.;9(16):53-66.
7. Lippman H. Practice in the twenty-first century. *Hippocrates* 2000;1:38-43.
8. Minas Gerais. Escola de Saúde Pública do Estado de Minas Gerais. *Oficinas de qualificação da atenção primária à saúde em Belo Horizonte: oficina 5 – A organização do trabalho para a atenção programada*. Escola de Saúde Pública do Estado de Minas Gerais. Belo Horizonte: ESPMG, 2010.
9. Mendes EV. *Os sistemas de serviços de saúde: o que os gestores deveriam saber sobre essas organizações complexas*. Fortaleza, Escola de Saúde Pública do Ceará, 2002.
10. Busse R, Blümel M, Scheller-Kreinsen D *et al*. *Tackling chronic disease in Europe: strategies, interventions and challenges*. Copenhagen: European Observatory on Health Systems and Policies, 2010.
11. Escoval A, Coelho A, Diniz JA *et al*. Gestão integrada da doença: uma abordagem experimental de gestão em saúde. *Rev Port Saúde Pública* 2010;temático:105-15.

CAPÍTULO 17
Consultoria de Imagem para Profissionais de Saúde

Rachel Ferreira Loiola

> "*Cada qual vê o que quer, pode ou consegue enxergar. Porque eu sou do tamanho do que vejo. E não do tamanho da minha altura.*"
>
> Fernando Pessoa

INTRODUÇÃO

Você, profissional da saúde, já parou para pensar o que a sua imagem pessoal comunica sobre você? Já questionou se esta imagem de fato transmite quem você é e quais são suas ambições profissionais? Acha que sua imagem pessoal transmite todo seu investimento realizado na carreira profissional? Já refletiu sobre que tipo de imagem um cliente/paciente tem de você só de olhá-lo? Este capítulo é um convite para as primeiras reflexões sobre a importância da imagem pessoal nos dias de hoje.

IMAGEM PESSOAL

O conceito de imagem, para ser mais bem compreendido, não deve vincular-se somente às noções de corpo, mas deve ser estudado também a partir de tudo aquilo que influencia o próprio corpo, como as diversas construções das subjetividades.

A construção da nossa imagem na mente do outro dependerá das experiências que cada indivíduo vivencia. Acontece junto a aspectos e fatos fantasiados, desperta emoções únicas e pessoais e é livre, representando todas as sensações e expressões no ato de sua criação. A imagem pessoal está vinculada também a outros aspectos, como imagem corporal e autoestima.

A imagem corporal é um produto imaginário. Tem sua origem na interação entre a atividade sensório-motora e o campo da linguagem, que é eminentemente cultural.[1] Dessa forma, a percepção de si e do corpo depende da experiência que cada um tem com o próprio corpo e das relações que estabelece com o outro.

O homem deve ser visto como um produto de sua experiência sociocultural, assim como de sua imagem corporal. Destaca-se, ainda, que a imagem corporal e as imagens mentais não são frutos apenas de informações visuais, mas, também, de toda a experiência individual, nas diversas dimensões sensoriais: imagens olfativas, cinestésicas, visuais, gustativas, táteis e auditivas.

A imagem corporal pode ser definida como uma imagem do corpo formada na mente do indivíduo, ou seja, o modo como o corpo apresenta-se para este indivíduo, envolvido pelas sensações e experiências imediatas.[2] Becker afirma que as pessoas aprendem a avaliar seus corpos por meio da interação com o ambiente, sendo essa autoimagem desenvolvida e reavaliada, continuamente, durante a vida inteira.[3] Tavares destaca as pressões que sofremos em numerosas circunstâncias para concretizar em nosso corpo o corpo ideal de nossa cultura.[4] Percebe-se, assim, que, muitas vezes, as necessidades de ordem social ofuscam as necessidades individuais.

A autoimagem corporal refere-se ao (re)conhecimento que fazemos de nós mesmos, sendo a imagem mais realista possível de nossas próprias capacidades, potencialidades, sentimentos, atitudes e ideias. A autoimagem corporal pode ser ainda definida como a noção que se tem do próprio corpo, ilustração mental acerca do tamanho, da imagem, da forma do corpo e, também, dos sentimentos relacionados com essas características.[5] Destaca-se, também, que a autoimagem corporal está em constante desenvolvimento e pode sofrer modificações quando influenciada pela relação que o sujeito tem consigo e com o ambiente que o cerca.[6]

Pode-se dizer que a construção da autoimagem surge da interação do sujeito com a sociedade; ou seja, a forma como se relaciona com os outros e consigo mesmo.[7] A cultura na qual o indivíduo está inserido exerce papel importante como norteadora do comportamento humano, pois este tende a interiorizar um conjunto de atitudes, crenças, regras, valores e comportamentos vivenciados culturalmente pela sociedade. A partir daí passa a moldar suas ações de acordo com as exigências ditadas pelos padrões sociais e de beleza, a fim de que suas atitudes sejam consideradas "normais" e, portanto, aceitas em seu meio social.[8]

Intimamente ligada à autoimagem corporal está a autoestima, caracterizada pelo juízo de valor que uma pessoa tem de si, a qual começa a ser construída na infância. Sua importância é grande na relação que o indivíduo mantém consigo e com os outros, influenciando sua percepção dos acontecimentos e de seu comportamento. Os sentimentos advindos da autoimagem corporal podem influenciar a autoestima, causando uma avaliação subjetiva de atração ou repugnância desta.[9]

Sinteticamente, pode-se dizer que cada um tem sobre si mesmo uma autoimagem corporal que se refere a como essa pessoa se vê e se imagina no mundo. Essa autoimagem corporal influencia a autoimagem pessoal. A autoestima, construída desde cedo, vai reforçar ou atenuar as noções sobre a própria imagem pessoal. Exemplificando: se quando você imagina o seu próprio corpo este aparece pequeno e frágil, você também pensará que as pessoas quando olham para você veem uma pessoa pequena e frágil. Comentários ouvidos ao longo da vida sobre a sua estrutura corporal cristalizam essas informações na mente.

Mas para quê todos esses conceitos? Eles servem para provocar reflexões e autoavaliações sobre como você se vê. É necessário se ter uma boa autoimagem pessoal para alcançar uma boa imagem no outro. Querer impressionar o outro com uma imagem artificialmente construída, quando as próprias questões internas não estão bem resolvidas, pode gerar impressões efêmeras ou pouco efetivas. A impressão que o outro cria a seu respeito também depende de como você se vê.

Em recente pesquisa de doutorado sobre como mulheres de diferentes idades se avaliam quanto às suas autoimagens corporais, concluiu-se que a satisfação com a própria autoimagem corporal vincula-se à satisfação com outros aspectos na vida, como realização financeira, sucesso no trabalho, satisfação com o parceiro, dentre outros.[10] Ser magra ou gorda não implica diretamente na satisfação ou insatisfação com a própria imagem pessoal. Esses resultados confirmam que a dualidade entre o corpo e mente não encontra eco no universo feminino, por exemplo. Corpo, de certa forma, é mente. Se a mente está boa, se há satisfação na vida, o corpo também está bem. Investir na imagem pessoal implica também rever questões voltadas à satisfação interna.

A partir dessa breve proposta de autoanálise apresenta-se outro aspecto vinculado à construção da imagem pessoal: a primeira impressão.

PRIMEIRA IMPRESSÃO

Você acha que a primeira impressão é a que fica? Demarais e White revelam que julgamos e somos julgados o tempo todo a partir da primeira impressão.[11] Assim, quando você entra em um lugar e alguém o vê pela primeira vez, basta uma fração de segundo para que este alguém forme uma primeira impressão sobre você. Nesse curto espaço de tempo, o cérebro dessa pessoa constrói imagens a seu respeito e passa a vê-lo a partir dessa pequena amostra. Tudo se processa como se fosse um filtro, ou seja, com base nessas informações, forma-se uma impressão que define quem você é e como se espera que você se comporte no futuro. Novas informações passarão por esse filtro.

Parece exagero considerar que tudo o que você é pode ser avaliado em segundos, não é? Mas, para quem o vê pela primeira vez essa pequena amostra representa 100% do que se sabe sobre você. Embora você já tenha tido uma vida inteira de experiências, pessoas estranhas não sabem nada sobre você, mas somente o que veem em um primeiro momento. Nessa primeira impressão, a visão é o sentido mais importante no registro das informações, sendo responsável por 80% de nossa percepção. Assim, os gestos, o jeito de andar, os movimentos do corpo, as expressões faciais, a aparência física e o vestuário são os aspectos que mais se sobressaem na construção da primeira impressão.

Será que a primeira impressão que o outro tem a seu respeito representa realmente quem você é? O que fazer para causar uma boa primeira impressão? É preciso se preocupar com a primeira impressão nos encontros profissionais e no dia a dia, pois por meio dessa impressão é que o seu cliente/paciente retornará ao seu consultório; por meio de uma primeira impressão em um congresso é que alguém poderá solicitá-lo para outros eventos profissionais. Uma boa primeira impressão permitirá que as pessoas tenham vontade de ter os segundos, terceiros e outros encontros com você. É claro que é possível mudar uma primeira má impressão. Mas, segundo Demarais e White, ajustes contrários no cérebro são mais trabalhosos que a confirmação das ideias iniciais.[11] Diante disso, vale a pena investir na boa primeira impressão.

CAPITAL CONTEMPORÂNEO – CAPITAL ERÓTICO

A boa aparência nos dias de hoje é fundamental no mundo do trabalho. Hakim apresenta várias pesquisas realizadas nos Estados Unidos e no Canadá que comprovam que homens com boa aparência ganham entre 14 e 27% mais que homens não atraentes.[12] Para as mulheres, essa diferença varia entre 12 e 20%. Em Londres, observou-se o fato de que homens com boa aparência recebem salários até 15% mais altos, e as mulheres até 10% mais altos do que outras pessoas que ocupam cargos semelhantes.

Pesquisa realizada pela revista *Newsweek*, em 2010, com 202 profissionais de recursos humanos, apurou os seguintes critérios para a contratação: experiência, autoconfiança, aparência, escolaridade. De acordo com a pesquisa, a aparência exerce fator importante na hora do desempate. Recrutadores da área de Recursos Humanos orientam que os candidatos devem-se preocupar não apenas com seus currículos, mas também com questões ligadas à aparência.

O prazer pelo belo pode ser explicado de duas formas: pela psicanálise e pela psicologia evolutiva.[13] Usando os estudos de Freud, os autores concluíram que o prazer do olhar corresponde ao de tocar e está ligado diretamente aos nossos impulsos eróticos essenciais. Por meio da psicologia evolutiva, sustenta-se que a beleza, em algum momento da evolução humana, foi um indicador de saúde genética. Assim, nossos ancestrais foram sexualmente programados para deixar-se atrair por ela. Hoje, beleza e saúde não têm necessariamente relação, mas o apelo genético ainda estaria lá, criando atração na direção dos mais bonitos.

A boa aparência permite uma diferenciação e destaque no mercado competitivo de trabalho atual. Vivemos em um planeta de quase 7 bilhões de habitantes. E, 200 milhões desses habitantes não se destacam pela fortuna, pelo poder ou pela inteligência, mas pela boa aparência. Essas pessoas "especiais" são aquelas com alto Capital Erótico. Embora o nome possa ser associado com algo apelativo, destaca-se que o Capital Erótico vincula-se a questões de aparência, beleza e charme como será comentado a seguir.

Muitos livros têm sido publicados sobre o tema, mas dois chamam a atenção pelas referências que fazem às diversas pesquisas realizadas no mundo todo sobre o poder do capital erótico: o do economista americano Daniel Hamermesh *Beauty pays: why atractive people are more successful* (A beleza rende: por que as pessoas atraentes têm mais sucesso),[14] e o da socióloga inglesa Catherine Hakim, *Honey money: the power of erotic capital* (Dinheiro doce: o poder do capital erótico).[12] Ambos os estudiosos buscam comprovar que tanto na vida pessoal quanto na profissional as pessoas bonitas obtêm vantagens econômicas quantificáveis.

A socióloga Hakim, professora da London School of Economics, foi a responsável pela criação do termo *Capital Erótico*. Este termo foi criado com base nos estudos de Pierre Bourdieu*, sociólogo francês que, em 1983, destacou alguns atributos pessoais que as pessoas deveriam ter para se destacarem profissional e socialmente:

- *Capital econômico:* refere-se aos bens econômicos que uma pessoa possui.
- *Capital cultural:* relaciona-se a qualificações educacionais, treinamento, habilidades e experiência profissional, além de conhecimento cultural.
- *Capital social:* vinculado à rede social de contatos, aos relacionamentos.

Complementando os três capitais de Bourdieu, Hakim propõe o quarto capital humano que envolve, além da beleza física, virtudes, como charme, desenvoltura, elegância e sensualidade.[12]

De acordo com Hakim, o capital erótico é multifacetado, apresentando aspectos mais ou menos proeminentes em diferentes sociedades e épocas.[12]

É determinado por sete elementos:

1. **Beleza**: varia cultural e temporalmente.
2. **Atratividade**: característica conquistada; relaciona-se à forma como as pessoas se movimentam, falam e se comportam.
3. **Habilidades sociais**: referem-se à graça, charme e capacidade de interação do falar ao ouvir, sendo uma capacidade que a pessoa possui no ato de conquistar pessoas, de deixá-las felizes e à vontade.
4. **Dinamismo**: relaciona-se com boa forma física, energia social e bom humor.
5. **Apresentação pessoal**: vinculada ao estilo de vestir, maquiar-se, ao corte de cabelo, ao uso de perfumes, acessórios e adornos que as pessoas carregam para anunciar ao mundo seu *status* social e estilo.

---

*Bourdieu P. The forms of capital, p. 241-258. In: Richardson J.G. (ed.). Handbook of theory and research for the Sociology of Education. Nova York: Greenwood Press, 1986. Reimpresso, p. 46-58. In: Halsey AH, Lauder H, Brown P, Wells AS. (Eds.). Education: culture, economy and society. Oxford: Oxford University Press, 1997.

6. **Sexualidade**: refere-se à competência sexual, sendo que imaginação erótica, diversão e outros aspectos determinam um parceiro sexualmente satisfatório (este elemento só pode ser percebido na intimidade).
7. **Fertilidade**: elemento adicional em algumas sociedades nas quais é valorizada a capacidade reprodutiva da mulher.

Refletindo sobre as análises de Bourdieu sobre a competição entre homens e mulheres por controle e poder, Hakim comenta que o capital econômico, para Bordieu, constitui-se como raiz de todos os outros dois tipos postulados por ele, o que difere do capital erótico, que é uma exceção.[12] Dessa forma, o capital erótico não é limitado a classes sociais específicas, podendo ser desenvolvido por qualquer um. Assim, embora o capital econômico possa ajudar no desenvolvimento do capital erótico, como os cuidados com a beleza e os diversos procedimentos estéticos e reparadores, nascer belo, atraente e carismático não é privilégio de nenhuma classe, não sendo monopólio das elites.

Investir em conhecimento, relacionamentos sociais, ter aptidões culturais são investimentos fundamentais. Mas, muitas vezes, para que o outro descubra todas essas habilidades é necessário que tenha interesse em conhecer você! É preciso que você seja atraente! Atraente no âmbito profissional não se refere a ser sensual, mas alguém que se destaca pela boa aparência e imagem pessoal.

Rever a própria imagem pessoal, ter boa autoestima, confiar na própria autoimagem, preocupar-se com a primeira impressão são itens fundamentais para se ter um alto capital erótico que, como foi apresentado, tem grande importância na sociedade atual. Mas o que fazer afinal para se desenvolver uma boa aparência? Como causar uma boa primeira impressão? Sabendo que tudo o que se vê determina grande parte do que você é, é necessário que se tenha cuidado com vários aspectos que compõem sua imagem pessoal. Na interação com o outro todos esses aspectos comunicarão algo sobre VOCÊ!

Com que Roupa eu Vou?

Escolher uma roupa para um evento ou para atender um cliente parece uma tarefa muito simples, quase que automática. Entretanto, se você se preocupar de fato com a sua imagem pessoal deverá fazer escolhas conscientes e específicas, a fim de se alcançar os objetivos pretendidos.

Para fazer uma boa escolha do vestuário em uma determinada situação, você deverá considerar seu estilo pessoal e sua idade. Seu estilo, como será discutido adiante, levará sua marca pessoal, e sua idade traz algumas regras que devem ser seguidas, a fim de que você esteja adequado. Além do estilo e idade, você deverá tentar responder, para cada situação, as seguintes questões:

- Qual será o seu papel/função naquele momento?
- O que você quer comunicar ao outro por meio da sua imagem?
- Para quem você se apresentará?
- Quais são seus objetivos nessa situação interativa?

As respostas às questões propostas trarão mais segurança na escolha do vestir. Com o tempo, esse exercício facilitará seleções para o seu *dress code*. *Dress code* refere-se ao código do vestir que um local adota. Profissionais competentes devem conhecer o código do vestir de seu local de trabalho, adequar-se às diversas situações profissionais, aos tipos de clientes e aos objetivos pretendidos. Uma reunião importante exige vestuário diferente de um atedimento a um paciente, assim como também diferirá de um vestuário próprio para uma festa de fim de ano com colegas de trabalho. Vale lembrar que, por mais que a festa de final de ano seja para um momento de descontração, você, nessa situação, continua sendo um profissional diante dos seus colegas. Sua identidade profisisonal tem um "peso" grande nessas situações. Roupas muito ousadas, por exemplo, poderão comprometer sua imagem profisisonal. Preocupar-se com essas questões é fundamental na construção de uma boa imagem profissional.

Conheça seu Estilo

> "*Ouça: respeite mesmo o que é ruim em você – respeite sobretudo o que imagina que é ruim em você – não copie uma pessoa ideal, copie você mesma – é esse seu único meio de viver.*"
> Clarice Lispector

Cada um tem um estilo próprio de se vestir. Estilo refere-se à individualidade, à subjetividade e à diferenciação entre as pessoas. Conhecer o próprio estilo é fundamental na divulgação de sua imagem pessoal. É a sua marca! Cada um tem a sua: uso de anéis, corte de cabelo, jeito de combinar as cores, forma de usar um lenço, dentre muitos outros. Esse estilo precisa

Consultoria de Imagem para Profissionais de Saúde

ser reforçado, desde que seja adequado às situações profissionais destacadas no item anterior. Copiar o outro nem sempre é a melhor saída.

Existem várias combinações de roupas, acessórios, cores e até do jeito de se expressar que criam os chamados universos visuais. Esses universos visuais também são conhecidos como estilos. Cada estilo passa um tipo de mensagem.

São eles:

- *Clássico:* pessoas que transmitem mensagem de autoridade, conservadorismo e solidez.
- *Elegante:* pessoas que passam uma imagem refinada, segura e de alguém bem-sucedido.
- *Romântico:* pessoas que aparentam docilidade, gentileza e, nas mulheres, feminilidade.
- *Esportivo:* pessoas que escolhem roupas pela praticidade e jovialidade, transmitindo acessibilidade.
- *Casual:* pessoas que passam mensagem de informalidade, descontração e preocupação com o conforto.
- *Criativo:* pessoas que transmitem originalidade, independência e criatividade.
- *Dramático:* pessoas que gostam de chamar a atenção pela irreverência e dramaticidade das escolhas.
- *Sexy:* pessoas que se preocupam em mostrar o corpo passando mensagem de alguém que é desejável.

Cada um de nós tende a se definir por um ou dois universos visuais em suas escolhas diárias. O tipo de ocupação e a situação em que você se encontra também influenciarão no estilo a ser adotado. Considerando as profissões ligadas à área da saúde pode-se dizer que o estilo *sexy* não é recomendado. Isso exclui, assim, o uso de calças muito justas e transparentes, uso de decotes pronunciados, roupas marcantes em geral. A escolha desse estilo pode fazer com que o profissional passe uma imagem ligada a sedução voltada ao paciente/cliente. Destaca-se, ainda, que não somente o vestuário implica na revelação de uma mensagem *sexy*. O gestual, o uso dos cabelos longos e soltos e até o uso dos acessórios também podem revelar sedução.

Linguagem Corporal

A comunicação não verbal, de acordo com o psicólogo norte-americano Albert Mehrabian, representa 55% do impacto da impressão causada. Igualmente importante às escolhas das palvras usadas para se dirigir ao outro está a comunicação não verbal que poderá confirmar, ampliar ou até negar o que você disse.[15] Diante de tanta relevância, elevam-se alguns elementos que você deve se atentar para gerenciar sua imagem:

- *Postura corporal:* ombros caídos podem revelar timidez ou falta de autoconfiança; ombros muito voltados para trás, na postura "empinada" podem soar arrogância. A postura ereta transmite equilíbrio.
- *O olhar:* o contato visual com o interlocutor demonstra segurança e confiança do que você tem a dizer. Procure olhar nos olhos de quem você interage de forma suave e não exageradamente fixa.
- *O sorriso:* deve aparecer em seu rosto de forma equilibrada. O excesso de sorriso pode demonstrar insegurança e fragilidade.
- *Gestos:* sua escassez pode revelar desconforto e seu excesso pode demonstrar afetação. Busque usar os gestos, a fim de acompanhar sua comunicação verbal.
- *Aperto de mão:* deve ser firme, demonstrando segurança e satisfação em apertar a mão do outro. Apertos fracos podem aparentar desinteresse ou timidez; já os apertos muito fortes podem causar desconforto no outro e transmitir arrogância.

Higiene Pessoal

Cuide da sua higiene pessoal! Higiene representa saúde, e não há nada melhor que ser cuidado por alguém que se cuida. Como profissional de saúde, você precisa transmitir saúde. Isso envolve cuidado e limpeza com os cabelos, com os dentes, com os odores do corpo, com a barba, uso de roupas limpas e bem cuidadas, unhas bem feitas e cortadas.

Cabelos

O corte de cabelo ou o jeito de arrumar o cabelo revela também algo sobre você. Cabelos bem arrumados, bem presos demonstram que você é uma pessoa cuidadosa. Prender o cabelo, por exemplo, com canetas pode sinalizar um desleixo com a própria imagem. Há cortes de cabelo que valorizam o formato do rosto masculino e feminino e também o biotipo corporal. Uma análise com um visagista permitirá adequar proporções do rosto e traços faciais.

Biotipo Corporal

Conhecer o próprio corpo e saber o que valoriza o seu formato é fundamental na hora da escolha do vestuário. O vestuário poderá atenuar partes do corpo que você não gosta ou que não quer que as pessoas percebam, como uma barriga saliente e, também, pode realçar uma parte que você gosta de evidenciar como colo, cintura definida, braços torneados. Buscar esses conhecimentos facilita o momento de escolher o vestuário e até poupa seu dinheiro na hora das compras. Conhecer o próprio corpo direciona-o a compras mais assertivas e que relamente lhe caem bem.

Cores

A cor é o elemento de maior impacto visual na roupa. Tem um papel crítico na formação da imagem, influenciando muito a percepção dos outros sobre você! A impressão causada pela cor é determinada por seu contexto, ou seja, pelo entrelaçamento de significados em que a percebemos.[16] Conhecer as cores que combinam com sua coloração pessoal é uma forma de buscar o realce do brilho natural de cada um. Um consultor de imagem poderá te ajudar nesse processo. Além disso, conhecer sobre os efeitos das cores na percepção das pessoas também facilita a escolha adequada do vestuário de acordo com a ocasião e objetivos pretendidos. O tema é tão amplo que uma apresentação superficial aqui seria simplista e pouco útil.

Acessórios

O uso de acessórios, como brincos, colares, pastas, canetas, sapatos, revelam seu estilo ou universo visual. A adequação desses itens também é fundamental. Acessórios chamativos não combinam com situações de atendimento ao paciente ou apresentações de trabalhos, palestras e cursos. Os acessórios não podem chamar mais atenção do que o que você tem a dizer ao seu paciente ou a uma plateia. Esses tipos de acessórios devem ser reservados para eventos mais descontraídos. Cuidados com o tipo de sapato também são importantes. Os tênis sempre são associados a situações de informalidade. Sapatos sociais, saltos e até as sapatilhas conferem mais formalidade.

Maquiagem

Para as mulheres, a maquiagem pode ser um grande aliado. Vale a pena considerar que toda maquiagem deve ser adequada ao contexto e à hora do dia. Cuidado com a pele, uso de batom e detalhes discretos podem destacar traços importantes no rosto da mulher.

Vocabulário

O vocabulário é fundamental para se conquistar uma boa imagem pessoal. Boas escolhas lexicais revelam competência, conhecimento e habilidade com o uso da gramática. É fundamental que você se adeque ao interlocutor para que seja bem compreendido, pois o bom comunicador é aquele que consegue passar de forma clara uma mensagem. O uso de gírias sempre confere ao discurso informalidade, podendo transmitir desleixo com o assunto ou com a situação. No âmbito profissional, é preciso se monitorar com as escolhas das palavras tanto nos discursos orais como nos discursos escritos, como *e-mails*. Investir na leitura é uma ótima forma de ampliar o vocabulário.

Etiqueta

No mundo atual, é imprescindível saber se relacionar cordialmente com as pessoas, independente da hierarquia ou nível sociocultural dos que se relacionam com você. Condutas que transmitem educação, ética e respeito ao próximo são essenciais na construção de uma boa imagem pessoal. Essas condutas implicam no uso de cumprimentos diários, gentilezas e cordialidades e, também, no uso adeaquado de celulares, redes sociais e *e-mails*. Ter uma boa aparência sem comportamentos éticos não lhe permitirá a construção de uma boa imagem pessoal.

Se após a apresentação de todos os aspectos envolvidos na construção de uma boa imagem pessoal você considerou que tem algo que precisa ser feito sobre a própria imagem sugiro os seguintes passos:

A) *Goste do que você vê:* antes de qualquer mudança, é necessário que você faça as pazes com o espelho e passe a tê-lo como grande aliado. É por meio da auto-observação que você aprimorará sua capacidade de percepção. Caso perceba que essa parte do processo é difícil não hesite em buscar ajuda de profissionais, amigos ou colegas.

B) *Motivação:* é preciso querer mudar. Se o outro quiser por você, desista do processo. Interesse e vontade na própria mudança são fundamentais.

C) *Treinamento:* ninguém muda de uma hora para outra. A mudança da imagem é um processo de construção. É necessário realizar cursos, fazer leituras específicas, consultorias e, muitas vezes, solicitar a ajuda de profissionais capacitados. O profissional certo dependerá dos objetivos pretendidos. Você poderá pedir auxílio a um fonoaudiólogo para adequar sua comunicação; a um consultor de imagem para otimizar sua imagem pessoal; a um psicólogo quando se percebe que as questões de fortalecimento da imagem pessoal se relacionam com aspectos de autoconfiança; a um publicitário quando pretende que sua marca tenha uma imagem diferenciada no mercado de trabalho, dentre outros.

Como profissional de saúde é imprescindível ser exemplo nas questões de saúde. A boa aparência também revela saúde. Ser cuidado e atendido por alguém que se cuida, que se gosta faz muita diferença. A "embalagem" do profissional pode ser um grande incentivo para o cuidado do outro. Comunique-se por meio de sua imagem pessoal que você é um bom profissional!

REFERÊNCIAS BIBLIOGRÁFICAS

1. Thompson R, Ferreira CAM. (Eds.). *Imagem e esquema corporal*. São Paulo: Lovise, 2002.
2. Schilder PA. *A imagem do corpo – As energias construtivas da psique*. São Paulo: Martins Fontes, 1981.
3. Becker JRB. *Manual de psicologia aplicada ao exercício & esporte*. Porto Alegre: Edelbra, 1999.
4. Tavares MCC. Imagem corporal: conceito e desenvolvimento. São Paulo: Manole, 2003.
5. Saur AM, Pasian SR. *Satisfação com a imagem corporal em adultos de diferentes pesos corporais. Avaliação psicológica*. Porto Alegre: Artmed, 2008. p. 199-209, vol. 7, nº 2.
6. Bosi MLM, Morgado CM, Costa MLS et al. Autopercepção da imagem corporal entre estudantes de nutrição: um estudo no município do Rio de Janeiro. *J Bras Psiquiatria* 2006;55(2):108-13.
7. Mosquera JJM, Stobaus CD. Auto-imagem, auto-estima e auto-realização: qualidade de vida na Universidade. Porto Alegre: *Revista Psicologia, Saúde & Doenças* 2006;7(1):83-88.
8. Alves D, Pinto M, Alves S et al. Cultura e imagem corporal. *Rev Motricidade, Fund Técnica e Cientif do Desporto* 2009;5(1):1-20.
9. Maçola L, Vale IN, Carmona EV. Avaliação da autoestima de gestantes com uso da escala de autoestima de Rosenberg. *Rev Esc Enferm USP* 2010;44(3):570-77.
10. Loiola RF. *Análise discursiva da autoimagem corporal de mulheres em diferentes idades. Espelho, espelho meu!* (Tese de Doutorado). Belo Horizonte: Universidade Federal de Minas Gerais, Faculdade de Letras, 2014.
11. Demarais A, White V. *A primeira impressão é a que fica*. Rio de Janeiro: Sextante, 2005.
12. Hakim C. Capital erótico. *Pessoas atraentes são mais bem-sucedidas. A ciência garante.* Tradução Joana Faro. Rio de Janeiro: Best Business, 2012.
13. Martins I, Perosa T. Sociedade: capital erótico. *Revista Época* n. 697, Editora Globo, 26/09/2011.

14. Hamermesh DS. *Beauty pays: why attractive people are more successful.* Princeton & Oxford: Princeton, 2011.
15. Mehrabian A. *Silent messages: implicit communication of emotions and attitudes.* Los Angeles: Wadsworth, 1981.
16. Heller E. *A psicologia das cores. Como as cores afetam a emoção e a razão.* Barcelona: Garamond, 2012.

Índice Remissivo

Entradas acompanhadas por um *f* ou *q* itálico indicam Figuras e Quadros, respectivamente.

A

Acidentes domésticos
 prevenção de, 46
Alimentação saudável, 45
Ansiedade na infância, 46
Apneia
 tratamento fonoaudiológico, 149
Aprendizado escolar
 identificação precoce de crianças com risco para, 11
 desenvolvimento da leitura e da escrita, 20
 esquema elaborado por Kato, **13q**
 introdução, 11
 leitura
  subsídios para a compreensão do processo, 24
 linguagem, 11
 níveis linguísticos, 13
 promover o desenvolvimento, 27
Aprendizagem
 dificuldades e transtornos de, 45
 promover a, 29
Audiologia, 183
Autonomia, 167
Avaliação do cantor
 a biomecânica do canto, 255
 análise perceptiva e acústica, 260
 anamnese, 256
 avaliação otorrinolaringológica, 262
 introdução, 255
 nutrição, 256
 órgãos fonoarticulatórios, 258
 postura, 259

B

Bandagem elástica funcional
 aplicação em casos pediátricos, 99
 em disfagia pediátrica, 101
 em modo respiratório oral, 102
 introdução, 99
Bateria
 informatizada da linguagem oral, 4
Biomecânica
 do canto, 255
Brincar
 a importância do, 45

C

Capacidade funcional, 167
Cintilografia transesofágica, 202
Cirurgia bariátrica e metabólica
 um campo em ascensão para a fonoaudiologia, 135
  atuação fonoaudiológica na, 139
  clínica e o paciente obeso, 138
  introdução, 135
  momento pós-operatório, 143
  momento pré-operatório, 142
  perspectivas para o futuro, 146
  riscos, **137q**
Clínica fonoaudiológica
 avaliação neuropsicológica da criança na, 2
Consciência fonológica, 3
 prova de, 3, 4
Corrente russa, 231

D

DIPPER, 197
Direitos e deveres
  das crianças, 46
Discriminação auditiva para a fala, 4
Discurso
  escrito, 12
  narrativo infantil, 4
  oral, 12
Disfagia
  exames complementares em, 193
    endoscopia digestiva alta, 201
    escala da severidade da disfagia, *199q*
    escala de penetração e aspiração, *198q*
    escala funcional de alimentação, *195q*
    introdução, 193
    ultrassonografia – ecodoppler digestiva, 201
    videoendoscopia da deglutição, 200
    videofluoroscopia da deglutição, 196
  orofaríngea
    porque usar eletroestimulação em, 207
      uma análise fisiológica, 207
        corrente russa, 231
        EENM
          ação da para, 222
        eletroestimulação funcional, 229
        eletrofisiologia, 212
        fisiologia, 208
        introdução, 207
Distúrbios
  da linguagem e comunicação, 2
Ditado balanceado, 5
Drogas
  prevenção às, 46

E

Eletroestimulação funcional, 229
Emília Ferreiro, 22
  hipóteses, 22
Endoscopia
  digestiva alta, 201
Envelhecimento, 166
  normativo, 167
  primário, 167
  secundário, 167
Escala de Penetração e Avaliação, *198q*
Escala de Severidade da Disfagia, 198, *199q*
Escala Funcional de Alimentação, 195, *195q*
Escrita
  desenvolvimento da, 20
  na humanidade, 21

Estética facial
  fonoaudiologia aplicada à, 237
    avaliação fonoaudiológica, 244
    introdução, 237
    programa para, 247
      drenagem linfática, 247
      manipulação craniana, 247
      manobras externas de tonificação, 248
      manobras extraorais, 247
      manobras intraorais, 248
      relaxamento das linhas de tensão, 247
Estimulação elétrica neuromuscular, 207
  em nível doloroso, 215
  em nível motor, 215
  em nível sensorial, 215

F

Fibronasolaringoscopia, *266q*
Fonoaudiologia
  aplicada à estética facial, 237
  atuação da
    no TDHA, 53
      diagnóstico, 54
        avaliação auditiva, 54
        avaliação fonoaudiológica, 57
        tratamento, 58
      introdução, 53
  e gerontologia, 165
    audiologia, 183
    comunicação, 169
    intervenção fonoaudiológica, 179
    introdução, 165
    linguagem, 182
    motricidade e função orofacial, 173, 184
      mudanças anatômicas, 173
    principais manifestações do
      envelhecimento, 169
      audição, 171
      linguagem, 169
      voz, 175, 185
  interface com neuropsicologia, 1
Frênulo lingual
  alterações do, *92f*
  normal, *93f*

G

Gagueira
  atualidades sobre a, 67
    avaliação e tratamento, 72
    características, 70

fatores de risco, 71
incidência e prevalência, 71
início e recuperação espontânea, 71
causas, 72
genética, 72
outros, 73
e a fonoaudiologia, 67
introdução, 67
neurociências, 73
o que é, 68
sugestões de leitura, 80
Geriatria, 168
Gerontologia
comunicação e, 169
Gestão clínica
saúde ampliada e compartilhada, 271
conceitos e objetivos, 274
condições para implementação, 277
ferramentas, 275
implicações práticas, 278
introdução, 271
organização do atendimento
compartilhado, 280
resultados, 281

H

Habilidades fonológicas, 17
acesso lexical, 19
consciência fonológica, 17
memória de trabalho, 18
Habilidades linguísticas globais, 14
nível fonético-fonológico, 14
nível morfossintático, 14
nível pragmático, 16
nível semântico lexical, 15
nível semântico-pragmático, 16

I

Idade cronológica, 166
Idoso, 166
Infância
ansiedade na, 46
qualidade de vida na, 43
promoção da, 43
e mau desempenho escolar, 39
introdução, 39
saúde na, 45
Interface
entre fonoaudiologia e neuropsicologia, 1
avaliação da criança na clínica, 2
introdução, 1

instrumentos e tarefas específicos, 2
completos, 6
de avaliação fonológica, 4
na avaliação da linguagem oral e
escrita, 2

K

Kato
esquema elaborado por, **13q**
Krebs
ciclo de, 228

L

Laringoestroboscopia, 263
Leitura
de palavras e pseudopalavras, 5
desenvolvimento da, 20
subsídios para a compreensão do processo,
24
Linguagem, 182
discurso, 12
escrita, 3
avaliação de, 3
oral, 3
avaliação de, 3
bateria informatizada da, 4
Linguinha
teste da, 87
Linnea Ehri, 24
fases, 24
Luria, 22

M

Manometria esofágica, 201
Mau desempenho escolar, 39
Motricidade
e função orofacial, 173

N

Neuropsicologia
interface com fonoaudiologia, 1
NEPSY, 6
NEUPSILIN, 6
Níveis linguísticos, 13

O

Obesidade infantil
fonoaudiologia e psicanálise, 107
e a clínica fonoaudiológica, 124
introdução, 107

sujeito obeso e oralidade, 115
uma realidade alarmante, 111
VIGITEL, 113
Oficina do brinquedo, 45
Órgãos fonoarticulatórios, 258

P

Profissionais de saúde
  consultoria de imagem para, 285
    capital contemporâneo, 289
      acessórios, 295
      biótipo corporal, 295
      cabelos, 294
      conheça seu estilo, 292
      cores, 295
      etiqueta, 296
      higiene pessoal, 294
      linguagem corporal, 294
      maquiagem, 295
      vocabulário, 296
    imagem pessoal, 285
    introdução, 285
    primeira impressão, 288
Prova
  de avaliação dos processos de leitura, 5
  de escrita sob ditado, 5

Q

Qualidade de vida, 39, 43
  na infância, 39, 43
    promoção da, 43
Questionário AUQEI, *44f*
Questionário de Berlin para Ronco, 159
Questionário de Qualidade de Vida de Pittsburg, 156

R

Ronco e apneia
  tratamento fonoaudiológico, 149
    avaliação, 151
    cadeia muscular envolvida, 150
    escala de sonolência, *155q*
    introdução, 149
    protocolo de avaliação, *152q*
    questionário de Berlin para ronco, 159
    questionário de qualidade de vida de Pittsburg, 156

Rotina familiar
  a importância da, 44

S

Saúde na infância, 45
Sedentarismo, 45
Senescência, 167
Senilidade, 167
Sistema nervoso auditivo central, 53

T

Teste
  contrastivo de compreensão auditiva e de leitura, 4
  da linguinha, 87
    introdução, 87
    protocolo de avaliação, 89
  de competência de leitura de palavras, 4
  de desempenho escolar, 5
  de discriminação fonológica, 3
  informatizado e dinâmico da escrita, 6
  de nomeação de figuras, 3
  de repetição de palavras, 3
  de vocabulário por imagens, 3
TIPPER, 197
Transtorno de déficit de atenção e hiperatividade, 53
Transtorno de processamento auditivo, 54

U

Ultrassonografia
  ecodoppler digestiva, 201
Unidades Básicas de Saúde, 39
Uta Frith, 23
  estratégias, 23

V

Videoendoscopia
  da deglutição, 200
Videofluoroscopia
  da deglutição, 196
    protocolo de avaliação da, 196
Videolaringoestroboscopia, *266q*
Voz, 175